OSHO
VERLAG

Titel der englischen Originalausgabe
The Love Keys

2. Auflage 2001

Übersetzung: Ma Prem Kalpa
Umschlaggestaltung: Ma Deva Bunda
Satz: Gini Grafix, Anuragini

Druck: Wiener Verlag, Wien
Printed in Austria

ISBN 3-933556-06-6

Diana Richardson

Zeit

für Liebe

Sex, Intimität &
Ekstase in Beziehungen

Inhalt

Einleitung

Als ich zum ersten Mal Liebe machte, überkam mich ein Gefühl tiefster Enttäuschung. Ich erinnere mich genau, denn ich hatte darauf gewartet, daß es Liebe war, und es zu einem besonderen Ereignis gemacht. Ich weiß noch, daß ich mich fragte: „Soll das alles sein? Und darum wird so viel Aufhebens gemacht! Es muß einfach noch mehr geben."

Obwohl ich ein sogenanntes gesundes Sexualleben entwickelte, ließ mich seit dieser ersten Erfahrung das Gefühl, daß am Sex doch eigentlich mehr dran sein müßte, nie mehr los, besonders da er mit einem solchen Tabu und so vielen Regeln und Vorschriften in Bezug auf das sexuelle Verhalten umgeben war. Sex bereitete mir immer Vergnügen, aber ich war nie in der Tiefe berührt. Nie war ich so ergriffen oder so fasziniert, wie ich es in meiner Vorstellung erwartet hatte.

Als mir klar wurde, daß ich schon oft Liebe gemacht hatte, ohne wirklich zu verstehen, wie die sexuelle Energie funktioniert, entschloß ich mich, die mysteriöse Materie Sex einer genauen Untersuchung zu unterziehen. Meine Hauptmotivation für diese Recherchen, die mich auch, wenn ich entmutigt war, durchhalten ließ, waren vereinzelte Momente der Liebe hier und da in meinem Leben, die sich eklatant von allen anderen unterschieden. In diesen Momenten schien die Zeit stillzustehen und elastisch zu werden. Die Luft und der Raum um mich herum weiteten sich und offenbarten mir eine neue Dimension sinnlicher Wahrnehmung. Es war, als wäre ich plötzlich wirklich lebendig, und eine innere Körperintelligenz übernahm die Führung. Ich hatte nicht die geringste Ahnung, wie und warum das geschah, aber es machte mir Hoffnung, daß am Sex etwas dran war, was ich noch nicht entdeckt hatte.

Heute weiß ich, daß ich damit nicht allein bin. In meiner jahrelangen umfangreichen Arbeit mit Paaren, sind mir viele Menschen begegnet, die sich denselben Enttäuschungen gegenübersehen und die sich dieselben Fragen stellen. Genau wie ich damals fühlen sie sich in einem Zyklus gefangen, der sich bei jedem Liebemachen wiederholt und selten etwas Neues oder Kreatives an sich hat. Desinteresse und Langeweile schleichen sich ein. Manche versuchen mit sexy Kleidung und Videos, andere mit häufigem Partnerwechsel den Sex interessant und aufregend zu halten. Aber all das ist auf die Dauer kaum befriedigend. Auch wenn ein Paar sich weiterhin liebt, stirbt die sexuelle Anziehung oft ab und sie hören auf, ihre Liebe auch körperlich zum Ausdruck zu bringen. Früher oder später trennen sich vielleicht ihre Wege. Und doch geht für uns alle die Suche nach einer Ausdrucksform der Liebe weiter, die aus einer tiefen, eigentlich nie endenden Sehnsucht gespeist wird.

Nach vielen Jahren intensiver Forschung entdeckte ich, daß mir die Erfahrung von Tantra – mich in die sexuelle Energie hinein zu entspannen statt Druck auszuüben – das gab, wonach ich mich mein ganzes Leben lang intuitiv gesehnt hatte. Es war, als hätte ich eine Reihe von Schlüsseln entdeckt, die eine Tür nach der anderen öffneten. Dabei offenbarten sich mir viele uralte Geheimnisse der sexuellen Energie, die meinen Geist berührten und mir einen ungeahnten inneren Frieden verliehen.

Es galt, eine völlig neue Sprache zu lernen, die für eine erhebende Erfahrung von Sex und Liebe immer wesentlicher wurde. Diese Sprache eröffnete mir eine neue und andersgeartete Welt, wo es keinen eingefahrenen sexuellen Trott mehr gab, sondern Kreativität aufblühte. Ich stellte fest, daß mir viele meiner festen Vorstellungen über Sex im Weg standen und daß ich erst mal die alte Sprache ablegen mußte, um die neue Sprache zu lernen. Ich brauchte viele Monate, um durch all die Mißverständnisse hindurchzuwaten, die ich von der Gesellschaft mitbekommen hatte, bis ich schließlich einen Ort der Entspannung weit weg vom Druck des Orgasmus fand, um den es meiner alten Anschauung nach bisher gegangen war.

Wie man die Liebe frisch und jung erhält, ist heutzutage die wahre Herausforderung für Liebende. Ja, wie können wir diese Liebe vermehren und wachsen lassen? Tantra bietet uns mit seinem einzigartigen und intelligenten Ansatz Antworten und Lösungen, die uns dazu befähigen Intimität zuzulassen und die unsere Liebe verstärken. Und so schenkt uns die tantrische Lehre erstaunlicherweise mehr Freude und Erfüllung, indem sie viele Spannungen beim Sex aufhebt und uns zur Entspannung einlädt. Genau danach sehnen sich viele von uns zutiefst, aber wir wissen nicht, wie wir es in Realität umsetzen können.

Ein Freund von mir befand sich in einem Dilemma. Er war in zwei Frauen gleichzeitig verliebt und äußerst verwirrt, in Qual und Pein, für welche er sich entscheiden sollte. Er ging zu einer Therapeutin, die ihn fragte: „Mit welcher bereitet dir das Liebemachen mehr Freude?“

„Mit Katja“, sagte er.

„Dann geh zu Katja“, lautete der Rat der Therapeutin.

Als mir mein Freund diese Geschichte erzählte, befand sich meine langjährige Beziehung gerade in einer Flaute. Unser Sex hatte seinen Reiz verloren, und damals verstand ich die Antwort dieser Therapeutin nicht. Heute verstehe ich sie. Ich habe gelernt, daß die Chancen auf Liebe und Freude im gemeinsamen Leben größer sind, wenn der Sex erfüllend ist. Harmonische Übereinstimmung im Sex schafft die Grundlage für echte Nähe und Ehrlichkeit und eine bindende liebevolle Vereinigung. Umgekehrt ist sexuelle Unbefriedigtheit ein Nährboden für Unzufriedenheit; nur allzu leicht entstehen Unmut, Frust und Ängste, so daß die Liebe und Verbundenheit zwischen den Partnern langsam zugrundegeht, was letztendlich zur Trennung führt.

Unser kollektiver Wissensmangel ist so akut, daß es uns ganz normal vorkommt, daß junge Menschen sich in Unwissenheit abstrampeln, um ihre sexuelle Energie, diese natürliche Lebenskraft, in den Griff zu bekommen. Unsere ersten unglückseligen sexuellen Erfahrungen und frühen Ungeschicklichkeiten aus Unwissenheit kommen uns teuer zu stehen, denn sie bleiben uns als ein Strudel von trüben, unverarbeiteten Erinnerungen erhalten, die uns tagtäglich beeinflussen. Sex, Liebe und Nähe können so zum Alptraum werden, der von Unsicherheit und Mißtrauen beherrscht wird. Tantra ist eine uralte Kunst und ein Gegenmittel, eine Umerziehung, was den Sex betrifft, und eine Unterweisung, die unseren Eltern, Großeltern und Urgroßeltern versagt geblieben ist.

Im Laufe der Zeit hat mir mein Experimentieren mit Tantra einen neuen Stil des Liebemachens beschert, der nicht nur mein Sexualleben, sondern auch mein Erleben der Liebe sehr viel erfüllender werden ließ, und dadurch hat auch mein Leben an Bedeutsamkeit gewonnen. Vorher hatte ich das Gefühl, in seichtem Wasser zu schwimmen, mir war nicht klar, was meine Rolle in diesem Leben ist, was ich tun und wie ich sein sollte. Als mein Geliebter und ich gemeinsam die tantrischen Lehren in uns aufnahmen, uns in die Tiefen des Sex vorwagten und dadurch eine Steigerung der Liebe empfanden, bekam mein Leben eine neue Perspektive. Es kam mir vor wie ein Nachhausekommen. Heute kann ich sehen, daß der Ursprung wahrer Zufriedenheit sich nicht außerhalb von mir befindet, sondern in meinem Innern, und der Sex ist für mich zum Instrument geworden, in meinen innersten Kern, meine innere Welt, mein schweigendes Selbst vorzudringen. Das hat mir mehr Tiefe und Substanz verliehen, als meine Ambitionen und Leistungen je vermocht hätten.

Tantra macht uns klar, daß wahre Entspannung mit Sex beginnt. Bedauerlicherweise hat unsere Gesellschaft die Kunst der Entspannung auf den meisten Gebieten des Lebens vergessen. Gerade Sex ist für viele von uns zu einer Quelle von Ängsten und Streß geworden, denn unsere Konditionierungen haben den Sex mit zahllosen Ängsten und Spannungen versehen. Aber wenn wir einmal anfangen, uns während des Geschlechtsaktes zu entspannen, werden wir feststellen, daß sich eine Menge Beklemmungen und viel von unserem Unglücklichsein ganz von selbst legen. Wenn wir uns in die Sexenergie hinein entspannen können, wird die dadurch entstehende innere Zuversicht auch nach außen strahlen und unserem übrigen Leben dieselbe Qualität von Entspannung und liebevoller Leichtigkeit geben. Wenn wir den Sex erforschen, werden wir sowohl mit unserem eigenen Körper und unserer eigenen Sexualität als auch mit dem Körper und der Sexualität unseres Partners vertrauter. Und damit geht das Begreifen und Akzeptieren einer einfachen Tatsache Hand in Hand: Nackt ist heilig (naked is sacred), wenn nichts versteckt wird und alles offen daliegt. Daraus ergibt sich ein Selbstvertrauen, das sich auf Selbstverstehen gründet. Durch Tantra erfahren wir, daß das, was wir immer gehofft hatten, wahr wird: Liebe und Freude sind kein unmöglicher Traum, sie können für jeden von uns zur greifbaren Realität werden.

Es gibt zwei Hauptquellen, die diesen Traum für mich haben Wirklichkeit werden lassen. Eine davon sind zwei Audiokassetten mit dem Titel „Making Love" (Liebe machen) von Barry Long, die meiner Inspiration und meinen jahrelangen Erfahrungen zugrunde liegen. In diesen Diskursen teilt er seine revolutionären Einsichten über Mann und Frau mit und zeigt eine vollkommen neue Perspektive von Liebe und Liebemachen auf. Zuerst war ich in meiner Unwissenheit noch zu stolz, um zuzugeben, daß ich in Wirklichkeit gar nicht wußte, wie man Liebe macht. Ich kam erst fünf Jahre später auf Barry Longs Lehren zurück, denn in dieser Zeit hatte sich der routinemäßige Sex für mich erschöpft. Jetzt ging ich mit einer anderen Haltung daran. Voller Dankbarkeit hörte ich den Kassetten zu, denn ich wußte jetzt, daß es mit Sicherheit etwas gab, was ich über Sex und Liebe noch nicht wußte. Die Tiefe und Detailliertheit der Informationen lenkten mein Leben in neue Bahnen. Dadurch daß ich innerhalb der speziellen Richtlinien unaufhörlich weiterexperimentierte, wurde ich fähig, mir meine sexuellen Konditionierungen anzuschauen und sie in Frage zu stellen. Dieses wesentliche Fundament ließ mich die Entdeckung einer neuen „genitalen Verbundenheit" erfahren. Darüber hinaus befähigte es mich, meine zweite Quelle, die Worte meines spirituellen Meisters Osho, auf körperliche Art und Weise zu verstehen und tief in mich aufzunehmen. Oshos Vision umschließt Spiritualität durch Sex, und hineingewoben sind seine Auslegungen der vor Tausenden von Jahren in Indien entstandenen uralten tantrischen Schriften. Seine Worte sind ein wahrer Schatz für die heutige Menschheit. Beide Quellen repräsentieren die tantrische Lehre in ihrer höchsten Form.

Mit diesem Buch möchte ich die praktischen Informationen über Sex weitergeben, die eine subtile und bedeutsame Revolution in meinem Leben hervorgerufen haben. Es soll keinesfalls eine umfassende Darstellung der Ursprünge oder verwickelten esoterischen Aspekte von Tantra sein – es ist einfach aus meinen persönlichen Erfahrungen heraus entstanden. Das Material ist in drei Abschnitte unterteilt: „Die Wurzeln" betrachtet das göttliche Potential von Sex und Liebe; die „Schlüssel zur Liebe" sind praktische, körperorientierte Vorschläge; und „Die Reise“ erforscht die entscheidenden Aspekte von Sex und Sexualität. Sex ist ein umfassendes Thema. Auch wenn man versucht, die Informationen „windschnittig“ zu gestalten, so hängen die verschiedenen Themen doch eng miteinander zusammen und sind stark vernetzt. Wenn du, liebe Leserin oder lieber Leser, das Buch immer wieder zur Hand nimmst, während du deinen eigenen Forschungen nachgehst, wirst du dadurch tiefere Einsichten in den Sex gewinnen, deine eigenen Erfahrungen unterstützen und deine Wahrnehmungsfähigkeit verstärken können.

Inspiration

Der männliche Körper und der weibliche Körper sind sich sehr ähnlich und dennoch in vielerlei Hinsicht verschieden.
Die Unterschiede ergänzen sich immer. Was im männlichen Körper positiv ist, ist im weiblichen Körper negativ; und was im weiblichen Körper positiv ist, ist im männlichen Körper negativ. Darum werden sie, wenn sie sich in einem tiefen Orgasmus treffen, zu einem Organismus. Das Positive trifft das Negative, das Negative trifft das Positive, und die zwei werden zu einem – zu einem elektrischen Stromkreis.
Daher ist Sex so attraktiv, daher übt er eine solche Faszination aus. Diese Faszination besteht nicht etwa deshalb, weil der Mensch ein Sünder oder unmoralisch wäre. Sie besteht nicht deshalb, weil die moderne Welt zu unzüchtig geworden ist, sie besteht nicht aufgrund obszöner Filme und Bücher – ihre Wurzeln gehen tiefer, sie sind kosmisch. Die Anziehung besteht, weil beide, das Männliche wie das Weibliche, nur halbe Stromkreise bilden. Und es gibt eine der Existenz innewohnende Tendenz, all das zu transzendieren, was nicht vollständig ist, und es vollständig zu machen. Das ist eines der höchsten Gesetze - diese Tendenz zur Vervollständigung.
Die Natur verabscheut Unvollständigkeit, jede Art von Unvollständigkeit. Das Männliche ist unvollständig, das Weibliche ist unvollständig – und es kann nur einen Augenblick der Vollständigkeit für sie geben – wenn sich die zwei auflösen und ihre Stromkreise zu einem werden.
Daher sind die zwei wichtigsten Wörter in jeder Sprache 'Liebe' und 'Gebet'. In der Liebe wird man eins mit einem einzigen Menschen; im Gebet wird man eins mit dem gesamten Kosmos. Und Liebe und Gebet sind sich in ihrer inneren Wirkungsweise sehr ähnlich.

Osho, Die Welt des Tantra

1. Teil

Die Wurzeln

Dem Sex einen anderen Rahmen geben

Jeder interessiert sich für Sex. Sex ist das Thema, für das die Faszination, wenn nicht gar Besessenheit im Laufe der Jahrtausende niemals nachgelassen hat. Man merkt sofort, wenn es in einer Unterhaltung um Sex geht; dann werden die Köpfe zusammengesteckt, es entsteht eine Atmosphäre von Tuscheln und Heimlichkeiten, die Luft wird dicker. Oder wenn die Leute Angst haben über Sex zu sprechen, sich vielleicht des Animalischen daran schämen, kann ein greifbares Gefühl von Abkapselung entstehen, eine Mauer der Isolation und Spannungen umgibt sie. Eins ist jedoch gewiß: Ganz gleich, ob man über Sex redet oder ihn ignoriert, ob man ihn auslebt oder verdrängt, genießt oder erträgt, er ist einfach der wichtigste Aspekt unseres Lebens.

Wir haben immer Sex im Kopf. Sex bildet ein zentrales Thema in unseren Gedanken und Tagträumen. Da jedes fühlende Wesen auf diesem Planeten durch die Vereinigung von männlichen und weiblichen Zellen beim Sex entstanden ist, ist er Teil unserer Körperchemie. Das erkennen wir schon in der frühen Kindheit, wenn wir unsere Genitalien ganz natürlich mit unschuldigem Entzücken streicheln. Unsere Sexualität begleitet uns in verschieden stark entwickelten Phasen und Ausdrucksformen unser ganzes Leben hindurch. Sie ist der Ursprung einer Menge Schmerz und Lust sowie Trost und Verdruß. Oft bestimmt sie, ob wir glücklich oder unglücklich, in Ekstase oder Höllenqualen sind.

Sich die Finger- oder Fußnägel lackieren, die Lippen anmalen, Parfüm oder Aftershave benutzen sind einfache Handlungen, um Sex anzuziehen. Heutzutage ist das völlig offensichtlich, werden wir doch ständig mit sexuellen Redewendungen, Bildern und Filmen überschüttet. Die Medien verwenden Sex, um Reklame zu machen, jemanden in Verruf zu bringen und Skandale ins Leben zu rufen.

Man benutzt ihn auch, um andere zu kontrollieren, zu verführen, zu mißbrauchen und im Stich zu lassen. Unsere Besessenheit mit Mode und dem äußeren Erscheinungsbild hat viel mit Sex zu tun. Wenn uns jemand für attraktiv hält, so erhöht das unsere Vitalität und unser Selbstvertrauen, sogar wenn wir den Betreffenden nicht für attraktiv halten. Wenn das Begehren zweiseitig ist, sehen wir eine Möglichkeit zur Liebe, und das erfüllt uns mit Freude. Jeder von uns sehnt sich danach zu lieben und geliebt zu werden. Nichts kann die Liebe ersetzen. Und wenn wir jemanden lieben, wird der Sex zu einem konstanten Kommunikationsmittel.

Natürlich kann der Sex auch zur Ursache von Mißverständnissen, Streit, Gewalttätigkeit, Verwirrung, Unzufriedenheit und Ruhelosigkeit werden. Man sagt, daß Männer alle drei Minuten und Frauen alle sechs bis sieben Minuten an Sex denken. Wie auch immer die Statistik aussehen mag, Tatsache ist, daß wir Menschen eine ständige Beziehung zum Sex haben, ob wir nun wollen oder nicht.

Sexuelle Energie und Lebenskraft

Die sexuelle Energie läßt sich einfach nicht einschränken, sie ist die Lebenskraft an sich. Obwohl wir mit unserem Verstand oft versuchen, die sexuelle Energie von „anderer“ Energie zu unterscheiden, so ist in Wahrheit doch alle Energie ein und dieselbe. Energie ist ganz einfach Energie und besitzt die Eigenschaft, sich zu bewegen. Und die Lebenskraft bewegt sich, ob sie sich nun in Sex oder Überleben, in Kunst, Sport oder Musik ausdrückt. Wie sehr wir uns auch anstrengen, wir können diese Energie weder unterdrücken noch ignorieren, wir können nur lernen, sie auf die intelligenteste Art in beglückende Bahnen zu lenken.

So vorherrschend der Sex auch ist, so ist ein Mensch, der dadurch volle Befriedigung oder ein liebendes Herz erlangt hat, wohl eher die Ausnahme. Bei der Untersuchung des Phänomens Orgasmus hat die moderne Forschung herausgefunden, daß ein „durchschnittlich“ sexuell aktiver Mensch 20 Sekunden pro Woche, 90 Sekunden pro Monat und somit 18 Minuten im Jahr orgasmische Ekstase erlebt. Diese Zahlen beruhen auf einem zehn Sekunden dauernden Orgasmus. Sogar zehn Sekunden können einem wie eine Errungenschaft vorkommen! Bei fünfzig Jahren sexueller Aktivität haben wir also das Privileg, alles in allem fünfzehn Stunden orgasmische Ekstase zu erleben. Das ist verwunderlich (und betrüblich), wenn man bedenkt, wie oft wir Liebe machen und wieviel Zeit wir außerdem damit zubringen, davon zu träumen oder daran zu verzweifeln.

Offensichtlich sind die Liebe und der Sex für die meisten von uns nicht so befriedigend, wie sie eigentlich sein könnten. Der Sex ist nicht die orgasmische, unschuldige, spirituelle Kraft, die er sein sollte, die uns in eine Welt der Liebe und wahren Leidenschaft versetzt. Weder finden wir durch Sex die tiefe Erfüllung, die uns die Stärke verleiht, jeden Tag voller Begeisterung anzugehen, noch besitzt er die Kraft, uns über den Druck und die Beschränkungen unseres alltäglichen Lebens hinauszutragen. Sexuelle Probleme zwischen Mann und Frau wie sexueller Mißbrauch, Frigidität, Zwiespältigkeit, vorzeitiges Ejakulieren, Impotenz und sexuelles Desinteresse sind weit verbreitet.

Sex und Intelligenz

Um diese Entwicklung umzukehren und die von uns erstrebte volle sexuelle Befriedigung zu erlangen, müssen wir anfangen, unsere Anschauungen über Sex intelligent zu revidieren. Wir müssen den Sex innerhalb eines neuen Rahmens und aus einer anderen Perspektive betrachten. Wir müssen über die Fortpflanzung oder einen augenblicklichen körperlichen Lustgewinn hinausschauen. Dieses neue Bild wird uns frische Einsichten in die sexuelle Energie vermitteln, wie man sie am besten einsetzt und wie der Sex zu einer sich ständig erneuernden Quelle der Liebe zwischen Mann und Frau werden kann. Hinzu kommt, daß Sex ungewöhnlich gesund und eine Geist und Körper stärkende Kraft ist, an der wir uns erfreuen und die wir zu unserem Wohlbefinden nutzen können.

Sex in seiner höchsten Form trägt ein Element des Göttlichen in sich. Er bringt dich geradewegs ins „Hier“, in die Göttlichkeit des jetzigen Augenblicks, wo du dich wunderbar leicht und wohl fühlst. Alles ist da, wo es hingehört. Es ist eine orgasmische biologische Ekstase, die aus dem dynamischen Zusammenspiel entgegengesetzter Kräfte entsteht und den Geist befruchtet. Bedauerlicherweise vertreten die meisten Anhänger von Religionen die

Meinung, daß Sex eine Ablenkung auf dem Weg zu Gott ist. „Vermeide Sex um jeden Preis!" ist vielen von uns beigebracht worden, auch wenn unsere Nächte mit ruhelosen Träumen und unsere Tage mit Zwangsvorstellungen angefüllt sind.

Das ist ein großes Mißverständnis und ein schmerzlicher Verlust für die Menschheit. Wenn der Sex sich lediglich auf Fortpflanzung und momentane Lustbefriedigung beschränkt, wenn wir seine subtile spirituelle Funktion ignorieren, dann verschwenden wir unsere Lebensenergie, und Verstand, Körper und Geist erleiden Störungen. Mit Tantra, dem kosmischen Ausbalancieren von männlicher und weiblicher Energie, von Yin und Yang, Positivem und Negativem, Dynamischem und Rezeptivem, können wir innerlich und äußerlich Liebe und Geist in unser Leben bringen und lernen, auch jenseits der Grenzen simpler Biologie zu leben. Wir erhalten dadurch Gelegenheit, zu unserer Natur als Mann oder Frau zurückzukehren und durch den physischen Akt des Liebemachens die spirituelle Sprache der Liebe zu finden. Das ist ein anderes Bild von Sex als das uns überlieferte. Tantra schenkt uns neue Erkenntnisse und eine völlig andere Sichtweise vom Sex und seiner Funktion.

Phasen sexueller Energie

Bekanntlich fließt die sexuelle Energie beim Menschen in zwei unterschiedlichen Phasen entlang innerer Kanäle kreisförmig durch den ganzen Körper. Die erste Phase und die anfängliche Triebkraft der sexuellen Energie nimmt ihren Ausgang im Gehirn, bevor sie sich kreisförmig nach unten zu den Genitalien bewegt. Oder genauer gesagt: Der Hypothalamus-Hypophyse-Bereich und die Zirbeldrüse im Gehirn sondern Hormone ab, die das endokrine System im Körper kontrollieren, und zu diesem gehören die Geschlechtsdrüsen. Diese Hormone erhalten das sexuelle Wohlbefinden aufrecht und fördern die eventuelle Bereitschaft zum Geschlechtsverkehr. Das ist die erste und abwärtsgerichtete Hälfte des Kreises – vom Gehirn zu den Genitalien. Dies ist die biologische oder Fortpflanzungsphase der sexuellen Energie. Und in dieser Phase entledigen wir uns ausnahmslos unserer im Sex entstehenden sexuellen Energie durch Orgasmus oder Ejakulation.

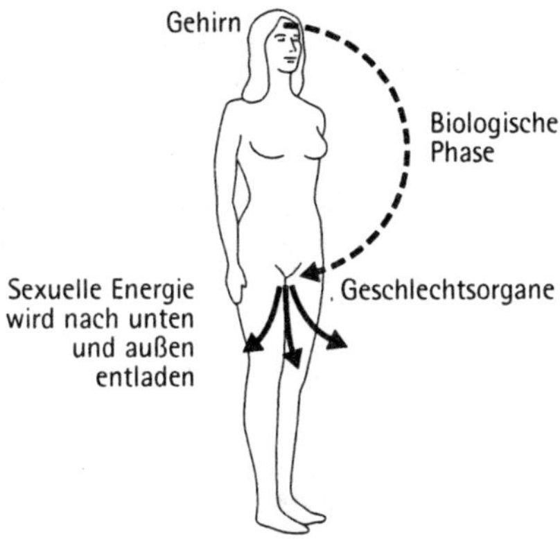

Zeichnung 1
Die biologische oder Fortpflanzungsphase der sexuellen Energie

Es ist das Geheimnis und Hauptinteresse von Tantra, uns zu ermutigen, die sexuelle Energie im Körper zurückzuhalten. Sie wird nicht gewohnheitsmäßig in einem Orgasmus oder einer Ejakulation freigesetzt. Sie bleibt im Körper und wird in den Kreislauf eingebracht; dadurch erfüllen wir unser orgasmisches Potential. In dieser zweiten Hälfte des Kreislaufs, der aufwärtsgerichteten Phase, hat die sexuelle Energie die Gelegenheit, zurück zu ihrem Ursprung im Gehirn zu fließen, um so die „Meisterdrüsen" des Körpers, die Zirbel- und Hirnanhangdrüse, zu versorgen. Diese Drüsen haben einen großen Einfluß auf die Gesundheit. Sexuelle Aktivität setzt bekanntlich viele hormonelle Faktoren in Bewegung, die eine positive Wirkung auf den Körper und die geistige Haltung haben. Schon seit Urzeiten ist Sex mit Langlebigkeit und spiritueller Erleuchtung in Zusammenhang gebracht worden. Wenn man die sexuelle Energie absorbieren und wieder in den Kreislauf zurück bringen kann, wird der Sex zu einer vitalisierenden, stärkenden Kraft. Das ist die spirituelle oder schöpferische Phase von Sex (siehe Zeichnung 2), und hier nennt man die Genitalien ehrerbietig das schöpferische Organ. Zugang zu dieser zweiten Phase unserer sexuellen Energie zu gewinnen, indem wir ihr erlauben nach innen und aufwärts zu fließen, ist die Offenbarung von Tantra. Es zeigt uns, daß Sex dazu benutzt werden kann, mehr Leben zu kreieren und nicht einfach nur ein weiteres Lebewesen.

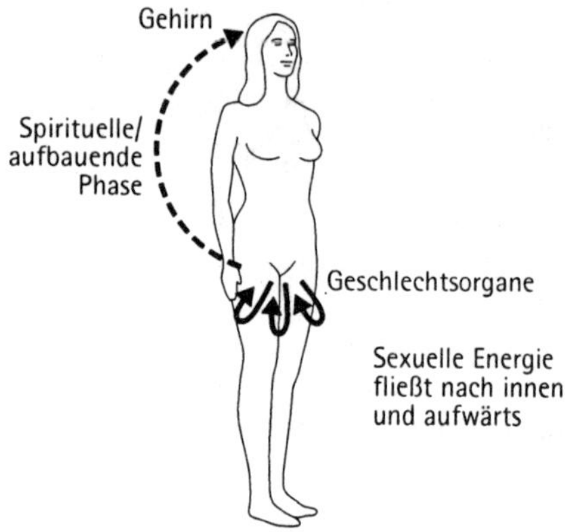

Zeichnung 2
Die biologische oder schöpferische Phase der sexuellen Energie.

Diese spirituelle Phase der sexuellen Energie entsteht, wenn der Mann und die Frau lernen, sich beim Sex gemeinsam zu entspannen. Das steht im Widerspruch zu der weit verbreiteten Auffassung von Sex als Leistung, als eine mit Druck und Spannungen verbundenen Aktivität. Wir glauben, je aktiver wir im Sex sind, desto mehr wird passieren und desto größer ist der Lohn für unsere Anstrengungen. Daß es auch mühelos geht, kommt uns kaum in den Sinn. Uns ist nicht klar, daß echte sexuelle Ekstase nur Hand in Hand mit körperlicher Entspannung geschieht. Je tiefer wir uns entspannen, desto mehr fühlen wir. Tatsächlich sind Ekstase und Spannung einander diametral entgegengesetzt; Spannung erzeugt Hitze und Ruhelosigkeit, während Ekstase aus Kühle und innerem Frieden entsteht. Spannung macht den Körper eng, er zieht sich zusammen, während er sich durch Entspannung öffnet und ausweitet. Spannung erzeugt einen

Gipfel, Entspannung läßt ein Tal entstehen. Spannung verlangt nach Freisetzung, während Entspannung ein Absorbieren erlaubt.

Das Klima von Tantra ist nichts als Entspannung. Das bedeutet: Wenn wir uns in die nach unten fließende sexuelle Energie hinein entspannen können, anstatt sie zu einem Gipfel anschwellen und dann freisetzen zu lassen, hat das mehr Lebensenergie und Liebe zur Folge. Wenn wir der sexuellen Energie durch Entspannung eine andere Richtung geben, können wir sie nach innen und oben lenken, wo sie automatisch vom Körper wieder absorbiert und erneut in den Kreislauf gebracht wird (siehe Zeichnung 3).

Tantra spricht von diesem Schritt als 'einen Fuß auf die erste Stufe der inneren Wachstumsleiter setzen.' Mit der Zeit bildet sich eine bisher vernachlässigte Energiebahn im innersten Kern des Körpers aus, und wir erleben sie von den Genitalien aufwärts als einen fließenden elektromagnetischen Strom, wie ein herrliches goldenes Licht. Wenn wir die spirituelle Phase des Sex nicht verhindern, wie wir das in unserer Unwissenheit meist tun, sondern sie stärken, dann wird das Liebemachen zu einer heiligen Erfahrung – voll von Wunderbarem.

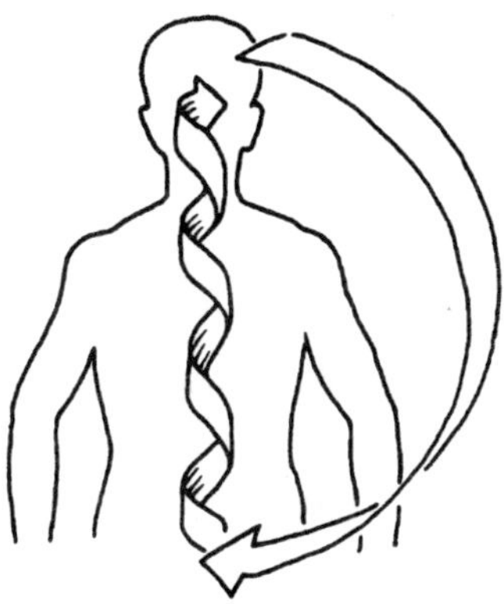

Zeichnung 3
Der vollständige Kreislauf der sexuellen Energie: Die umgelenkte sexuelle Energie fließt spiralförmig durch die Energiezentren.

Schlüsselpunkte

- Sexuelle Energie ist die Lebenskraft selbst, die uns alle durchströmt.

- Indem wir unsere männliche und weibliche Energie ins Gleichgewicht bringen, können wir eine gesunde, Geist und Körper stärkende sexuelle Beziehung genießen.

- Wir können die sexuelle Energie durch einen Orgasmus in die üblichen Bahnen lenken oder wir können sie in eine neue Richtung umlenken, so daß sie uns mehr Energie und Liebe schenkt.

- Der Sex wird zu einer wahrhaft erhebenden Erfahrung schöpferisch transformiert.

* The Art of Sexual Ecstasy, Margo Anand, (Zitat aus ESO von Alan P. Brauer & Donna J. Brauer).

** Sexual Energy Ecstasy by David & Ellen Ramsdale.

Sexuelle Konditionierung

Wenn der Sex eine so natürliche, allen Menschen innewohnende Kraft ist, wie konnten wir dann die Verbindung zu seinem tieferen orgasmischen Potential verlieren? Wie konnten wir nur die Kunst verlernen, Liebe zu erschaffen oder Liebe zu erhalten? Warum ist unser Blick ausschließlich auf den Orgasmus gerichtet? Die Antwort auf diese Fragen ist leider, daß mit zunehmender Zivilisation unsere Bewußtheit abnahm. Im Laufe der Jahrtausende ist das Verhältnis zwischen Mann und Frau immer mehr aus dem Gleichgewicht geraten. Wir sind immer zeit- und zielgerichteter geworden, und haben uns damit die Voraussetzung für wahre Liebe und erhebenden Sex genommen.

Durch die Entwicklung der Technik wurden wir süchtig nach Zeit, Leistungen, Zukunftsplänen, Erfolg und danach, unsere Ziele um jeden Preis zu erreichen. Je höher entwickelt ein Land ist, desto wichtiger ist der Zeitfaktor; die Menschen leben nach übervollen Terminkalendern, ein Termin jagt den anderen. Das kreiert so viel Druck, daß wir nicht nur unsere Liebesfähigkeit verlieren, sondern sogar krank werden. Streß ist die Ursache für einen extrem hohen Prozentsatz an Krankheit in der modernen Welt. Entspannung und innere Ruhe sind uns so fremd geworden, daß wir ruhelos werden oder uns langweilen, wenn wir nichts zu „tun“ haben. Wir wollen Action, Spannung, Stimulierung. Wir haben, wie es scheint, die natürliche Ordnung auf den Kopf gestellt. Mit der Uhr und gegen die Uhr zu leben scheint unserem Leben einen Sinn zu geben, während „Sein“ und Ruhe und Stille uns Angst machen.

Warum sind wir im Sex so zielgerichtet?

Wie oft hast du zu deinem oder deiner Geliebten schon gesagt: „Ich würde gerne Liebe machen, habe aber einfach keine Zeit“?

Auf eine Art stimmt es natürlich, denn befriedigender Sex braucht seine Zeit. Wenn wir dann aber schließlich doch Liebe machen, haben wir es plötzlich eilig, schnell über die Anfänge hinweg zum Schluß, zum Orgasmus zu kommen. Wenn wir dem Ende entgegenstreben, sind wir uns selbst immer etwas voraus. Wir sind nicht wirklich „hier", wir sind nicht einmal wirklich zusammen. Es ist fast so, als benutzten wir einander nur, und alle Bewegungen und Berührungen dienen nur dem einen Zweck. Der Orgasmus ist zum einzigen Mittel der Befriedigung geworden, und wir haben das Gefühl, daß es kein richtiger Sex ist, wenn wir nicht „kommen", wenn es keinen Gipfel und keine Freisetzung von Energie gibt. Bei dieser Einstellung sind Millionen von Frauen besorgt und bekümmert, wenn ihnen der schwierig zu erreichende Orgasmus wieder einmal versagt geblieben ist, und die meisten Männer sind bedrückt, weil sie viel früher ejakulieren, als sie eigentlich wollen – jedenfalls zu früh, um ihre Partnerin zu befriedigen. Wenn wir nicht „zusammen kommen", haben wir den Eindruck, daß wir etwas verpaßt oder falsch gemacht haben, daß wir Versager und „nicht gut im Bett" sind.

Dieses Hindrängen zum Orgasmus vollzieht sich unbewußt in unserem Innern, fast schon wie ein automatischer Reflex, und läßt uns kaum eine andere Wahl, als den üblichen Orgasmus anzusteuern. Die Begierde danach ist überaus stark und scheint absolut instinktiv zu sein, was es uns nur umso schwerer macht, uns andere Arten des Liebemachens vorzustellen. Und so machen wir im Sex immer wieder das gleiche und sind dabei auf der Suche nach einer gewissen Erfüllung, die sich jedoch nie so recht einstellen will.

Diese Tendenz der Zielgerichtetheit und der daraus resultierenden Hast beim Liebemachen besteht schon seit Jahrhunderten und hat zusammen mit religiösen Dogmen unsere sexuelle Energie ernstlich und wirksam unterdrückt. Wir sind einer Unmenge von Ängsten, Unsicherheiten, Befürchtungen, Spannungen und Druck in Bezug auf Sex und den Orgasmus unterworfen, und dadurch wird unsere Lust, ohne daß wir es wissen, innerhalb ganz bestimmter Grenzen gehalten. Das Wissen darum, daß man auch anders Liebe machen kann, ist uns abhanden gekommen. Welche Form unsere sexuelle Energie annimmt, unterliegt gewissen

Bedingungen, die uns den automatischen Ablauf des sexuellen Geschehens diktieren: So fängt man an, und so hört man auf! Es ist eine sich praktisch immer gleichbleibende Prozedur. Unglücklicherweise stehen wir unter diesen Zwängen, ohne daß wir etwas davon ahnen, denn schon unsere Mutter, Großmutter und Urgroßmutter haben so Liebe gemacht. Und wenn es für sie gut genug war, warum dann nicht auch für mich? So dachte ich, bis ich begann, die Liebe in einem anderen Rahmen zu erforschen.

Vom Tun zum Sein

Als Resultat dessen, daß wir die sexuelle Energie auf ein bestimmtes Ziel hin lenken, haben wir die Fähigkeit verloren zu spüren, wie die Genitalien selbst „Liebe machen", was sie „tun wollen." Unser Verstand hat eine feste Vorstellung davon, was wir wollen. Dadurch haben wir, ohne es zu ahnen, unsere „organische genitale Intelligenz" verloren, und Sex ist heute mehr eine Funktion des Verstandes als wirklich des Körpers. Diese sexuelle Konditionierung hat zu einer extrovertierten und biologischen Einstellung dem Sex gegenüber geführt. Dadurch ist unsere sexuelle Energie blockiert und unser Körper ist übermäßig angespannt. Unsere lebenslange Gewohnheit, die sexuelle Energie zusammenzupressen und sie vorsätzlich, wenn auch unbewußt, auf eine bestimmte, zielgerichtete Route zu schicken, resultiert in einer chronischen Verzerrung unserer sexuellen Energie mit einer Art „Korkenziehereffekt". Die aufgestauten körperlichen und emotionalen Spannungen unserer vergangenen Erfahrungen sitzen in den Genitalien und machen sie verspannt und viel weniger empfindungsfähig, als sie sein könnten. Der Sex ist jetzt mehr ein mechanisches „Tun" oder hat Fortpflanzungsfunktion; wir haben keinen Zugang mehr zu dem göttlichen „Seins"-Aspekt der sexuellen Vereinigung. Wir wissen nur noch, was man in der Liebe „macht", aber nicht mehr, wie man in Liebe „ist".

Man stelle sich eine Blume vor, die in der Knospe zusammengepreßt und eingezwängt bleibt und niemals Gelegenheit hat, sich zu öffnen und zu blühen. Das ist unsere Situation. Wir stehen unter dieser chronischen Spannung, und das Sexualzentrum ist auf eine solche Art verdreht und verzerrt, daß die Energie, die sich auf natürliche Weise ausdehnen würde, daran gehindert wird, sich im ganzen Körper auszubreiten. Der Sex bleibt auf das örtliche genitale Gefühl begrenzt, und wir sind unfähig, höhere ekstatische Erfahrungen zu machen. Das für Tantra erforderliche nach innen und oben Schwingen der Sexenergie geschieht, wenn Körper und Genitalien sich entspannen, weil ihnen kein Orgasmus mehr aufgezwungen wird. Dieselbe Energie kann sich jetzt auf herrlich wohltuende Weise im ganzen Körper ausdehnen und verbreiten. Doch haben nur wenige von uns je diese Erfahrung gemacht, denn wir verspannen uns einfach zu sehr dabei, unsere Sexenergie zu kontrollieren und in eine bestimmte Richtung zu zwingen. Wenn dieselbe Energie sich frei und ganz und gar aus eigenem Antrieb bewegen kann, wird der Sex zu einer gloriosen Mischung aus zügelloser Leidenschaft und ernüchternder Stille.

Persönliche Psychologie und Programmierung

Das Sexzentrum ist der Sitz unserer individuellen Psychologie und Persönlichkeit. Dort nimmt unsere Programmierung Gestalt an. Dort befinden sich die frühesten unbewußten, unseren Sex und unser Leben umfassenden Eindrücke, die lange bevor wir sexuell aktiv werden, und unser ganzes Leben ihre Wirkung auf uns ausüben. Negative Prägungen, Jahrhunderte sexueller Mißverständnisse, Redewendungen, Blicke schleichen sich, wenn wir noch klein sind, in unseren Körper ein. Und so übernehmen wir unsere sexuelle Konditionierung als Erbschaft. Sie steckt in Form von Ruhelosigkeit und Erregbarkeit in den physischen Spannungen unseres Körpers. Die Spannungen unserer kollektiven Vergangenheit kommen bewußt oder unbewußt zu den Spannungen unserer persönlichen Vergangenheit hinzu.

Erregung und sexuelle Spannungen

Sobald der Pegel unserer sexuellen Erregung einen bestimmten Stand erreicht hat, löst die unbewußte Spannung in jedem von uns eine dringende körperliche Begierde aus, die ein heftiges Verlangen nach Orgasmus bewirkt. Mit dieser machtvollen „Injektion“ an Spannung, entfernen wir uns automatisch vom Hier und Jetzt und arbeiten, den Blick auf die Zukunft gerichtet, fieberhaft auf einen künstlichen Höhepunkt hin. In der Tat sind wir nicht wirklich präsent beim Sex, da wir damit beschäftigt sind, ein bestimmtes Resultat zu erzielen. Auf diese Art und Weise ist die sexuelle Energie keine stärkende und bewegende Kraft, sondern lediglich ein Vergnügen bereitendes Ansteigen und Nachlassen von Spannung. Diese sexuelle Spannung bewegt sich bedauerlicherweise selten ganz durch den Körper hindurch oder aus ihm heraus. Stattdessen bleibt sie als frustrierte Begierde zurück, die mit der Zeit anwächst und ständig danach verlangt, freigesetzt zu werden. Das macht unsere Genitalien hart und gefühllos, und gleichzeitig sind wir emotional, ruhelos, lüstern oder ärgerlich. Wenn diese aufgestaute Spannung durch sexuelle Stimulierung angekurbelt oder ausgelöst wird, trägt das noch zu der bereits gestörten Energie im Sexzentrum bei.

Wie beim Fundament eines Gebäudes fehlt, wenn die Basis schwach ist, auch allen höheren Stockwerken die Stabilität und Stütze der Erde. Genauso fehlt den höheren Energiezentren im Körper Vitalität, Unterstützung und Integrität. Wenn also die Spannungen, die zum Orgasmus drängen, die Basis des Liebemachens sind, wird das auf solch schwachem Boden errichtete System mit Sicherheit einstürzen. Der Sog oder Korkenziehereffekt auf das anfällige Sexzentrum wir automatisch das gesamte den Sex betreffende kollektive Unbewußte anlocken und mobilisieren. Wenn diese im Laufe der Jahrtausende entstandene Flut an psychologischen Krankheiten und Perversionen zu uns durchsickert, dann ist die Unschuld und Spiritualität des Sexualaktes verloren. Es ist tatsächlich eine psychologische Krankheit und ungesunde Geisteshaltung, obwohl sie sich durch den Körper ausdrückt.

Zeit zu entspannen

Indem Tantra uns wieder auf unsere essentiell sexuelle Natur ausrichtet, werden der Verstand und die Ruhelosigkeit der Psyche direkt angesprochen. Sex ist ein Aspekt des Geistes. Da Herz und Geist heute wenig mit dem sexuellen Akt zu tun haben, ist das jüngste Wiederaufleben des Interesses an uralten sexuellen Haltungen und Praktiken ein ernsthafter Versuch, der wachsenden Flutwelle sexueller Ignoranz Einhalt zu gebieten. Wenn wir den Sex mit Intelligenz angehen, indem wir die sexuelle Energie auf unschuldige, spielerische, kindliche Art und Weise erleben und nicht mit einem Ziel beschäftigt sind, beginnen wir die Fesseln der persönlichen und kollektiven Konditionierungen der Vergangenheit zu durchtrennen. Dann können wir uns für eine neue Welt des Erlebens öffnen.

Als erstes brauchen wir eine flexible Einstellung der Zeit gegenüber, denn Zeit ist, was wir daraus machen. Wenn Zeit Geld ist, dann übt die Zeit Druck aus, um mehr Raum zu schaffen und mehr Dinge zu tun. Wenn die Zeit wie in der Natur zyklisch ist, dann entsteht Geduld, die den Druck aufhebt und durch Entspannung ersetzt. Manche Pflanzen warten jahrelang auf Regen, um nur für ein paar kurze Stunden aufzublühen. Hast du dich je verzweifelt gefragt, wie du nur alles schaffen sollst, und schon sitzt du im Flugzeug, bist unterwegs und alles ist geregelt und erledigt. Wenn die Zeit das ist, was wir daraus machen, dann muß sie so flexibel sein, daß sie manchmal sogar stillsteht. Das geschieht, wenn wir im gegenwärtigen Augenblick sind, und eben deshalb verlangt Tantra eine liebevolle Einstellung ohne Eile. Nur wenn wir es nicht eilig haben und unser Blick nicht auf die Uhr gerichtet ist, können wir den sich entfaltenden, mit Reichtum erfüllten gegenwärtigen Augenblick wahrnehmen.

Als ich noch in Indien lebte, stellte ich fest, daß Zeit dort fast bedeutungslos ist, daß sich tatsächlich kein Mensch darum kümmert. Gestern, heute, morgen – das macht kaum einen Unterschied. Interessanterweise bedeutet das Hindiwort „kal" gleichermaßen gestern wie morgen. Diese Haltung gegenüber der Zeit gibt dem ganzen Land ein Klima größter Gelassenheit, eine Atmosphäre von „Sein" und nicht von „Tun". An jedem beliebigen Tag kann es passieren, daß ein überfüllter Zug ohne ersichtlichen Grund nach langer Fahrt nur zwanzig Minuten von seinem Fahrtziel entfernt, fünf Stunden auf offener Strecke stehen bleibt, so wie es mir einmal passierte, ohne daß jemand uns über die Gründe oder die Länge des Aufschubs informiert hätte. Die anderen Reisenden warteten es einfach ruhig ab, keiner stellte Frage oder unternahm etwas, alle konnten die Situation sofort einfach und freudig akzeptieren. Die Erwachsenen unterhielten sich entspannt, die Kinder spielten und turnten im überfüllten Wagen herum, als wären sie zu Hause, scharf gewürzter Proviant wurde ausgepackt, und irgendwann setzte sich der Zug wieder in

Bewegung. Keiner geriet in Panik oder regte sich auf, denn niemand mußte unbedingt ein bestimmtes Ziel zu einem bestimmten Zeitpunkt erreichen.

Nachdem ich mehrere Jahre in Indien gelebt hatte, kehrte ich nach Europa zurück. Mein Flug von Frankfurt nach Berlin ist mir noch genau in Erinnerung. Der junge Geschäftsmann, der im Flugzeug neben mir saß, schaute ständig auf die Uhr und regte sich auf, weil der Abflug sich bereits um eine Minute verzögert hatte. Als wir dann fünfzehn Minuten später starteten, platzte er fast vor Wut darüber, daß ihn die Umstände des Lebens sein Ziel einige Minuten später erreichen ließen und er zu seinem äußerst wichtigen Termin zu spät kommen würde. Den ganzen Flug über war er unruhig und hatte nicht einen Moment des Friedens und der Entspannung.

In der westlichen Welt wird unser Leben von Zielen, Plänen und Zeit regiert. Tatsächlich ist es heutzutage geradezu „in", pausenlos tätig zu sein. So halten wir uns ständig beschäftigt, um nur ja nicht mit der Unsicherheit und den Ängsten konfrontiert zu werden, die wir angesichts von Liebe und Nähe fühlen würden. Wie oft warst du nicht schon zu beschäftigt für die Liebe? Und wenn du dann endlich ein bißchen Zeit dafür hast, ist es vielleicht noch schnell am Abend, fünfzehn oder zwanzig Minuten, kurz vor dem Einschlafen. Oder es ist ein „Quickie" am Morgen vor der Arbeit. Bei dieser Art von Sex hat sich die Zeit unseres Liebemachens bemächtigt und schafft den Druck, daß etwas passieren muß, und zwar schnell! Mit unserem Verlangen nach dem schnellen Vergnügen bewegen wir uns also zielstrebig auf den Orgasmus zu, denn der bewirkt, daß wir uns gut fühlen. Im Gegensatz dazu lehrt Tantra uns, daß man Zeit braucht, um Liebe zu machen, viel Zeit ganz ohne Eile. Die sexuelle Energie braucht Stunden, um zu entspannen, zu erblühen und uns die höchsten Wonnen eines befriedigenden Liebesspiels zu schenken. Wenn wir uns diese Chance geben, machen wir wunderbar neue und unerwartete Erfahrungen, bei denen die Energie sich selbst jedesmal anders feiert. Dabei gibt es keine Langeweile. Wir sind es wahrhaftig selbst, die nicht nur dieses Neue kreieren, sondern auch das Ausmaß bestimmen, in dem wir uns in die Unmittelbarkeit des Augenblicks hinein entspannen können.

Eine heilende Kraft

Diese tantrische Dimension öffnet sich ganz natürlich und zufällig, wenn die Liebenden sich miteinander entspannen und füreinander öffnen, wenn sie vielleicht gerade frisch verliebt oder von der Schönheit der Natur umgeben sind. Viele haben einen solchen Zauber schon einmal erlebt, wenn man sich in einem Augenblick wie im Himmel fühlt. Ich erinnere mich an ein solches spontanes Erlebnis während eines sintflutartigen Monsunregens spät am Abend in Indien. Das Donnern und das Strömen des Regen erweckten in mir das Gefühl, eingekapselt mitten in einem Wirbelwind an Intensität zu sein. Ich lag mit meinem langjährigen Geliebten in seinem riesigen Bambusbett, als die Zeit plötzlich stehen blieb und wir uns wie ein Körper bewegten, leidenschaftlich und ziellos, bewußt dem sich entfaltenden gegenwärtigen Augenblick hingegeben. Ich war golden und schwebte, ekstatische Liebe erfüllte mich für Stunden, ohne daß ich gewußt hätte, wie das alles zustande gekommen war.

Diese mysteriöse gegenwärtige Dimension kann ich jetzt durch Tantra bewußt und willentlich erreichen, und nicht mehr nur durch einen Glücks- oder Zufall. Viele unserer Probleme und Ängste, ein Großteil unseres Unglücklichseins, ja, unserer Krankheiten sind sexuellen Ursprungs. Wenn wir der Sexualität zu ihrem Recht verhelfen, indem wir sie mit Bewußtheit verbinden, wie die Natur und Gott es beabsichtigten, dann entdecken wir, daß der Sex eine heilende spirituelle Kraft ist. Und überraschenderweise nimmt das sexuelle Interesse aneinander nicht ab, wie es Liebenden normalerweise widerfährt. Ganz im Gegenteil, die Anziehung wächst! Das sexuelle Erleben wird mit der Zeit immer feiner, die Genitalien lernen, mit einer neuen ekstatischen „Intelligenz" aufeinander zu reagieren. Tantra, auf das jeder von Geburt aus ein Recht hat, entfernt die Dunkelheit und bringt Licht in unser Leben.

Schlüsselpunkte

- Spannungen aufgrund unserer sexuellen Konditionierung blockieren unser wahres orgasmisches Potential.
- Entdecke die Reise in den Sex und vergiß das Ende der Reise!
- Wenn man ohne Eile an den Sex herangeht, entsteht eine Qualität von Zeitlosigkeit, man ist einfach präsent.
- Dadurch entdecken die Sexualorgane ihre ekstatische Intelligenz.

Die Polarität und die positiven Pole der Liebe

Die größte Einsicht von Tantra, ja ihr Fundament ist, daß die maskuline und die feminine Energie gleiche und entgegengesetzte Kräfte sind. Sie ziehen sich an und ergänzen sich, genau wie Yin und Yang, dynamisch und rezeptiv, positiv und negativ (siehe Zeichnung 4). Das bedeutet, daß die Bioenergien des männlichen und weiblichen Körpers durch das Zusammenspiel der entgegengesetzten Polaritäten in der Vereinigung eine ekstatische sexuelle Erfahrung schaffen. Und das geschieht ganz ohne unser Zutun. In der Tat beginnt die tantrische Reise erst, wenn wir mit den uns innewohnenden männlichen und weiblichen Polaritäten Kontakt machen und sie wieder in Kraft setzen. Diese Präsenz der entgegengesetzten Polaritäten oder Kräfte im Mann und in der Frau ist entscheidend, denn sie bringt uns zu einer völlig neuen Sichtweise des Sexakts.

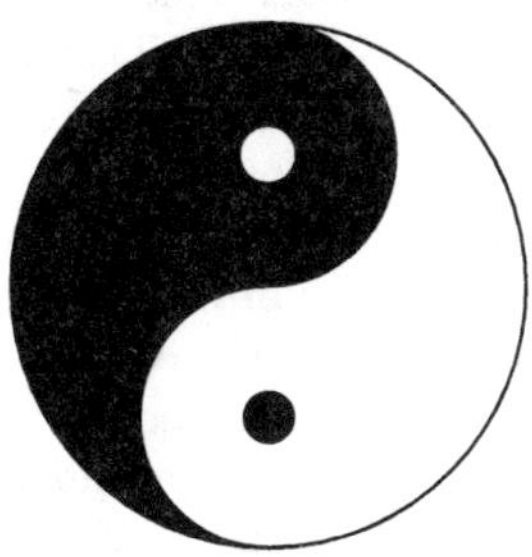

Zeichnung 4
Yin/Yang, Symbol für gleiche und entgegengesetzte Kräfte

Männliche und weibliche Polarität

Unsere sexuelle Konditionierung hat unsere natürliche Polarität in trauriger Weise beeinträchtigt, so daß Mann und Frau nicht mehr im Gleichgewicht miteinander sind. Man stelle sich die Körper wie zwei Magnete vor, die durch die Präsenz des anderen die Fähigkeit besitzen, ein sich gegenseitig anziehendes Magnetfeld zu schaffen. Anstatt daß die Pole leuchtend hell und blank sind, um kraftvoll aufeinander reagieren zu können, sind unsere Pole mit einer dicken Schicht von Rost, Staub und Fusseln bedeckt, was natürlich das Magnetfeld und das Fließen der Energie zwischen ihnen beeinträchtigt. Dadurch, daß unsere Konditionierung uns in Richtung Orgasmus drängt, ist es fast so, als hätten wir die ursprüngliche Polarität oder Ladung unserer Körper gestört. Diese Wolke von Störungen umhüllt und trübt nun die männliche und weibliche Polarität. Mit anderen Worten, die Anstrengung und Aktivität, die wir gewohnheitsmäßig in unser Liebemachen stecken, erzeugt eine Hitze, wie sie durch Reibung entsteht, fast eine mit statischer Elektrizität gleichzusetzende Wand an „Überladung“, die eine Störung unsere Genitalien darstellt und die sexuelle Energie außerstandesetzt, durch Polarität zu reagieren.

Wenn wir Liebe machen und dabei gegen die uns innewohnende Polarität der Sexualorgane verstoßen, arbeiten wir unwissentlich gegen unser eigenes ekstatisches sexuelles Potential. Wenn wir dagegen in Bewußtheit Liebe machen, werden wir fähig, uns von diesen energetischen Störungen zu reinigen (zu dekonditionieren), und die Körper werden allmählich voller Dankbarkeit zu der ihnen eigenen männlichen und weiblichen Polarität zurückkehren. Die Männer werden anfangen, ihre wahren männlichen Eigenschaften zu fühlen, und die Frauen ihre echten weiblichen Merkmale. Normalerweise ist uns die Falschheit und Störung unserer Polaritäten gar nicht bewußt, denn wir befinden uns schon seit langem in diesem traurigen Zustand. Was jedoch auffällt, ist die zunehmende Härte und Männlichkeit der Frauen, während gleichzeitig immer mehr Männer aggressiv und zum Macho werden. Männer wie Frauen leiden an den Auswirkungen einer gequälten sexuellen Energie. Wir werden mit dieser Unausgeglichenheit geboren, und vom ersten Augenblick des Liebemachens an verstärken wir sie, es sei denn wir werden auf neue Weise angeleitet.

Wir geben uns selbst eine neue Sexualerziehung

Jahrhundertelang hat es kaum eine sexuelle Unterweisung gegeben. Wenn ich meine weiblichen Klienten frage, wieviel Information man ihnen als junges Mädchen über die Menstruation gab, bekomme ich immer wieder die gleiche Antwort: „Keine". Es gab überhaupt keine Aufklärung darüber. Vielen wurden rechtzeitig die notwendigen Utensilien ausgehändigt, aber das war auch alles. Die Menstruation ist eine monatliche Erfahrung für die Frau, die unauflöslich mit Sex und Fortpflanzung verbunden ist, und trotzdem erhalten wir nur sehr wenig oder gar keine Unterweisung. Was weißt du als Vater oder Mutter wirklich über Sex, das du an deinen Sohn oder an deine Tochter weitergeben könntest? Die meisten Männer und Frauen haben keine Informationen über diesen zentralen Aspekt ihres Lebens erhalten. Bei mir war es genau so, und als ich mich dazu entschlossen hatte, mir eine neue Sexualerziehung zu geben, brauchte ich ziemlich viel Zeit und guten Willen, bis ich die Empfindsamkeit wiedererlangt hatte, die mir ohne mein Wissen verloren gegangen war. Ich mußte lernen, mich zu entspannen und „hier" zu „sein", während ich Liebe machte, statt etwas zu „tun", um nach „dort", zum Orgasmus, zu gelangen.

Der wesentliche Schritt für mich war, meine Polarität anzuerkennen und mich immer mehr hineinsinken zu lassen. Ich konzentrierte mich darauf, sozusagen immer „negativer" und passiver zu werden, mehr zuzulassen, mehr anzunehmen, bewußter zu sein, und erlebte eine Überraschung, als mein Mann immer „positiver" wurde, dynamischer, vitaler und mehr „hier". Das war nicht die gleiche Art von Positivität, die ich vorher erlebt hatte, bei der man das Liebemachen als ein vorwärtsdrängendes, hartes, geradliniges Geschehen beschreiben kann, das einen Energiegipfel erzeugt. Fast war es das Gegenteil, als ob man den Gipfel umgekehrt hätte, so etwas wie eine Talsohle. Es war ganz neu und ganz anders, kreisförmig, ekstatisch und unvorstellbar freudig, es berührte mich zutiefst. Immer wenn ich einen Rückfall in mein Den-Gipfel-Erreichen-Muster hatte, fühlte ich mich frustriert, gereizt, unerfüllt und von meinem Geliebten entfremdet.

Allmählich begriff ich, daß dieser neue „Stil" des Liebemachens meinem Leben einen Sinn gab, eine spirituelle Qualität, die ich auf mancherlei andere Art gesucht hatte. Ich hatte das Gefühl, nach einer langen Wanderschaft in der Wildnis an einem Ruhe schenkenden Herdfeuer angekommen zu sein. Allmählich entdeckte ich auch, daß die Liebe nicht durch ein äußeres, sondern durch ein inneres Fokussieren gestärkt wird und daß sie mehr von mir und meiner Bewußtheit abhängt als von meinem Partner. Auf diese Art und Weise lag plötzlich wieder alles in meiner Hand, und ich fing an zu begreifen, daß für die Qualität der Liebe in meinem Leben einzig und allein ich verantwortlich war. Wenn ich bewußt Liebe machte, stellte ich fest, daß ich viel liebevoller und viel liebenswerter war.

Liebe im Magnetfeld

Die männliche Energie repräsentiert die positive und die weibliche Energie die negative Seite desselben Phänomens. Jede Hälfte für sich ist unvollständig, die eine kann nur durch die andere existieren. Es ist jedoch wichtig zu verstehen, daß beide Polaritäten, die positive wie die negative, ihren eigenen komplementären Gegenpol in sich tragen (siehe Zeichnung 4). Der Mann, der essentiell positiv ist, hat auch einen inneren negativen Pol (die innere Frau); und die Frau, die essentiell negativ ist, hat einen ausgleichenden inneren positiven Pol (den inneren Mann).

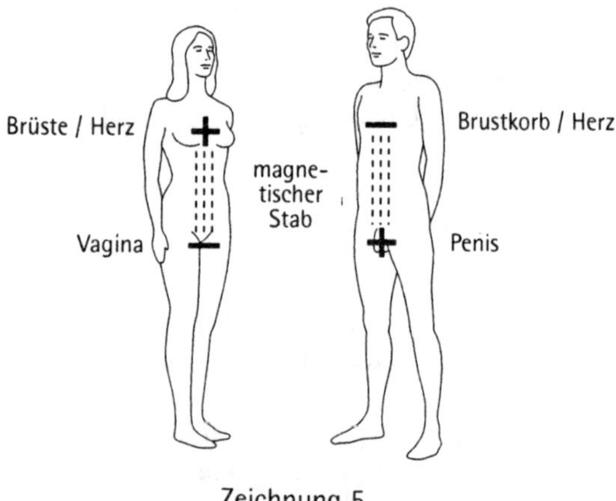

Zeichnung 5
Der männliche und der weibliche Körper mit ihren entgegengesetzten inneren Polaritäten und dem magnetischen Stab.

Dadurch sind beide voneinander unabhängige, in sich geschlossene Einheiten mit einem inneren positiven oder einem inneren negativen Pol. Das verleiht jedem Körper das Potential, Energie in sich zu erzeugen und in Umlauf zu bringen. Der männliche Körper trägt den positiven Pol in den Genitalien und den negativen Pol in der Brust- und Herzgegend. Der weibliche Körper trägt in natürlichem Gegensatz dazu den positiven Pol in der Brust- und Herzgegend und den negativen Pol in den Genitalien. Zwischen dem Positiven und dem Negativen existiert ein Magnetfeld, das es der sexuellen Energie ermöglicht, spiralförmig durch den Körper nach oben zu strömen. Das magnetische Feld zwischen diesen beiden entgegengesetzten Polen heißt „der magnetische Stab" (siehe Zeichnung 5).

Wenn der eine „magnetische Stab" sich in der Gegenwart des anderen „magnetischen Stabes" befindet, entsteht zwischen den zwei Körpern ein machtvolles Magnetfeld. Wenn sie sich in einer körperlichen sexuellen Vereinigung befinden, begegnen sie sich an ihren entgegengesetzten Polen – der „elektrische Stromkreis" wird geschlossen. Die männliche Energie fließt vom Penis in die Vagina und von dort hoch ins Herz der Frau. Die weibliche Energie reagiert durch die Brüste, fließt in das Herz des Mannes und dann abwärts in sein Sexzentrum. Eine vollständige Einheit ist entstanden und die im Umlauf befindliche Bioenergie hat genug Kraft, um ein flackerndes Licht zu erzeugen. Wenn dieser Stromkreis komplett ist, fließt die Energie in aktiven und passiven Phasen zwischen Mann und Frau hin und her, wobei der Mann zur Frau und die Frau zum Mann wird. Es ist eine göttliche Bioelektrizität, die der modernen Erfindung lange vorausging. Tantra bezeichnet dieses Phänomen als „den Kreislauf des Lichts" (siehe Zeichnung 6). Dieser mächtige Polaritätseffekt repräsentiert das höchste gemeinsame Potential von Mann und Frau als spirituelle Kraft, durch die man in die Geheimnisse des Lebens eindringen kann.

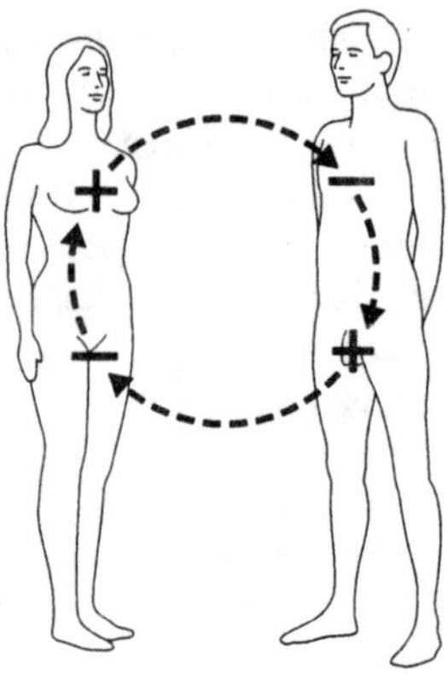

Zeichnung 6
Die Kreisbewegung der Energie zwischen den Körpern schafft „den Kreislauf des Lichts."

Diese Information über die Polaritäten muß ganz praktisch in unser Liebemachen einbezogen werden. Da die Körperenergie nicht unähnlich der Elektrizität vom positiven zum negativen Pol fließt, sind es die positiven Pole im männlichen und weiblichen Körper, die erweckt werden müssen, um die tiefere Bewegung der sexuellen Energie zu initiieren. Die Wichtigkeit dieser Sichtweise des Tantra, wird dadurch angezeigt, daß der Penis und die Brüste als die „positiven Pole der Liebe" benannt werden. Sie sind der Ursprung allen Lebens: das Sperma des Mannes und die Muttermilch der Frau. Wenn man sie als solche während des Vorspiels und während des Liebemachens behandelt, erhält die dadurch erzeugte sexuelle Energie eine ganz neue Qualität.

Sexuelle Energie durch Polarität
Das bedeutet praktisch gesprochen, daß für eine Frau die Brüste unendlich viel wichtiger sind als die Vagina. Trotzdem ist das bei Vorspiel und Sex übliche Berühren und Stimulieren auf beide Sexualorgane gerichtet. Unser Tun und Denken richtet sich darauf, wie wir beide so schnell wie möglich zusammenbringen können, und normalerweise wird der Sex durchgeführt, sobald der Mann eine Erektion hat, meist lange bevor die Frau sexuell erwacht ist.

Für den Mann ist der Penis sein positiver, dynamischer Pol, und der ist allzeit bereit. Für die Frau jedoch ist die Vagina ihr passiver, negativer, rezeptiver Pol, der durchaus nicht immer bereit ist. Die Aufmerksamkeit bleibt unweigerlich auf den Penis und die Vagina gerichtet, die Organe der Liebe, obwohl wir sie eigentlich auf die positiven Pole der Liebe richten sollten. Diese Einstellung ist überaus weit verbreitet. Was jedoch die weibliche Körperenergie betrifft, beruht sie auf einem schwerwiegenden Mißverständnis. Diese Ignoranz ist die Wurzel unserer großen Unbefriedigtheit im Sex. Männer und Frauen sind ungeheuer frustriert (und sogar wütend) aufgrund ihrer Unfähigkeit, sexuelle Energie durch Polarität zu erzeugen.

Wenn sich beim Vorspiel die Aufmerksamkeit auf die Klitoris und den Genitalbereich der Frau richtet, ist das energetisch ineffektiv, selbst wenn es sie erregt. Sie kann nicht in höchsten sexuellen Flammen stehen, denn ihre Genitalien sind von sekundärer Bedeutung, was ihre innere Körperpolarität betrifft. Um eine bioenergetische Reaktion bei ihr hervorzurufen, muß ihr positiver Pol, die Brüste und Brustwarzen, stimuliert und ihr Herz erwärmt werden. Die Liebe und Energie, die sich hier, im positiven Pol, aufbauen, haben Resonanz und fließen ganz natürlich über in die Vagina, die sie mit Wärme, Empfänglichkeit und Bereitschaft überschütten und so den passiven Pol erwecken.

Das Liebesorgan kann nicht bereit sein, solange der positive Pol der Liebe nicht miteinbezogen wird. Das wahre Erwachen der Vagina führt zu dem, was man das „elektrische Potential" zwischen Penis und Vagina nennen könnte, wenn während der Penetration (oder zu jedem späteren Zeitpunkt) die männliche Energie sich plötzlich als ein erregender Strom von Lebensenergie in den Kreislauf ergießt. Das ist eine vollkommen neue Erfahrung von Sex. Wenn die Brüste der Frau vor der Penetration mit liebevoller Hingabe beachtet werden, ist sie sowohl physisch wie psychisch zum Sex bereit, und das ist äußerst wichtig. Der Mann wird unmittelbar spüren, daß die Frau mit ihm ist, an seiner Seite ist, sich im rhythmischen Einklang mit ihm bewegt. Mit ihrem tiefen körperlichen Ja entsteht das Gefühl des Einsseins, so daß weder er um seine Liebe zu kämpfen braucht, noch sie sich anstrengen muß Liebe zu geben. Es ist eine wahre sexuelle Vereinigung.

Durch diese Art des Liebemachens, durch das Nutzen der Polaritäten, wird der Prozeß in Gang gesetzt, ein kraftvolles Energiefeld zwischen und innerhalb der beiden Körper zu etablieren. Die Bioelektrizität, die in diesem Magnetfeld entsteht, bewegt sich spiralförmig, was erklärt, warum die Bewegung der berühmten Schlangenkraft, die Kundalinienergie, die beim Mann ihren Sitz am Ende der Wirbelsäule hat, als eine machtvoll sich entfaltende, zuckende, aufsteigende Schlange empfunden wird. Komplementär dazu liegt die Wurzel der weiblichen Kundalinienergie nicht etwa wie irrtümlich angenommen am Ende der Wirbelsäule, sondern in den Brüsten. Das ist so, weil Energie niemals aus einem negativen Zentrum aufsteigen kann. Wenn die Brüste und das Herz einer Frau erst einmal voll resonant sind, wird diese Schlange implodieren, sich voller Anmut entrollen und nach innen Platz machen. Durch die gemeinsame Bioelektrizität kann das Liebemachen bis dahin unerreichte Höhen erlangen, wenn sich nämlich die Energien verbinden und tief im Körper und der Seele Schwingungen erzeugen. Dann sind wir in der Lage, die Herrschaft an die Körperelektrizität abzugeben und leidenschaftlich zu lieben. Ein Gefühl von Zeitlosigkeit breitet sich aus, jeder Augenblick ist ekstatisch und orgasmisch, etwas, wovon wir bisher vielleicht nur geträumt haben. Von da an werden sich die Wonnen des Liebemachens steigern, denn die Polaritäten sind unbegrenzt, immer mehr Licht ist möglich.

Wie man eine ekstatische sexuelle Vereinigung erreicht

Die Kunst liegt darin, Polarität herzustellen und zu nutzen, und dadurch zu den uns innewohnenden Polaritäten zu gelangen, durch die der Mann noch männlicher und die Frau noch weiblicher wird. Wenn ein Mann fähig ist, eine Frau im Sex wahrhaft zu lieben und zu befriedigen, was seinem tiefsten Sehnen entspricht, wird er sich geerdeter, reifer, verantwortlicher, liebevoller und energetischer fühlen. Echte männliche Autorität und Klarheit entsteht. Wenn eine Frau diese Liebe empfangen und erwidern kann, wird sie sich als unschuldig und liebevoll empfinden, als eine Quelle von Liebe und Schöpfung, und eine zarte, duftende Weiblichkeit entsteht. Wenn man durch diese wahre Polarität ins Gleichgewicht gerät, entstehen Harmonie, Verständnis, gegenseitige Achtung und Wertschätzung. Die Liebe wird eine gelebte Realität. Wenn wir uns die Polarität einmal zu eigen gemacht haben, entwickelt sich eine spezielle Art der Anziehung, eine organische magnetische Intelligenz zwischen dem Penis und der Vagina, die mit der Zeit noch stärker wird. Erstaunlicherweise resultiert daraus eine immer größere Mühelosigkeit beim Liebemachen, die Körper machen es von ganz alleine. Tatsächlich ist es so, daß die Erfahrung umso tiefer geht, je weniger wir tun und je mehr wir uns einfach sein lassen können.

Das uralte tantrische Symbol, der Shivalingam, den man heute noch in ganz Indien findet, stellt den Penis oder *lingham* dar, wie er von der Vagina oder *yoni* umgeben ist. Dieses Symbol ist in vielfältigen, interessanten Formen zu sehen , aber die *yoni* ist von viel tieferer Bedeutung und stellt nicht einfach nur den negativen weiblichen Pol dar. Sie steht auch für eine Passage, einen Zugang zum Herzen, durch die der Mann sein Gegenstück, das weibliche Positive, erreichen und sich damit vereinigen kann. In der göttlichen sexuellen Vereinigung penetriert der positive männliche Pol das weibliche Negative, geht weiter hinauf und penetriert letztendlich das Herz. Wenn das geschieht, tritt eine Art goldener Verschmelzungseffekt ein, der Penis wird eng vom Herzen umschlossen und glorreich absorbiert. Das ist Ekstase pur!

Schlüsselpunkte

- Das Männliche und das Weibliche sind ebenso wie das Positive und das Negative sich gegenseitig anziehende Kräfte.
- Diese Polarität ist der Ursprung unserer sexuellen Ekstase.
- Jeder Körper trägt den entgegengesetzten Pol in sich, der einen „magnetischen Stab" bildet.
- Zwei Körper in Vereinigung erschaffen ein kraftvolles magnetisches Feld und lassen die Bioenergie zirkulieren.
- Um die Sexenergie zu aktivieren, müssen die Brüste der Frau geliebt und gestreichelt werden.

Körperliche und geistige Bewußtheit

Die Kunst des Tantra läßt sich am einfachsten als Vereinigung von Sex und Meditation definieren. Das ist gleichzeitig ein körperliches und ein spirituelles Geschehen, bei dem sich zwei scheinbar entgegengesetzte Extreme zu einer Einheit zusammenfügen. Wenn das geschieht, entsteht eine magische Qualität, und es kommt uns vor, als begäben wir uns in eine vierte Dimension, wo der „gegenwärtige Augenblick" auf mysteriöse Weise Besitz von uns ergreift. In diesem Bereich funkelt und blitzt alles, so daß unsere Augen frisch werden, der Gesang der Liebe in unserem Herzen erwacht und wir unsere Umgebung, unseren Geliebten und uns selbst neu wahrnehmen und wertschätzen. Wir fühlen uns hochsensibel und durchlässig, denn die essentielle Energie des Universums, das pulsierende Leben selbst, strömt durch uns hindurch.

Beim konventionellen Sex erreichen wir diese Feinfühligkeit oder Lebendigkeit nicht, denn meistens nehmen wir nicht bewußt wahr, was geschieht. Wir tun es einfach, oft mechanisch oder gewohnheitsmäßig, und empfinden hoffentlich Vergnügen dabei, meist verlieren wir uns aber in der Aktivität. Beim bewußten Sex hingegen versuchen wir, in jedem Moment wahrzunehmen, was gerade geschieht, und schaffen uns dadurch die Gelegenheit, jedesmal eine bereichernde Erfahrung der Liebe zu machen. Das wird dadurch möglich, daß wir die wahre Natur der sexuellen Energie verstehen – daß nämlich Bewußtheit Sex in Liebe verwandelt.

Eine natürliche Meditation

Aus diesem Grunde fordert Tantra uns dazu auf, wach zu sein und uns bewußt selbst wahrzunehmen, während wir Liebe machen. Es geht darum, uns nicht zu verlieren oder etwas rein mechanisch zu tun. Unsere Aufmerksamkeit richtet sich nach innen, wir sind präsent in unseren Sinnen und Gefühlen, wir sind „hier." Während wir Liebe machen, geschieht Meditation auf natürliche Art und Weise. Für die meisten Menschen bedeutet Meditation, daß sie alleine sind, aufrecht, still und bewegungslos dasitzen; doch das ist nur eine Form von Meditation. Die Bewegungen im Sex sollten nicht chaotisch, sondern voller Ruhe sein. Sie können sich um einen inneren Kern der Ruhe vollziehen, wie bei einem Ballett oder Tai Chi oder beim Schwimmen. Anders als gemeinhin angenommen, kann Meditation am leichtesten während des Geschlechtsakts entstehen, denn das intensive körperliche Vergnügen dabei hilft uns, ja zwingt uns sogar, das Geschehende zu erleben, während es geschieht. Diese Bewußtheit des sich entfaltenden Augenblicks kreiert die Erfahrung des „Hier", die Erfahrung von Präsenz, aus der innerer Friede und Entspanntheit hervorgehen. Und das ist die erstrebte Erfüllung von Meditation. Schon die Tatsache, daß wir unser Bewußtsein dazu bringen, im Körper zu „wohnen", ganz gleich ob wir stilliegen oder uns bewegen, macht uns ruhig, tief und präsent. Der Körper kann sich bewegen und verschiedene Stellungen einnehmen, er kann sogar fliegen, aber das Bewußtsein bleibt still und klar.

Alle Eile ablegen und den Sex langsam angehen, um die Gegenwart zu erleben, ist die Methode, mit der wir Bewußtsein zu erfahren beginnen. Wir müssen uns Zeit lassen, in uns hineinhören und auf die inneren Feinheiten achten, die aus dem nach innen gerichteten Fokus oder Innehalten hervorgehen. Wenn ein Paar längere Zeit auf diese entspannte Weise Liebe macht, entsteht auf Dauer durch die Vertrautheit eine neue Ebene sinnlicher Wahrnehmung und Sensitivität. Die Erfahrungen werden lustvoller und ekstatischer. Mit dieser Methode kann Sex zu einer fortlaufenden profunden Meditation werden, bei der Körper und Geist der beiden Liebenden in engster Verbundenheit sind.

Wenn wir von Veränderungen beim Liebemachen sprechen geht es dabei im Wesentlichen um Bewußtheit. Sie ist der entscheidende Schlüssel, um den Sex auf eine neue, höhere Ebene zu heben. Der erste Schritt in der Bewußtheit ist, daß wir unaufhörlich auf unseren Körper achten und ganz genau wahrnehmen, was wir gerade tun und fühlen, während wir uns dem Liebesspiel widmen. Ganz allmählich werden wir wachsamer und nehmen jede

Bewegung, jede Geste, jeden Atemzug wahr. Wenn wir lernen, alles zu beobachten, was sich in unserem Körper abspielt und präsent dabei sind, wird der ganze Sexakt zu unserem Fokus oder Wahrnehmungsbereich. Und eben das Phänomen, daß wir dieser Akt sind und ihn gleichzeitig beobachten, transformiert ihn.

Wenn wir Bewußtheit in unseren Körper bringen, werden wir überrascht feststellen, daß er eine Welt für sich ist, in der viele verschiedene Wirklichkeiten gleichzeitig am Werk sind. Das Herz schlägt, der Atem steigt und fällt, und wir können durch den Körper gewisse Schwingungen, Prickeln, Wärme und sogar Licht fühlen. Wenn wir uns zu sehr mit Formen außerhalb von uns selbst, mit ihren Farben, Inhalten oder ihrer Beschaffenheit befassen, wenn sich unser Verstand mit jemand oder etwas anderem beschäftigt, wird unsere Bewußtheit verschleiert und unwirksam. Auch durch unser Interesse am Orgasmus wird unsere Bewußtheit diffus, denn wenn wir uns auf ein noch ausstehendes Ereignis konzentrieren, verpassen wir den kostbaren gegenwärtigen Moment. Wenn wir uns selbst auch nur eine Sekunde voraus sind, sind wir in Wahrheit abwesend. Doch wenn wir anfangen uns der Tatsache zu stellen, daß wir gewöhnlich während des Sexaktes abwesend sind, müssen wir auch anfangen, Präsenz an Stelle von Abwesenheit zu setzen. Wir müssen lernen, im Hier und Jetzt im Körper zu bleiben, und das verlangt eine ungeheure Bewußtheit.

Der Fokus auf den gegenwärtigen Moment

Sex gibt uns die Gelegenheit, Bewußtheit zu üben und zu intensivieren, um den gegenwärtigen Moment buchstäblich zu erschaffen. Im Sex lernen wir, mehr zu „sein" und weniger zu „tun." Dadurch tritt die magische tantrische Erfahrung in Erscheinung. Wenn es kein Ziel mehr gibt, werden wir plötzlich mit spontaner und ungezügelter Lebensenergie überschüttet. Die natürliche Anziehung zwischen Penis und Vagina ist so stark, so voller Leben, daß sie uns leicht Zugang zum gegenwärtigen Moment verschafft.

Wenn wir zum Beispiel spazieren gehen, sind wir leicht in Gedanken woanders, denn der Kontakt des Fußes mit der Erde durch den Schuh vermittelt nicht unbedingt ein erhebendes Gefühl (obwohl es so sein kann, wenn man es will). Ebenso verleiht uns beim Kochen der hölzerne Kochlöffel in unserer Hand nicht gerade ein Hochgefühl oder Entzücken. So können die Gedanken leicht zu anderen Dingen wandern. Anders als beim Spazierengehen oder Kochen oder sonst einer alltäglichen Unternehmung hilft uns die Intensität der sexuellen Vereinigung und ihre machtvolle, fesselnde Natur den flüchtigen gegenwärtigen Moment bewußter wahrzunehmen. Die Freuden des bewußten Sex bilden eine derartige Erfahrung, daß wir dadurch im gegenwärtigen Moment verankert werden.

Sei dir deiner selbst bewußt

Um uns zum gegenwärtigen Moment zu verhelfen, fordert Tantra dazu auf, Aufmerksamkeit und Bewußtheit auf uns selbst zu richten. Mir ist aufgefallen, daß beim konventionellen Sex die Aufmerksamkeit zuerst und hauptsächlich auf den Partner gerichtet ist und wir uns auf sein Vergnügen konzentrieren. Wir fragen uns, was wohl gerade für ihn passiert. Ist es schön für ihn? Mache ich es richtig? Ist es so genug oder ist es zu viel? Früher war mein Partner fast wichtiger für mich als ich selbst. Da ich damals auf diese und andere Weise meine Aufmerksamkeit fast ausschließlich auf meinen Partner lenkte, wurde mir allmählich klar, daß ich keine wirkliche innere Beziehung zu meinem Körper hatte, und ich stellte fest, daß mir das Gefühl fehlte, nach innen und unten verwurzelt zu sein. Ich war ganz nach oben und außen gerichtet, und eigentlich machte ich nur für jemand anders Liebe.

Tantra lehrte mich dann, meine Aufmerksamkeit wieder zu mir selbst zurückzuholen, nicht weiter an den Mann zu denken, und mich erst einmal um meine eigene Energie zu kümmern. Tantra lehrte mich weiterhin, meine Bewußtheit nach innen und unten und zurück in den Körper zu bringen, meinen Bauch und meinen Atem zu fühlen und für mich selbst Liebe zu machen, bevor ich mich mit dem Mann beschäftigte. Das klingt vielleicht verrückt, aber es macht einen gewaltigen Unterschied! Es zaubert eine Atmosphäre von Leichtigkeit und Relaxtheit, aus der eine natürliche Intimität und Anziehungskraft hervorgeht und in der Unsicherheiten ganz von selbst vergehen. Das bedeutet, daß ich zuerst einmal meinen eigenen Körper auflade und mich mit ihm in Einklang bringe, bevor ich mich mit einem anderen vereinige. Ich bringe meinen Körper zu meinem Partner, wenn ich innerlich eingestimmt, lebendig, freudig und zum Liebemachen bereit bin. Mit dieser Einstellung, sich zuerst einmal auf sich selbst zu konzentrieren, seine Wurzeln zu spüren und die eigene Mitte zu finden, kann unendlich viel mehr in der Liebe passieren.

Die ersten Erkenntnisse darüber kamen mir, während ich als Körpertherapeutin arbeitete und lehrte. Fast mein ganzes Leben lang hat es mir große Freude bereitet, Massagen zu geben. Ich beschloß, mich so gut wie möglich zu qualifizieren. Also lernte ich viele neue fortschrittliche und raffinierte Techniken. Doch zu meiner Bestürzung mußte ich feststellen, daß die Freude und das Gefühl des Gebens im gleichen Maße schwanden, wie ich ein bestimmtes Resultat anstrebte. Nach einer Weile entschloß ich mich, all die tollen Techniken, die ich gelernt hatte, einfach zu vergessen, und kam so zum Zauber der Massage in all ihrer öligen Einfachheit zurück. Ich folgte den abenteuerlichen Pfaden der Körperkonturen und glitt und strich entlang der Muskulatur. Ich fühlte die Köstlichkeit der verschiedenen Hautoberflächen, die meinen Händen jede für sich eine andere Geschichte erzählten, während sie nach Knoten und harten Sehnen suchten. Das waren für mich fast die aufregendsten Stellen, mit denen ich spielen konnte, und schon dachte ich nicht mehr darüber nach, wie man das macht. Stattdessen konzentrierte ich mich voll und ganz darauf, was ich da fühlte. Wie genau fühlte sich das Gewebe an, das ich unter meinen Händen hatte? Wie fühlten sich meine Fingerspitzen bei dieser Suche am wohlsten? Was würde sich noch köstlicher anfühlen, wenn ich es wäre, die hier läge? Wohin strebten meine Hände am stärksten, und wie wollten sie dort berühren?

Ich vergaß immer mehr die Personen, die ich da massierte, und war fast nur noch mit den Bewegungen meines eigenen Körpers, meiner Atmung, meiner inneren Gelassenheit und dem Innenleben des Körpers unter meinen suchenden Händen beschäftigt. Ich stellte fest, daß meine Klienten sich umso tiefer zu entspannen schienen, je mehr ich mich auf meinen Körper und meine Hände konzentrierte. Ihre Körper strahlten dann ein fast hörbares Schweigen aus. Sie empfanden die Massage als überaus wohltuend, fühlten sich zutiefst ausgeruht, friedlich und wie neu geboren. Sie hatten jedes Zeitgefühl verloren und eine Stunde körperlicher Ewigkeit erlebt. Je mehr ich mich auf mich selbst und den Moment konzentrierte, desto mehr konnten meine Klienten sich in sich selbst zurückfallen lassen. Ich erinnere mich noch, welche Schuldgefühle ich hatte, als ich damit aufhörte, während der Sitzungen über ihre physischen Probleme nachzudenken. Aber immer wenn es mir ein wahres Vergnügen gewesen war, ihre Körper anzufassen, fühlten sich die Menschen danach so viel besser, ja bereichert. Heute bringe ich meinen Massageschülern bei, sich ganz auf sich selbst und die unschuldige Freude des Anfassens und Gebens zu konzentrieren, sich den Kopf nicht über Techniken zu zerbrechen und einfach nur mit Liebe und Bewußtheit zu berühren. Natürlich haben Techniken ihren Wert, aber der Mensch, der die Techniken benutzt, ist von noch viel größerem Wert.

In den Körper hineinentspannen

Genauso müssen wir uns beim Liebemachen auch wieder in den Mittelpunkt des Geschehens stellen, uns auf das, was sich in unserem Körper abspielt, einstellen und uns damit vertraut machen. Wir müssen lernen, den ganzen Körper zu entspannen. Wenn du entspannt bist, kann sich dein Partner auch besser entspannen und umgekehrt. Je mehr wir entspannen, desto mehr sind wir in der Lage, uns auf den gegenwärtigen Moment einzulassen, aus dem die sexuelle Erfahrung spontan entspringen kann. Die Intensität, mit der wir unsere Aufmerksamkeit während der sexuellen Vereinigung nach innen auf die Feinfühligkeit unserer Genitalien richten, begünstigt das Erwachen unseres Bewußtseins im Körper. So wird der Körper zum Tempel und der Sex zu einer gottgegebenen Meditation.

Unsere neuer Ansatz besteht im wesentlichen aus einer Bewußtseinsverlagerung vom Kopf zum Körper. Deshalb schlage ich Paaren vor, die eigene Persönlichkeit oder die eigenen Probleme sowie die des andern einfach zu vergessen und sich voll und ganz auf ihre innere Welt zu konzentrieren. Bei meiner eigenen Umerziehung hatte dieser Ansatz gut geklappt. Kopf und Verstand gerieten dabei in den Hintergrund und der Körper wurde zum Anker, der meine innere Realität erschuf. Da die Sinne und die Sinnlichkeit durch Bewußtheit ungemein geschärft werden, und da man Liebe nun mal mit dem physischen Körper macht, müssen wir lernen, unsere Sinneswahrnehmungen und die damit verbundenen Gefühle durch Bewußtheit zu erweitern. Was geschieht gerade in meinem eigenen Körper? Und wo geschieht es? Man muß seine Bewußtheit weg von der Oberfläche zum inneren Kern hin wenden, vom äußeren Blickwinkel des Denkens zum inneren Fokus auf den Körper. Was fühle ich gerade und wo fühle ich es? Wie fühlt es sich eigentlich an? Wo genau fühle ich das Erwachen des Lebens in meinem Körper? Wo ist hier drinnen das Licht? Zu Anfang meiner Workshops schlage ich den Paaren oft vor, sich im Inneren ihres Körpers nach einem Ort umzusehen, „der sich wie ein Zuhause, wie ein Ursprung anfühlt." Wenn ihr einen solchen Raum in euch findet, dann verharrt dort und ruht euch aus. Laßt ihn Licht und Farbe annehmen, visualisiert, wie er größer wird. Bekommt ein Gefühl dafür als den Ort in eurem Körper, wo ihr euch erden und Frieden findet könnt. Vielleicht ist es der Bauch oder das Herz oder die Genitalien, vielleicht der untere Rücken, alles ist möglich, außer dem Kopf! Ganz gleich, wo es ist, haltet den Platz fest in eurem Bewußtsein verankert und laßt euer Gefühl dafür wachsen. So wißt ihr, daß ihr jederzeit nach Hause zurückkehren könnt, wenn ihr plötzlich merkt, daß ihr aus der Haustür getreten seid. Und ihr werdet merken, daß euch das öfter passiert. Wir müssen immer wieder bewußt in unseren inneren Raum zurückkehren, und den äußeren außen vor lassen. Es ist buchstäblich so, als müßten wir unseren Körper betreten, den inneren Raum erschaffen und ständig wachsen lassen. Der äußere Raum ist bei den meisten Menschen viel größer als der innere, daher müssen wir, um zu expandieren, die Grenzen des inneren Raumes fast „mit Gewalt" erweitern.

Wenn am Anfang des Liebemachens beide Liebenden zuerst einmal ihrem eigenen Körper Liebe und Aufmerksamkeit widmen, indem sie ihren inneren Raum vergrößern, so ist es, als ob die Luft zwischen den zwei Körpern, die sie normalerweise trennt, ein eigenes Leben annimmt und sich auflädt wie ein magnetisches Feld. Du wirst dir des Lebens in deinem eigenen Körper bewußt, das nach außen strahlt, um mit dem Körper und der Präsenz deines Partners durch den zwischen euch existierenden Raum hindurch zu kommunizieren.

Die Wahrnehmungskraft oder innere Bewußtheit des Körper ist ein sehr viel feineres Phänomen als der Denkprozeß. Wenn sich unsere Aufmerksamkeit im Denken verfangen hat, ist es schwierig hinunter in die Weiten und Tiefen unseres Körpers zu gelangen, um mitzubekommen, was genau sich da tut. Es ist schwierig im Körper zu „sein“. Einer der Faktoren, der das so schwierig macht, ist die Gewohnheit, am Anfang des Liebemachens unsere Körper viel zu schnell in Kontakt miteinander zu bringen. Wir zwängen etwas in einige wenige Sekunden hinein, was sonst ein langer und wundervoller Austausch sein könnte, und versuchen so, dem anderen Lust zu verschaffen. Das hat dann zur Folge, daß beide Beteiligten aus ihrer Bewußtheit gerissen werden, daß sie aus ihrer Mitte fallen und nicht mehr „zu Hause“ sind. Anstatt uns selbst zu fühlen, indem wir nach innen fallen, den anderen in uns aufnehmen und einfach lieb und unkompliziert sind, strengen wir uns an, etwas mit ihm zu „tun“, ihn zu berühren, zu streicheln, zu liebkosen. Wir sind menschliche „Macher“ geworden und haben vergessen, daß wir menschliche „Wesen“ sind.

Laßt euch von eurem Körper leiten

Mit dieser Übung könnt ihr es ausprobieren:

Legt euch, bevor ihr Liebe macht, einander gegenüber auf die Seite, mit ein wenig Abstand zwischen den Körpern, ohne euch zu berühren. Richtet eure Aufmerksamkeit vom Partner weg auf den eigenen Körper hin. Schließt einen Moment die Augen und fühlt, wie ihr euer Bewußtsein von außen nach innen bringt. Stellt euch vor, wie ihr eure Wirbelsäule Wirbel für Wirbel über den Rücken bis ins Becken hinunterrutscht und so die Verbindung mit der Energie im unteren Teil eures Körpers und in den Beinen herstellt. Haltet euch dort eine Weile auf und laßt euch Zeit. Das erfüllt den eigenen Körper mit Vitalität, bevor ihr beide Körper zusammenbringt. Nach ein paar Minuten öffnet ihr die Augen und schaut euch an. Bleibt währenddessen mit eurer Aufmerksamkeit ganz bei euch selbst und dem eigenen Körper. Atmet. Laßt den Unterkiefer locker. Nach einigen Minuten bewegt ihr euch ganz, ganz langsam auf den Partner zu, wobei ihr mit eurer Aufmerksamkeit immer noch völlig bei euch selbst bleibt. Begebt euch langsam in eine Umarmung, je langsamer desto besser, und beginnt damit, daß eure Fingerspitzen sich berühren, was mehr ein „Geschehen" als ein „Tun" ist. Seid euch jedes einzelnen Körperteils äußerst bewußt – der Haut, der Wärme –, wenn er auf den des andern trifft und sie sich gegenseitig umschlingen. Wenn ihr lange genug warten und einfach „sein" könnt, werdet ihr feststellen, daß sich die Körper irgendwann ganz von alleine anziehen oder ansaugen, ja, wie durch eine magnetische Kraft zusammengedrängt werden. Laßt allen Vorsatz beiseite, gebt euch ganz der Erfahrung hin, wie ihr dem Menschen, den ihr liebt, immer näher kommt. Wenn wir mit dieser langsamen Feinfühligkeit an die Liebe herangehen, wird unsere Bewußtheit für uns selbst und unseren Partner enorm erweitert. Auch unsere Körperenergien reagieren mit höchster Lebendigkeit auf diese Annäherung im Zeitlupentempo.

Das könnt ihr auch ausprobieren, wenn ihr euch nach einer Trennung wiederseht. Bleibt stehen, laßt euch einige Sekunden Zeit, um eure Aufmerksamkeit nach innen zu richten und euch in eurem Körper, den Beinen und Füßen zu erden. Geht so so langsam wie möglich auf euren Partner zu und umarmt ihn. Bleibt relaxt, haltet die Schultern entspannt – es sind keinerlei körperliche Anstrengungen vonnöten, atmet. Bleibt mit eurer Bewußtheit im Körper, und laßt die Körper sich begrüßen, erlaubt ein gemeinsames Verschmelzen.

Wenn man seine Bewußtheit auf diese Weise nach innen richtet, anstatt sie nach außen zu projizieren, schafft man eine sensiblere Atmosphäre im Innern des Körper. Du wirst dir Stellen bewußt, von denen du gar nicht wußtest, daß sie Gefühl oder Sensibilität besitzen, denn deine Aufmerksamkeit war bisher immer woanders. Und während wir Liebe machen, wird unsere Aufmerksamkeit oft durch Gedanken an den Orgasmus abgelenkt. Wenn du in deinem Körper präsent sein kannst, beginnst du deine Vielschichtigkeit zu erleben, dieses wunderbare Innere zwischen deiner Vorderseite und deinem Rücken, das in Feinfühligkeit explodiert, als würde ein inneres Feuerwerk gezündet.

Stell den Verstand ab

Wir wenden unseren Blick weg von der Peripherie zum Kern, von einem äußeren Ausdruck zu einem inneren Eindruck, und verstärken dadurch die Empfindungsfähigkeit unseres Körpers. Tantra bringt uns von der Sexualität zurück zum Sex. Wir haben heutzutage mehr Erfahrung mit unserer Sexualität als mit der wahren Kraft des Sex, denn unser Denken ist zu einem Bestandteil des Sexaktes geworden. Um zum Stande der Unschuld und Natürlichkeit im Sex zurückzukommen, müssen wir zuerst einmal den Denkapparat ausschalten oder uns von ihm lösen.

Die vielleicht größte Ablenkung im Sex heutzutage ist die unglaubliche Fähigkeit des Kopfes zu phantasieren. In der Tat sind sexuelle Phantasien die treibende Kraft im Sexualleben vieler Leute. Oft geben wir uns während des Liebemachens sexuellen Phantasien hin und sind gar nicht bewußt bei dem, was im Moment geschieht. Wir befinden uns nicht in der Gegenwart dieses Partners hier und jetzt, sondern sind in unserer Phantasie bei einem anderen Partner oder in einer anderen Situation. Dadurch erleben wir in Wahrheit gar nicht die Realität unseres Körpers. Stattdessen benutzt der Verstand die Phantasie, um unseren Körper anzuregen und zu motivieren. Sexuelle Phantasien können zur Gewohnheit werden, so als ob wir immer wieder das gleiche Programm abspulen würden.

Fast jeder von uns, da bin ich mir sicher, hat schon entweder reale oder imaginäre sexuelle Vorstellungen benutzt, um sich sexuell zu erregen oder das Interesse am Sexakt aufrecht zu erhalten. Wir benutzen die sexuellen Phantasien hauptsächlich dazu, um uns zum Orgasmus zu treiben, denn die Vorstellungen helfen uns, zum Gipfel zu kommen. Es funktioniert wirklich bestens. Unsere Vorstellungskraft ist wahrhaftig ein mächtiges Werkzeug, da sie so effektiv, ja unmittelbar zum Erfolg führt. Aber sexuelle Phantasien sind trotz alledem nur eine große Ablenkung, weil sie uns nämlich vom wirklichen Geschehen und der Person abbringen, mit der wir in dem Moment Liebe machen.

Tantra in seiner Weisheit bezieht die Vorstellungskraft des Verstandes mit ein, indem es ihn darin bestärkt, sich auf den Körper zu beziehen. Die Vorstellungskraft kann nämlich dazu eingesetzt werden, wertvolle Energiebewegungen im Körper zu sti-

Das ist deshalb möglich, weil die Energie über kurz oder lang unseren Phantasien folgt. Wir kennen es alle und wissen, daß es funktioniert. So kann die Phantasie im Sex also statt zur Ablenkung als positives Instrument benutzt werden. Wenn wir uns zum Beispiel Licht und Energiekreise im Körper vorstellen oder Energieverbindungen zwischen den positiven und den negativen Polen (innerhalb und außerhalb von uns) oder Energie, die vom Mann in die Frau strömt, oder wie die Frau dieses goldene Licht in sich aufnimmt, oder Energie, die aus dem Herzen oder den Brüsten strahlt oder aus dem Penis hervorschießt, so werden wir früher oder später das Gefühl haben, daß dies alles wirklich passiert. Man kann sich die Energie wie einen goldenen Strom vorstellen oder wie ein hüpfendes, springendes Licht oder sogar wie einen Blitz. Männer könnten feststellen, daß ihnen das leichter fällt.

Rückkehr zur Unschuld

Vielleicht kannst du die Energie am Anfang nicht so recht erkennen; aber deine Bewußtheit wird dir helfen, ihre verschiedenen Facetten wahrzunehmen, und dadurch wir sie wachsen und expandieren. Manche Menschen „fühlen" Energie leichter als andere. Wenn es dir nicht leicht fällt, dann bediene dich einfach deiner Phantasie; damit unterstützt du deinen Körper enorm. Wenn du doch ein wenig spüren kannst, wie sich die Energie in deinem Innern bewegt, dann kann die Phantasie dir helfen, diese Erfahrung zu verstärken. Auf diese Art und Weise benutzen wir unseren Verstand, die Leitungen für die inneren Stromkreisläufe zu legen, die mit der Zeit dann immer dynamischer werden.

Während des Übergangs von der Sexualität zum Sex, wenn im Sex die Unschuld des Körpers allmählich zurückkehrt, müssen wir uns immer wieder selbst daran erinnern, daß der erste Schritt darin besteht, uns der inneren Musik unseres Körpers bewußt zu werden, und der zweite darin, uns unsere Gedanken bewußt zu machen. Sogar wenn wir keine Phantasien beim Sexakt benutzen, gehen uns doch allerlei Gedanken im Kopf herum, und diese Gedanken sind potentiell zerstörerisch. Wenn wir uns unsere Gedanken bewußt machen – ihre Anzahl wird auf fünfzigtausend pro Tag geschätzt – werden wir überrascht sein, was sich sonst noch alles in uns abspielt. Als sich während meines frühen Sexlebens das Liebemachen endlich so gestaltete, wie ich es mir ersehnt hatte, mußte ich entsetzt feststellen, daß meine Gedanken davonschwammen und ich plötzlich ganz woanders war. Ich konnte kaum glauben, daß ich an etwas so Banales denken mußte, wie etwa, wohin wir zum Abendessen gehen sollten. Es fiel mir schwer, im Sex total dabei zu sein. Mittlerweile habe ich entdeckt, daß die sexuelle Energie derart subtil und sensitiv ist, daß schon ein einziger plötzlicher und simpler Gedanke ihr natürliches magnetisches Fließen stören kann.

Ein Vorgang in kleinen Schritten

Wenn wir Bewußtheit in unseren Denkprozeß bringen, bedeutet das nicht etwa, daß wir aufhören müssen zu denken. Das ist unmöglich. Wir denken nun mal, und das ist das Problem. Es gibt nichts, was man direkt gegen das Denken unternehmen könnte, man kann es jedoch indirekt angehen. Das Wichtigste dabei ist, sich bewußt zu machen, daß man denkt, daß man in einem Gedankenstrom gefangen ist; und durch eben dieses Bewußtmachen wird man in die Gegenwart zurückkatapultiert, reißt der Gedankenfaden ab. Indem du einfach nur erkennst, daß du gerade in Gedanken warst, „brichst" du mit dem Denken und bist nicht mehr damit identifiziert. Das genügt – du bist wieder in der Gegenwart. Mach nicht den Fehler, in ein Selbstgespräch zu verfallen und dich innerlich dafür runterzumachen, daß du woanders und nicht präsent warst. Schlüpfe einfach schnell in den gegenwärtigen Moment zurück. Bleibe in die Gegenwart vertieft und in die Körperlichkeit und Sinnlichkeit des Bewußtseins in deinem Körper. Bis du plötzlich merkst, daß du wieder an etwas anderes denkst! Nimm es wahr und kehre sofort in den Körper zurück.

Dieser Prozeß geht in kleinen Schritten voran. Und das Wunder des Phänomens der Bewußtheit ist, daß du nichts anderes zu tun brauchst, als dir bewußt zu werden. Das simple Beobachten deiner Gedanken und das Bewußtwerden der mit dem Denken einhergehenden körperlichen Reaktionen, bewirkt schon eine Veränderung. Der Kopf entspannt sich, gibt sich zufrieden und stellt sich mehr auf den Körper ein, als wäre eine Brücke geschlagen worden.

Wenn ihr euch als Paar auf die tantrische Reise begeben wollt, so müßt ihr euch klar machen, daß es ein schrittweiser Prozeß sein wird. Es ist eine Bewußtseinsveränderung und kein plötzlicher Umschwung oder eine bestimmte Technik. Ihr könnt es nicht tun, ihr könnt es nur sein. Es ist ein fortlaufender Verfeinerungsprozeß, durch den Stille entsteht, was seine Zeit braucht. Es ist sehr nützlich, wenn ihr nicht auf große Veränderungen aus seid und keine sofortigen Erfolge verbuchen wollt. Es geschieht nicht immer auf die gleiche Art und Weise. Wahre Veränderung ergibt sich aus zahllosen, oft unsichtbaren kleinen Veränderungen, die sich dann im Körper ansiedeln. Nehmt auch die kleineren, wenig offensichtlichen Dinge wahr, die mit euch geschehen, was ihr fühlt, wo ihr es fühlt, und das Schöne daran. Diese dem Körper und dem Sexakt entgegengebrachte Bewußtheit ist der Anfang seiner Transformation, so daß er zu einer Quelle der Liebe wird und Körper, Verstand und Geist bereichert.

Schlüsselpunkte

- Körperliche und geistige Bewußtheit verwandelt die sexuelle Erfahrung in Liebe.
- Verlagere die Bewußtheit von außen nach innen. Dieser Fokus erschafft eine Erdung im Körper.
- Ficht das Denken durch ein bewußtes Erleben der Körperempfindungen an.
- Benutze deine Phantasie, um die Bewegungen der Energie zu verstärken und zu erweitern.

Zur Unschuld zurückkehren: Die Schlüssel zur Liebe

Beim konventionellen Sex können wir unseren Körper mit einer offenen Blüte vergleichen, deren Blütenblätter sich nach außen hin öffnen und in die Welt hinein reichen. Die Energie wird primär vom Zentrum hinweg nach außen getragen, unsere Aufmerksamkeit richtet sich auf den anderen.

Durch den Körper leben lernen

In Tantra wird die Blüte bewußt nach innen gewendet, die Blütenblätter werden zur Mitte hin gezogen und in Richtung auf den Kern gedreht, so als würden sie wieder zu einer Knospe werden. Die Energie geht hauptsächlich in die Richtung unserer eigenen Mitte. Die „Schlüssel zur Liebe" werfen uns nach innen zurück, damit wir uns auf uns selbst und unseren inneren Raum konzentrieren, den wir bewußt erschaffen und erweitern müssen. Die „Schlüssel zur Liebe" helfen uns, unsere Aufmerksamkeit von der Peripherie nach innen, zum Kern zu richten und versetzen uns in die Lage, unsere Bewußtheit auf das Innere unseres Körpers zu konzentrieren. Indem wir unser Bewußtsein im Körper verwurzeln und den Körper als konstanten Bezugspunkt benutzen, werden wir fähig, immer mehr im gegenwärtigen Moment zu bleiben. Tatsächlich ist der Körper das einzige, was immer im jetzigen Augenblick lebt, und wenn wir lernen, durch den Körper zu leben, erhöhen sich unsere Chancen, rundum glücklich zu sein. Wir lassen den verstrickten, gequälten, herumstreunenden Verstand zugunsten der einfachen, gottgegebenen Freuden des Fleisches zurück.

Das Tantra zugrundeliegende Thema, die Polarität, durch die die Genitalien eine ihnen eigene Energie erzeugen, beginnt sich ganz von selbst abzuzeichnen, wenn wir bewußt Liebe machen, besonders wenn es *kontinuierlich* geschieht. Mit dem Wissen über die Polarität und darüber, wie wichtig es ist, sich der positiven Pole zu bedienen (was wir als „Hintergrund-Schlüssel zur Liebe“ bezeichnen könnten), machen die „Schlüssel zur Liebe“ den Körper zu einem Instrument, einem Anker und einer Brücke, die uns in der sexuellen Gegenwart verwurzelt sein läßt. Die „Schlüssel zur Liebe“ werden uns zu bestimmten Körperteilen führen, die uns Zugang zum „Hier und Jetzt“, zum gegenwärtigen Moment verschaffen.

Diese „Schlüssel zur Liebe“ haben mir viele tausend Mal geholfen, und als ich mich Schicht für Schicht in sie hineinfallen ließ, wurde ich langsam fähig, meine Bewußtheit in meinem eigenen Körper zu zentrieren und mir wieder selbst zu vertrauen. Als Ergebnis dessen, daß ich den Liebesakt nun bewußt vollzog, verschwanden alte sexuelle Wunden aus meinem Körper, unterdrückte Energie wurde freigesetzt, und ich war in der Lage auf einer höheren Frequenz zu schwingen.

Als ich damals in Indien die „Schlüssel zur Liebe“ zum ersten Mal einer Gruppe Menschen aus dem Westen vorstellte, war ich verblüfft über die geradezu sensationell schnellen Reaktionen. Die Atmosphäre war getränkt von Liebe, sie sprühte aus den Augen der männlichen wie weiblichen Teilnehmer. Wozu ich Jahre gebraucht hatte, nämlich das Alte zu entwirren und es neu zu ordnen, geschah hier in ein paar Tagen. Das beruhigte mich, denn es bestätigte mir, daß unsere Körper ganz instinktiv ähnlich reagieren. Seitdem habe ich mit vielen Paaren gearbeitet und herausgefunden, daß sie, egal ob sie noch Teenager oder schon über sechzig, ob sie seit einer Nacht oder seit zweiunddreißig Jahren zusammen sind, auf die gleiche Art und Weise reagieren. Aber ich möchte noch einmal betonen, daß es ein kontinuierlicher Prozeß ist, durch die „Schlüssel zur Liebe“ „Präsenz“ im Körper herzustellen. Er hört nie wirklich auf. Obwohl sich anfangs ein unmittelbares Gefühl von Verzauberung und eine entspanntere Einstellung dem Sex gegenüber einstellen kann, braucht es doch seine Zeit, bis sich die sexuelle Präsenz fest im Körper verankert hat. Man kann einfach nicht erwarten, sich plötzlich in eine ganz neue Seinsweise zu begeben, nachdem man Jahrzehnte lang auf die gleiche Weise mit sexuellen Phantasien oder auf die Belohnung durch den Orgasmus konzentriert funktioniert hat.

Alte Muster hinter sich lassen

Es ist sehr wichtig sich als Paar klar zu machen, daß es eine Kunst ist, das Liebemachen zu verändern. Es ist kein kleiner Ausflug, sondern eine lange Reise. Diese Reise besteht aus vielen kleinen Schritten, die manchmal eine große Wirkung haben können. Aber je mehr wir mit den „Schlüsseln zur Liebe" experimentieren, desto mehr können wir üben, uns von unseren eingefahrenen Verhaltensweisen zu entfernen und ganz bei dem zu sein, was im jetzigen Moment geschieht. Es ist eine Übung, bei der wir immer wieder zu unserem Körper zurückkommen. Manchmal gelingt es uns und manchmal nicht. Manchmal wird der Wunsch nach einem Orgasmus zu stark, dann laßt euch bitte nicht davon abhalten und genießt ihn. Seid euch aber gleichzeitig bewußt, was geschieht und daß ihr euch dafür entschieden habt. Das allein ist ein enormer Schritt. Es bringt Bewußtheit in den Vorgang. Und je geübter wir darin werden, während des Liebemachens präsent und in unserem Körper zu sein, nicht mehr nur darauf aus, etwas zu tun, sondern glücklich sind, einfach zu sein, desto mehr wird es uns gelingen, die Bewußtheit und Sensitivität unseres Körpers wiederzugewinnen.

Die „Schlüssel zur Liebe" werden deine Verbindung mit deinem Partner stärken und eine neue Intimität zwischen euch entstehen lassen. Es ist, als würdet ihr eine neue Sprache entwickeln, ein solides Fundament für die Liebe. Die durch die „Schlüssel zur Liebe" geförderte Bewußtheit wird euch entspannen lassen und euch mehr Zeit geben auf das zu fokussieren, was gerade in eurem Körper, ganz besonders zwischen Penis und Vagina geschieht. Wenn sich die Empfindungsfähigkeit der Genitalien erhöht und die Polarität sich langsam herstellt, beginnen die positiven und negativen Pole aufeinander zu reagieren und geraten in eine wunderbare Schwingung. Der Sex ist wieder da angekommen, wo er hingehört, nämlich im Körper; er hat nichts mehr mit dem Kopf zu tun.

Laßt euch Zeit, um Stille zu schaffen

Aber das geht nicht von heute auf morgen. Wenn ihr eine neue Art und Weise erlernt, eure Genitalien zu spüren, so habt ihr am Anfang vielleicht Schwierigkeiten, überhaupt etwas zu fühlen.

Schon der Versuch, etwas zu fühlen, kann eine große Anstrengung bedeuten. Bis zu diesem Zeitpunkt waren unsere sexuellen Erfahrungen immer von einer Menge Reibung abhängig. Aber jetzt suchen wir nach einer Feinfühligkeit, die über diese oberflächlichen Sinneseindrücke hinausgeht. Ihr kommt mit einer sehr viel feineren Ebene in Kontakt, und die leuchtet und sprüht vor Leben und ist viel befriedigender. Und obwohl ihr niemals eure Erregbarkeit verlieren werdet, laßt ihr doch die anfängliche Intensität und das Überwältigende dieser Erregung hinter euch. Es ist fast so, als schreite man darunter hindurch. Man muß sowohl den Körper wie auch den Geist verlangsamen und dadurch genug Ruhe schaffen, um etwas so Subtiles zu spüren, etwas das vorher kaum wahrnehmbar war. Um diesen Grad an Sensitivität zu erreichen braucht man Zeit und Hingabe an den Lernvorgang. Aber es lohnt sich ganz ungeheuer.

Wenn du beginnst, die „Schlüssel zur Liebe" zu benutzen, wirst du dich ausgeliefert, verletzlich und vielleicht ein wenig unsicher fühlen. Das ist nur natürlich, denn du beginnst zu deiner eigenen Unschuld vorzudringen. Es ist, als gelangtest du wieder in diesen Zustand kindlich staunender Unschuld, gegenwärtig und spielerisch, und würdest jetzt zum ersten Mal Liebe machen. Es ist eine neue Landschaft mit ungewohnten Farben. Wenn du dich ein bißchen unbehaglich fühlst oder schämst oder dir ein wenig albern vorkommst, dann lache ruhig darüber. Oft schon habe ich wilde unkontrollierbare Lachanfälle bekommen und mich danach viel besser gefühlt, viel lebendiger und entspannter. Wenn du traurig bist, dann laß die Tränen fließen, und sei dankbar, daß du weinen kannst, halte sie nicht zurück. Durch Lachen und Weinen werden innere Spannungen gelöst, und wenn man ihnen Ausdruck verleiht, kommt man leicht in einen tiefen, entspannten, authentischeren Bereich, was die Voraussetzung für Intimität und Befriedigung beim Liebemachen bedeutet.

Laßt es spielerisch Gestalt annehmen, so daß wir zwar echt aber nicht ernsthaft sind. Und dazwischen besteht ein himmelweiter Unterschied. Echtheit entspringt dem Herzen und Ernsthaftigkeit dem Kopf. Echtheit versucht und probiert aus, während Ernsthaftigkeit ein idiotensicheres Rezept haben möchte. Mit den „Schlüsseln zur Liebe" spielen, ähnelt ein wenig dem Schälen einer

Zwiebel. Auf jede Schale oder Schicht folgt eine nächste, immer wieder gibt es einen neuen Schritt nach innen zur Herrlichkeit der völligen körperlichen Entspannung. Wenn du und dein Geliebter entspannt und spielerisch miteinander umgehen und ausprobieren könnt, und wenn ihr bereit seid euch aufeinander einzulassen, kann die Liebe tief in euch eindringen. Irgendwann wirst du feststellen, daß du durch dein Bewußtsein Liebe erzeugen kannst, daß die Liebe kein wilder Sturmwind ist, der dich ohne deine bewußte Kontrolle überkommt und umweht, sondern daß du es in der Hand hast.

Experimentiert und probiert aus

Um mit Sex experimentieren zu können, brauchen wir eine neue Einstellung und eine liebevolle Haltung. Als Paar müssen wir genug Neugier entwickeln, um unsere Gewohnheiten beim Liebemachen in Frage zu stellen. Das bedeutet, daß wir wahrscheinlich manches aufgeben müssen, was wir bisher sehr genossen haben. Da der Sex für die meisten von uns zu einem ziemlich mechanischen Hinter-dem-Orgasmus-Herjagen geworden ist – und viele sind bereit zuzugeben, daß das zu einer Art Sucht geworden ist – müssen wir einander dabei unterstützen, aus den mechanischen oder „Tun"-Aspekten des Sex auszubrechen oder sie loszulassen. Und wenn wir weiterhin unser Hauptaugenmerk nur auf die „Bonbons" beim Sex richten und darauf, was wir alles aufgeben müssen, fällt es uns schwer zu erkennen, was wir dabei gewinnen. Oft entsteht ein luftleerer Raum zwischen dem Loslassen des Alten und dem Gewinnen des Neuen; daher brauchen wir Geduld und Bereitwilligkeit, um unsere alten Muster aufzugeben, und eine spielerische, ehrliche Haltung, um uns auf das Neue vorzubereiten. Wenn wir uns auf Ausprobieren und Unerwartetes einlassen, ist es unerläßlich, daß beide Partner eine ähnliche Einstellung haben, um ein enges Zusammenkommen bei den gemeinsamen Entdeckungen zu ermöglichen.

Es mag zum Beispiel eine Herausforderung sein, mitten in der sexuellen Lust und Erregung für Experimente offen zu bleiben. Du fühlst vielleicht einen plötzlichen unwiderstehlichen Drang zum Orgasmus zu kommen – in dem Moment scheint es nichts Wichtigeres zu geben. Aber wenn dein Partner dir dann helfen kann, ins „Jetzt" zurückzukommen, dann hast du die Möglichkeit zu entspannen und den großen Schritt zu machen, von diesem zwanghaften Drang abzulassen. Und so kann das Mysterium des Sex sich dir enthüllen. Diese Art von Unterstützung und Bewußtheit durch den Partner ist essentiell, wenn man in der Liebe wachsen und Klarheit in die sexuellen Erfahrungen bringen will. Wenn Paare im Sinne dieses Zusammengehens Liebe machen, helfen sie einander und lernen mit- und voneinander. Zusammen können sie den Weg der Entspannung im Sex entdecken. Alleine geht das nicht. Wenn ein Partner immer wieder die Bemühungen des anderen unterminiert, ist es geradezu unmöglich, die unbewußten sexuellen Aspekte hinter sich zu lassen. Ohne gemeinsame Bereitwilligkeit wird es schwierig, neues Terrain zu erforschen.

Gleich von Anfang an müßt ihr euch beide verletzlich machen, müßt ihr beide wagen zuzugeben, daß ihr nicht viel vom Liebemachen wißt, obwohl ihr es wahrscheinlich schon tausendmal getan habt.

Eine Frau, mit der ich gearbeitet habe, stellte sich mit den Worten vor, daß sie mindestens schon dreieinhalbtausend Mal auf die selbe Art Liebe gemacht hatte und daß sie da sei, um zu entdecken, was sonst noch möglich sei. Wenn nicht beide Partner willens sind, Neuland zu entdecken indem sie alte sexuelle Gewohnheiten in Frage stellen, so führt das leicht zu einem Mangel an Verletzlichkeit. Wenn du glaubst, daß du schon alles kennst, was zum Liebemachen nötig ist und weißt, wie diese mysteriöse Energie wirkt, dann ist kein Platz für andere, möglicherweise feinere und aufbauendere Erfahrungen. Stattdessen mußt du bereit und willens sein, all deine Gefühle zuzulassen und deine Unsicherheiten und Ängste im Sex bloßzulegen. Wenn du in deinem Denken zu festgefahren bist, kann das höhere orgasmische Potential im Sex nicht realisiert werden.

Verbannt Regeln aus dem Schafzimmer

Wir dürfen nicht vergessen, daß es absolut keine Regeln dafür gibt, wie man Liebe macht. Wenn ihr die „Schlüssel zur Liebe" benutzen wollt, so geht es vor allem um Bewußtheit. Durch Bewußtheit sind wir in der Lage, neue Erfahrungen zu machen und zu lernen. Wir lernen durch eigene Erfahrungen. Wenn uns aber Regeln von außen übergestülpt werden, so werden wir uns früher oder später dagegen auflehnen. Es ist die unterminierende Tendenz des Verstandes, an rigiden Ideen festzuhalten, besonders wenn wir uns nicht sicher sind, was als nächstes geschehen wird. Wenn man etwas tun muß, so ist es nicht das gleiche, wie den Wert einer Handlung durch Experimentieren selbst zu entdecken. „So stimmt es für mich", klingt ganz anders als: „Ich muß". Eine Frau orientiert sich sehr leicht an Regeln, denn meist ist sie der körperlich weniger agierende Partner und weniger Tun ist anfänglich einfacher für sie. Ich habe sehr oft Frauen kennengelernt, die den Zeigefinger anklagend erhoben, ihrem Partner Regeln aufbrummen, anstatt ihre eigene Verletzlichkeit in der Situation zu zeigen. Der Mann, der sich getadelt und in seinem Ego bedroht fühlt, wird damit reagieren, daß er rebelliert und sich letztendlich verweigert.

Wenn bei einem neuen, unbekannten sexuellen Weg Unsicherheiten auftauchen, hat Tantra nicht etwa Vorschriften, sondern Vorschläge zu machen: „Laß es uns mal versuchen", können wir sagen. Und wenn wir es dann tun, machen wir konkrete Erfahrungen und sind dadurch imstande, unsere eigene Orientierung und Richtlinien zu finden. Wir sind zwei Menschen, die als Einheit zusammenarbeiten und wie Wissenschaftler mit unersättlicher Neugier die Mißverständnisse der Jahrhunderte aufdecken. Geduld, Liebe, gegenseitige Achtung und Verstehen sind die Methoden von Tantra.

Probiert die zu euch passenden „Schlüssel zur Liebe" aus

In Teil 2 findet ihr die „Schlüssel zur Liebe" unter neun Überschriften aufgelistet: die Augen, der Atem, Kommunikation, genitales Bewußtsein, Berührung, Entspannung, weiche Penetration, tiefe Penetration und rotierende Positionen. Jeder der „Schlüssel zur Liebe" hilft uns dabei, durch den Körper in den gegenwärtigen Moment zu gelangen. Wenn ihr die einzelnen Kapitel zu den Schlüsseln zur Liebe lest, werdet ihr bemerken, daß in jedem Schlüssel andere Schlüssel enthalten sind. Jeder „Schlüssel zur Liebe" enthält eine Reihe von praktischen Vorschlägen, die ihr sofort in euer Liebesspiel aufnehmen könnt.

Diese Kapitel enthalten eine Menge Material; glaubt also nicht, daß ihr alle neun „Schlüssel zur Liebe“ ständig anwenden müßt, das würde euch überfordern. Nehmt einfach wahr, welche Liebesschlüssel beim Lesen besonders auf euch wirken, welche sich für euch richtig anfühlen, welche euch neugierig werden lassen. Und mit denen fangt ihr an. Wenn ihr euch nach und nach mit ihnen vertraut fühlt, könnt ihr wieder neue aufnehmen. Auch werdet ihr wahrscheinlich, wenn ihr schon eine Zeitlang experimentiert habt, die neuen Dinge sinnvoller finden, sie besser verstehen oder euch für etwas interessieren, was euch vorher völlig kalt gelassen hat.

Es ist ein einzigartiger Tanz, eine Reise, ein Abenteuer. Während des Ausprobierens werden sich eure Erfahrungen und damit eure Wahrnehmungen vertiefen. Sogar wenn ihr anfangs nur zwei beliebige Liebesschlüssel in euer Liebesspiel aufnehmt, wenn ihr euch zum Beispiel in die Augen schaut und tief und langsam atmet, werdet ihr höchstwahrscheinlich eine bessere Qualität beim Liebemachen erleben. Ihr braucht also nicht alles gleichzeitig auf- und anzunehmen, es bleibt euch überlassen eine Auswahl zu treffen. Außerdem ist es ein Lernprozeß, der seine Zeit braucht, denn vor uns liegt kein plötzlicher Bruch, sondern eine Bewußtseinsveränderung.

Ein Paar erzählte mir ein Jahr nach seinem ersten Workshop, daß sie mit den „Schlüsseln zur Liebe“ ausgiebig experimentiert hatten, aber immer noch großes Vergnügen an ihrem Orgasmus hätten. Die Liebesschlüssel versetzten sie in die Lage, präsenter und liebevoller zu sein und das Liebemachen länger auszudehnen, was ganz wunderbar sei. Und dann gönnten sie sich sozusagen als krönenden Abschluß einen Orgasmus. Sie nahmen an einem weiteren Workshop teil und setzten danach ihre Experimente fort. Zweieinhalb Jahre nach unserem ersten Treffen sagte die Frau eines Tages am Telephon zu mir: „Weißt du, wir haben beide kein Interesse mehr am Orgasmus. Es ist kaum zu fassen, denn er war uns immer so wichtig. Aber langsam haben wir entdeckt, wie wir „hier“ sein können. Es ist so viel schöner, viel relaxter. Was soll da noch der Orgasmus! Und wir sind sehr glücklich, sehr verliebt.“

Das Schöne an der Sache ist, wenn erst einmal Bewußtheit in den Sexakt gekommen ist, wird eine Entwicklung in Gang gesetzt, bei der die alten Verhaltensmuster und Gewohnheiten langsam ganz von selbst aus dem System entfernt werden. Es gibt so viele neue Erfahrungen und das Bewußtsein vertieft sich. Habt also keine Angst, einige der „Schlüssel zur Liebe" auszuprobieren, während ihr Liebe macht. Versucht es mal mit einem oder zwei und beobachtet, was geschieht. Wenn ihr als Paar experimentiert, dann besprecht zuerst, womit ihr anfangen wollt. Wenn beide Partner dieselben „Schlüssel zur Liebe" benutzen, etwa den Atem und die Verbindung der positiven Pole, so wird sich die Wirkung auf die sexuelle Energie verstärken, aber das ist nicht wesentlich.

Sogar wenn ihr euch nicht vorher entschieden habt oder wenn jemand keinen festen sexuellen Partner hat, mit dem er oder sie experimentieren kann, könnt ihr euch doch ganz plötzlich dazu inspiriert fühlen, etwas auszuprobieren. Vielleicht erlebt ihr eine Überraschung. Als eine Freundin von mir in einem Workshop hörte, daß die Entspannung durch die „Schlüssel zur Liebe" auch eine Entspannung der vaginalen Muskeln beinhaltete, wollte sie das nicht recht glauben. Sie sagte damals nichts darüber, aber als sie später mit ihrem Partner experimentierte, erinnerte sie sich daran und beschloß es auszuprobieren. Sie entspannte ganz bewußt ihre Vagina. Diese weitete und öffnete sich, und der Penis drang, stoßend seinen Weg erkundend und geradezu dankbar vor Entzücken, augenblicklich in ihre ganze Tiefe.

Wenn du einen speziellen Liebesschlüssel ausgewählt hast, mit dem du spielen willst, dann verbreite dein Bewußtsein immer weiter durch den ganzen Körper. Wenn du dir zum Beispiel ausgesucht hast, dich auf den positiven Pol zu konzentrieren, dann bleibe nicht alleine auf diesen Bereich fixiert. Laß es nicht so weit kommen, daß du nichts anderes mehr wahrnimmst, so daß es statt eines schmelzenden Entspannens im Körper zu einer Fixierung und damit einer Spannung kommt. Wenn du merkst, daß du zu viel dabei denken mußt, dann entspanne dein Gehirn, stell dir einfach vor, wie es sich aufblättert und ausweitet. Fege mit deiner Bewußtheit durch den gesamten Körper, von Kopf bis Fuß und wieder zurück, wobei du die Verbindung der Körperteile zum Ganzen fühlst. Das verbreitet und erweitert die sexuelle Energie und macht den Körper zu einer organischen Einheit.

Wie die „Schlüssel zur Liebe" dir helfen, deine Beziehung zu verbessern

Tantra schlägt drei Methoden vor, wie wir uns der zähen Schicht unserer gefühlsarmen, unwissenden Vergangenheit entledigen, unsere Sexualität erforschen und uns wirksam reinigen oder von unbewußten sexuellen Verhaltensmustern dekonditionieren können, die die Qualität der Liebe in unserem Leben beeinträchtigen. Dabei sind die „Schlüssel zur Liebe" ein wichtiges Hilfsmittel.

Die erste Methode ist, die Gewohnheit in Frage zu stellen, für einen Orgasmus zu gehen. Es ist wichtig, sich klar zu machen, daß wir grundsätzlich abwesend und uns selbst ein paar Schritte voraus und dadurch relativ unbewußt sind, wenn wir dafür gehen.

Die zweite ist, beim Sex einen Wechsel vom Tun zum Sein zu vollziehen. Macht euch auch klar, daß wir, selbst wenn wir am Orgasmus selber gar nicht so interessiert sind, uns dennoch verpflichtet fühlen etwas zu unternehmen, um ein sexuelles Erlebnis zu haben. Die dritte ist, unsere ursprüngliche genitale Feinfühligkeit (die magnetische Intelligenz) durch Entspannung und Bewußtsein im gegenwärtigen Moment wiederherzustellen.

Das ist ein wechselseitiger Vorgang. Je mehr man seine Muster in Frage stellt, desto leichter wird die genitale Feinfühligkeit wiederhergestellt. Je mehr Bewußtheit du in deine angeborene genitale Intelligenz investierst, desto leichter fällt es dir, deine Muster zu verändern. An manchen Tagen magst du dich auf den einen Aspekt konzentrieren, an andern Tagen auf den anderen. Es ist eine komplette Umerziehung im Sex, die dadurch geschieht, daß du Liebe machst, und nicht dadurch, daß du etwas mit dem Verstand begreifst. Je geübter wir darin werden, uns in unsere sexuelle Energie fallen zu lassen und einfach zu „sein", desto mehr verlieren viele alte emotionale Muster, Gewohnheiten, Reaktionen und Probleme ihre Daseinsberechtigung, Durch den silbernen Faden der Bewußtheit, der sich durch den Körper zieht, wird der Hang zur Unbewußtheit allmählich außer Kraft gesetzt und die dadurch verschwendete Energie zurückgewonnen.

Schlüsselpunkte

- Die „Schlüssel zur Liebe" stärken deine Verbindung mit deinem Partner.
- Neugier und Kooperationsgeist sind wesentlich beim Experimentieren.
- Schaffe durch unmittelbare körperliche Sensitivität mehr Raum in deinem Inneren.
- Laß deine Erfahrungen dich lehren und leiten.
- Eine Bewußtseinsveränderung ist ein allmählicher Prozeß, der dir sexuelle Ekstase offenbart.

2. Teil

„Schlüssel zur Liebe“

Die Augen

Die Augen sind unglaublich sexy. Wenn deine Augen einem anderen Augenpaar begegnen, wirst du oft merken, wie eine Welle von Sex in dir aufsteigt. Wenn du je Gelegenheit hattest, mit deinem Geliebten zusammenzuliegen und ihm einfach nur durch die Augen zu begegnen, so weißt du, wie sehr das antörnen kann und daß es ein wichtiger Teil des Vorspiels ist. Das kommt daher, daß die Augen starke Pforten für die sexuelle Energie sind. Sie enthüllen unsere Nacktheit und unsere Unschuld und setzen uns der Realität des gegenwärtigen Moments aus. Das hilft uns authentisch zu sein. Mit offenen Augen wissen wir, wo wir sind und wer wir sind.

Wenn diese Energiebahn durch die Augen geöffnet ist, wird der sexuelle Austausch mit deinem Partner dynamischer und vitaler. Es heißt, daß bei normaler Sicht achtzig Prozent unserer Energie durch die Augen nach außen projiziert wird. Sie wird dadurch abgegeben, daß wir nach außen schauen. Diese Spannung läßt sich sehr leicht als Fehlen einer geraden körperlichen Ausrichtung in Menschen erkennen, bei denen der Kopf und die Ohren unnatürlich weit vor die Schultern gestreckt sind. Die Augen sind jedoch dazu bestimmt, Bilder zu empfangen. Wir können ganz ohne Anstrengung sehen, das Sehen geschieht ganz von alleine, das Auge nimmt das Bild einfach auf. Das bedeutet, daß wir durch unser Schauen eine Menge Energie aus den Augen abgeben oder verlieren. Das geschieht im täglichen Leben, wenn wir unser Umfeld ständig mit den Augen absuchen und immer ein Auge darauf haben, was um uns herum geschieht. Hier etwas Interessantes entdecken, dort etwas Neues erblicken, und so immer einen Schritt voraus sein. Unsere Augen stehen viel mehr mit dem Denken und seiner Ruhelosigkeit in Verbindung und ganz und gar nicht mit den inneren Dimensionen unseres Körpers.

Mit den Augen eine Verbindung eingehen und halten

Genauso ist es beim Liebemachen. Ich erinnere mich noch, als ich anfangs die Augen offen behielt und meinem Partner beim Liebemachen in die Augen schaute, war ich so schüchtern und verlegen und fühlte mich so ungeschützt, daß ich vor Scham und Nervosität lachte. Es kam mir total künstlich vor. Ich hätte genauso leicht weinen können, da mir schmerzlich klar wurde, daß ich noch nie wirklich „hier“ gewesen war, noch nie ganz echt. Ich war daran gewöhnt gewesen, mit geschlossenen Augen oder im Dunkeln Liebe zu machen, und nicht wahrhaft mit meinem Partner „hier und jetzt“ verbunden zu sein. Aber nach einer kleinen Weile des Ausprobierens gewöhnte ich mich daran, und bald wurden offene Augen eine wesentliche energetische Verbindung zwischen mir und meinem Geliebten. Wenn ich sie nicht offen hatte, fühlte ich mich merkwürdig abwesend.

In unserer Gesellschaft ist es nicht üblich, jemandem geradewegs in die Augen zu schauen. Während wir miteinander sprechen, gucken wir in der Gegend herum, wir schauen auf den Mund des anderen, seine Schuhe oder Haare oder auf sein Baby. Fast nie schauen wir uns einige Sekunden oder länger in die Augen. Manchmal verurteilen wir einen zu langen Blick sogar als aufdringlich oder Verletzung unserer Intimsphäre oder als Herausforderung oder Autorität und Machtgelüste.

Auch wenn du dich anfangs unsicher dabei fühlst, beim Liebemachen die Augen offen zu lassen, so möchte ich dir doch Mut machen, es weiter zu probieren, denn du kannst viel dadurch gewinnen. Es ist ein absolut wonnevolles Miteinander von Energie, und oft wirst du eine sofortige sexuelle Reaktion in dir verspüren. Der Blickkontakt hat mir auch dabei geholfen, Präsenz beim Liebemachen zu kreieren, so daß ich die Masken meiner Persönlichkeit erkannte. Nachdem ich mich durch sie hindurchgelacht und -geweint hatte, fühlte ich eine neue Frische, und das Bild von meiner Umgebung schien weniger vernebelt zu sein. Eine natürliche Intimität, ein Gefühl von Nähe kam auf, und das Empfinden von Isolation verschwand.

Dann versuchte ich etwas Neues und fing an, meinen Partner durch die Augen zu empfangen, ihn in meinen Körper aufzunehmen, während ich immer tiefer entspannte. Immer wenn ich an einen Punkt kam, an dem ich fühlte, daß die offenen Augen die Bewußtheit in meiner Vagina einschränkten, schloß ich sie, um mit meinen inneren Augen tief in meinen Körper reinzuschauen.

Sehen und Gesehen werden

Das Sich-in-die-Augen-Schauen ist eine Kunst für sich. Was mir am Anfang geholfen hat, war etwas, das man „Weiches Sehen" nennen könnte. Das bedeutet, daß ich alles durch meine Augen in mich herein ließ, ihnen eine Qualität des Aufnehmens, Empfangens verlieh. Bei der normalen Art zu sehen, schauen wir vom innen nach außen, aber man kann dieses Phänomen bewußt umkehren und versuchen von außen nach innen zu schauen, als würde die Welt dich mit deinen eigenen Augen anschauen. Wie Fenster sind sie einfach hier und offen, sie empfangen. Die Sonnenstrahlen scheinen durch das Fenster ins Zimmer. Die Welt dringt durch deine Augen in deinen Körper. Du erlaubst allem in deinem Gesichtsfeld durch deine Augen in dich hineinzukommen, und dadurch werden die Augen rezeptiv, weich und einladend. Wenn du in die Augen deines Partners blickst, wenn ihr euch weich und liebevoll anschaut, dann erlaubst du dir gesehen zu werden. Dieser Kontakt, die Bewußtheit des Unmittelbaren, bringt dich augenblicklich in den gegenwärtigen Moment, und du bist hier, du machst Liebe mit deinem Partner und bist in diesem Erleben fest verankert.

Es gibt eine ganz einfache Methode, das allein zu üben. Geh in einen Park und schau einen Baum an. Nicht nur oberflächlich, schau ihn wirklich an. Schau, was für schöne, grüne Blätter er hat, wie lebendig er ist. Und dann schließ die Augen und entspann dich ein bißchen. Dann öffnest du sie wieder stellst dir vor, daß nicht mehr du es bist, die den Baum anschaut, sondern daß der Baum dich anschaut. Lade es durch deine Augen ein. Schau einmal, wie tief du diese grüne Lebendigkeit in dich eindringen lassen kannst. Absorbiere es in deine Körperzellen. Und dann versuche es mit dem weiten blauen Himmel, einer dicken Wolke, einem herrlichen Sonnenuntergang. Erlaube dir, von der Natur gesehen zu werden, und laß sie in dich eindringen. Nimm wahr, wie diese Übung deine Bewußtheit steigert, deine Grenzen aufhebt, und dein Gefühl verstärkt, mit der gesamten übrigen Welt verbunden zu sein.

Schaue jetzt bei einer Beleuchtung, bei der du genug sehen kannst, deinem Geliebten mit diesem weichen Blick in die Augen. Wähle dazu das Auge, mit dem du dich am natürlichsten und entspanntesten fühlst. Laß dich „sein“ und gesehen werden. Empfange die Energie durch die Augen und nimm sie in deinen Körper auf. Lade deinen Geliebten durch die Augen in dich ein. In der Tat empfängst du nur ein Zurückfließen deiner eigenen Energie, und wenn diese Energie umgekehrt wird, fließt sie zurück ins Herz und erfüllt und erweitert es. Auch im dritten Auge findet sie Resonanz. Gib dir jetzt Zeit für das andere Auge. Mach dir die unterschiedliche Qualität des rechten und des linken Auges beim Sehen bewußt, die Unterschiede in der Farb- und Formgebung. Welches Auge stellt eine größere Herausforderung dar? Welches ist weicher? Welches weckt eine sexuelle Stimulierung in dir? Bleibe eine Weile erst mit dem einen, dann mit dem andern Auge und werde langsam mit beiden vertraut. Flattere nicht schnell zwischen beiden Augen hin und her. Das kann deinen Partner ganz schön durcheinanderbringen. Es kann passieren, wenn einer von euch nervös ist. Dann helft euch gegenseitig zu entspannen, ihr könnt euch streicheln oder liebkosen. In dieser Phase unsicher zu sein, ist völlig natürlich. Tut alles, was nur möglich ist, um euch den Druck zu nehmen. Laßt euch Zeit und die Chance, in Frieden die Augen zu schließen und einige Zeit nur tief zu atmen.

Es ist wichtig, einander nicht anzustarren, denn das würde euch entfremden und nicht etwa Nähe und Kontakt, sondern Distanz schaffen. Es geht nicht darum, den andern kritisch einzuschätzen, sondern darum, ihn einfach reinzulassen und sich zu erkennen zu geben. Wenn du ihn anstarrst, bist du nicht präsent in deinen Augen, dann benutzt du deinen Blick nur. Laß dich blinzeln, natürlich und persönlich sein. Fang nicht an, hart an dir zu arbeiten, weil du glaubst, du dürftest auf keinen Fall die Augen schließen. Vielleicht ist es sogar gerade ganz unpraktisch, deinem Geliebter in die Augen zu schauen, weil ihr in einer Stellung seid, wo ihr euch dafür verrenken müßtet.

Schließ die Augen, wenn es für dich stimmt

Grundsätzlich ist es gut, so viel Blickkontakt wie möglich zu haben, aber natürlich nicht, wenn es gerade nicht geht. Manchmal mußt du die Augen schließen, um dich wieder zentrieren und ganz genau fühlen zu können, was in deinem Körper vorgeht. Es geht primär nicht darum, die Augen offen zu halten, sondern darum, die Augen als ein Mittel zu benutzen, das dich hier sein läßt, bereiter und präsenter macht. Natürlich kannst du sie schließen, wann immer du dich unbehaglich oder schläfrig fühlst oder wenn du ein paar Minuten mit dir selbst sein mußt. Wenn du dich also entschließt, deine Augen kurz zu schließen, dann ist es sehr wichtig, es deinem Partner mitzuteilen, so daß er oder sie nicht verwirrt ist und sich fragen muß, wo du geblieben bist.

Denk dran, daß das bewußte Einsetzen der Augen schließlich ein Mittel ist, daß dich unterstützen und nicht etwa sabotieren soll. Wenn du dich mir offenen Augen so unbehaglich fühlst, daß es dir vorkommt, als wäre dein Körper meilenweit weg, dann ist es besser sie geschlossen zu halten und dich gut und mit dir selbst im reinen zu fühlen. Wenn du dich wieder fest verwurzelt in deinem Körper fühlst, dann versuche es noch einmal, mach die Augen auf und beobachte, was du spürst. Wenn dir die Augen tränen oder brennen, dann hast du eine Menge Spannung darin. Aber keine Sorge, das geht vorüber, wenn deine Augen sich bei der Empfindung des Sich-Zeigen-Könnens immer mehr entspannen. Probier es weiterhin aus und finde heraus, was für dich persönlich am besten funktioniert. Haltet eure Gesichter in einem Abstand voneinander, der für euch beide angenehm ist. Manche Menschen sehen, wenn sie sehr nahe sind, nur verschwommen. Ihr könnt am einfachsten entspannen, wenn ihr euch ganz ehrlich mitteilt, was sich für euch gut und was sich schlecht anfühlt. Das schafft Präsenz und macht euch bewußt für alles, was gerade geschieht.

Die Verbindung aufrechterhalten

Ich merkte, daß es mir enorm half, präsent zu bleiben, wenn ich meinem Partner beim Liebemachen gegenüberlag und ins Gesicht schaute. Das scheint offensichtlich zu sein, denn wenn man sich in die Augen sieht, muß man einander gegenüber liegen. Aber ich meine noch etwas mehr. Wenn ich „gegenüber" sage, so meine ich von Angesicht zu Angesicht. Laßt eure Gesichter sich ständig nahe sein, einige Zentimeter voneinander entfernt, und seid euch der Tatsache bewußt, daß das Gesicht eures Geliebten eurem nahe ist. Benutzt diese Nähe, wenn direktes Anschauen unmöglich ist, und auch, wenn ihr eine Pause vom direkten Augenkontakt braucht. Die Augen können die Verbindung zwischen den zwei Gesichtern aufrechterhalten, sie können die Haut, das Kinn, die Wangen, die Brauen, die Stirn, das Profil in sich aufnehmen. Das steuert eine unwahrscheinliche Sinnlichkeit zur Liebe bei. Im Gegensatz dazu fiel mir auf, daß ich deutlich weniger präsent war, wenn ich mein Gesicht an Hals, Schulter oder Brust meines Partners barg. Es fühlte sich vertraut und geborgen an, aber es war keine lockende Aufgabe, ich konnte zu leicht wegschweifen. Sobald ich den Kopf zurücknahm und mich wieder gerade ausrichtete, so daß mein Kopf auf einer Linie mit der Wirbelsäule lag, mein Gesicht immer noch in unmittelbarer Nähe des Gesichts meines Geliebten, spürte ich den wunderbaren Effekt: nämlich zunehmende Bewußtheit und Präsenz. Ich stellte fest, daß ich den Kontakt zum gegenwärtigen Moment verlor, sobald ich mich über die Mittellinie seines Körpers begab, mich weiter vorbeugte als sein Ohr, mein Gesicht von seinem hinwegbewegte oder es zur Seite drehte. Wegen der Vertrautheit und Assoziationen, die mit einer ganz bestimmten Art von Umarmung verbunden sind, setzt schon allein aufgrund von Gewohnheit ein Verlust an Präsenz ein. Benutzt die Augen, um die Kluft zwischen euch zu überbrücken, und erlebt, wie sich eure Sinnlichkeit verstärkt, wenn sich Bewußtheit im Körper ausbreitet.

Laßt euch ganz viel Zeit und Raum, um mit den Augen herumzuspielen, Dinge auszuprobieren und die Aufrichtigkeit und Offenheit eures Geliebten in euch aufzunehmen. Stellt bloß keine Regeln auf! Nimm wahr, wie weich du werden und wie tief du ihn durch die Augen hereinlassen kannst. Schau ganz genau in dich hinein und stell fest, wie weit du gehen kannst. Eines Tages ist der Augenblick gekommen, wenn sich eine Pforte öffnet und die Augen und das Sexzentrum eins werden. Das verschlägt einem den Atem!

Schlüsselpunkte

- Die Augen sind die Fenster zur Seele, eine machtvolle Energiebahn für den Sex.
- Blickkontakt intensiviert die Bewußtheit im gegenwärtigen Moment.
- Der „weiche Blick" macht dich empfänglich und offen, und er schafft Nähe.
- Schließe auch manchmal die Augen, schaue nach innen und unten.

Der Atem

Sei dir deines Atems bewußt. Atme tief und langsam. Wenn du wirklich den Dreh raushast, dein Atmen zu genießen, wird es einfach göttlich. Es macht den Körper sinnlich und sensibel und katapultiert dich in den gegenwärtigen Moment. So kann man den Atem bewußt zu einer ungeheuren Bereicherung im Vorspiel und beim Liebemachen einsetzen. Es gibt viele verschiedene Atemtherapien und therapeutische Ansätze, die spezielle und besondere Atemtechniken verwenden, bestimmten Systemen folgen, sich auf Energiezentren konzentrieren, und aufzeigen, wo man ein- und ausatmen soll; aber meiner Erfahrung nach ist es am besten, es so einfach wie möglich zu halten und bewußt zu atmen. Als ich versuchte, mich auf ein spezielles Atemmuster zu konzentrieren, war ich nur noch damit beschäftigt, richtig ein- und auszuatmen. Meine ganze Aufmerksamkeit war darauf fixiert, die Atemtechnik zu beherrschen, wobei die Empfindungen meines Körpers, das Erleben vom Empfangen und Aufnehmen des Atems, auf der Strecke blieben. Anstatt zu versuchen den Atem zu kontrollieren, ist es viel besser, das Beobachten des natürlichen Ein- und Ausatmens zum Ausgangspunkt zu nehmen.

Man kann den Atem als Brücke zwischen Körper und Geist bezeichnen, seinen Rhythmus zu beobachten kann eine wichtige Verankerung im gegenwärtigen Moment darstellen. Es hilft, die Aufmerksamkeit vom Denken zum Fühlen zu verlagern. Falls du je das Glück hattest, ganz in deinem Atmen aufzugehen, wirst du bemerkt haben, daß du dich von deinem Denken gelöst hattest. Vielleicht könnte man es sogar so ausdrücken, daß du den Verstand verloren hattest und von Lebensenergie und Lebensfreude verzehrt wurdest. Das passiert deshalb, weil das Atmen uns von unseren Denkprozessen oder dem mentalen Element im Sex befreit und uns mit unserer elementaren Lebensenergie in Kontakt bringt. Wir werden dadurch beim Liebemachen sensibler, sinnlicher und empfänglicher für Berührungen. Wenn wir bewußt in unserem Atem aufgehen, werden wir dadurch in die Lage versetzt, uns zwischen unseren Zellen und um sie herum zu bewegen. So erlangen wir also eine Art köstliche Durchlässigkeit in unserem Körper.

Der Atem und die sexuelle Vitalität

Bei Kindern massiert die natürliche Atmung das Sexzentrum. Der mühelos fließende Atem eines Säuglings erzeugt eine Welle, die sich bis in den unteren Bauch und ins Becken fortsetzt. Sie pulsiert durch das elastische Zwerchfell, das die Brust vom Abdomen trennt, drängt nach unten gegen die Organe und läßt auch den Beckenboden pulsieren. Hier bildet ein kompliziertes Gebilde von Muskeln die Genitalien, und dieses Gebilde verhält sich ähnlich wie das Zwerchfell, das heißt es dehnt sich mit jedem Atemzug aus und massiert fortwährend das Sexzentrum. Mit zunehmendem Alter wird dieser kindliche Atem durch Spannungen, Unterdrücken, Schuldgefühle und Beschämungen gestört, die mit dem Sex, den Genitalien oder Masturbation einhergehen. Die Atemgrenze verschiebt sich allmählich immer weiter nach oben, bis der Atem schließlich gar nicht mehr durch das Zwerchfell zu den Genitalien oder wenigstens in den Bauch gelangt. Die meisten Erwachsenen atmen nur bis in die oberen Spitzen ihrer Lungen und schränken damit das Wohlgefühl ein, das der Atem ihnen eigentlich verleihen könnte. Diese physische Spannung entfremdet uns von unserer Tiefenatmung und läßt uns auf eine sehr viel oberflächlichere Art atmen, denn unsere Angst vor Verletzlichkeit und Empfänglichkeit ist zum Hindernis geworden. Dadurch daß der Atem in unserem Innern nicht mehr abwärts fließt und die Genitalien nicht mehr fortwährend durchströmt werden, fehlt diesen die Nahrung und dadurch mangelt es an Vitalität.

Daher ist es so enorm wichtig, den Atem während des Liebemachens wieder mit dem Bauch und den Genitalien in Verbindung zu bringen. Ein Entspannen der gesamten Vorder- und Mittelachse des Körpers, von Hals, Herz und Solarplexus bis hinunter zum Unterleib und den Genitalien schafft Rezeptivität und Verletzlichkeit. Dann bist du unmittelbar mit allem, was dich umgibt, in Kontakt, du riechst die würzigen Gerüche der Nacht, hörst das überraschende Jubilieren eines Vogels oder fühlst die angenehm feuchte Kühle der morgendlichen Brise.

Es ist kaum zu glauben, wie wenig bewußt sich die meisten Menschen ihres Atmens sind. Wir atmen völlig automatisch, ohne jedes Bewußtsein für den Vorgang des Atmens, obwohl ja unser Leben davon abhängt. In meiner allerersten Massagesitzung mußte mich mein Therapeut immer wieder daran erinnern zu atmen. Das machte mich sehr wütend. Als ich es nicht mehr aushielt, schrie ich voller Ärger, wie sehr ich es hasse zu atmen. Als ich dann anfing, mich mit Tantra zu beschäftigen, war ich immer noch kein Atemfan. Aber als ich begann, die Art und Weise, wie ich Liebe machte, zu verändern und bewußter zu atmen, begann ich auch tiefer und langsamer zu atmen. Nach ein paar Monaten stellte ich fest, daß die Barriere schwächer wurde und der Atem nach unten bis in meinen Bauch durchdringen konnte, ja bis an mein Becken herankam. Er schien sich seine eigene Bahn zu meinen Genitalien hin zu suchen. Je bewußter ich atmete, desto intensiver genoß ich den Vorgang des Atmens. Und je klarer ich das Atmen als eine innere lebenspendende Massage begriff, desto mehr war ich gewillt zu atmen.

Jedes Fünkchen Bewußtheit, das du deinem Atmen vor dem Liebemachen zukommen lassen kannst, wird es ungeheuer verbessern. Es kann etwas so Einfaches sein wie beim Duschen vor der Liebe zu beobachten, wie weit dein Atem reicht. Ich habe bei mir selber bemerkt, daß ich, wenn ich auf meinen Geliebten wartete, bis zur letzten Minute herumrannte und versuchte, mich und meine Wohnung einladender zu gestalten. Als ich mir dann aber, bevor er kam, fünf oder zehn Minuten Ruhe gönnte, um mich hinzulegen und bewußt zu atmen, war ich viel besser darauf vorbereitet, ihn heiter, gelassen und voller Ruhe zu begrüßen. Das Atmen hatte eine solche Empfangsbereitschaft in meinem Körper ausgelöst, eine solche Weiblichkeit, daß sich eine bemerkenswerte Anziehungskraft zwischen uns entwickelte.

In Liebe atmen

Bevor man Liebe macht, ist es vorteilhaft, wie bei einer Meditation eine Weile still zu sitzen und die Bewußtheit nach innen zu richten. Selbst fünf bis zehn Minuten reichen aus. Diese Augenblicke der Stille geben uns die Gelegenheit, uns auf unseren Körper einzustimmen und in den gegenwärtigen Moment zu kommen. Wenn du so sitzt, entweder allein oder mit deinem Geliebten, dann schließe die Augen und bringe deine Aufmerksamkeit nach innen und unten. Spüre deinen Atem und atme in dein Zwerchfell. Du kannst dir auch vorstellen, daß der Atem sich in einem Kreislauf im Körper bewegt, der bei den Genitalien beginnt, am Rückgrad hoch über den Kopf geht und dann wieder zu den Genitalien hinunter führt. Wenn du dich auf deinen Atem konzentrierst, sensibilisierst du dein Inneres und lädst es mit Energie auf; dadurch ist deine Sexenergie aktiviert, wenn du mit dem Liebesspiel beginnst.

Das wundersame, lebensbejahende Phänomen des Atmens während des Sexakts erhöht die Präsenz, die Ekstase und die Lust nachhaltig. Atme so, daß du dich selber ein- und ausatmen hörst. Das hilft dir, bei deinem Atem zu bleiben, und auch dein Partner kann es hören. So kann der Atem zu einer Sprache zwischen den zwei Liebenden werden, eine Form der Kommunikation. Manchmal geschieht es, daß du mit deinem Partner spontan in den gleichen Atemrhythmus fällst: Ihr atmet zur gleichen Zeit ein und zur gleichen Zeit aus. Es fühlt sich herrlich an – dieser wunderbare gegenwärtige Moment!

Es ist auch möglich, diese gleichzeitige Atmungsweise bewußt herzustellen. Man nennt es „simultanes Atmen". Hör zu, wie dein Partner atmet und stelle dich auf seinen oder ihren Atemrhythmus ein. Beginnt zusammen ein- und auszuatmen. Je entspannter ihr dabei seid, desto mehr kommt ihr in Gleichklang, und auch das erweckt die Sexenergie. Doch nichts, was ihr mit dem Atem macht oder versucht, sollte eine Anstrengung sein. Wenn du darüber nachdenken mußt, ob du gerade ein- oder ausatmen sollst, oder wenn du dich fragst, ob ihr wohl gerade harmoniert oder nicht, dann bist du wieder im Kopf und verpaßt das Erleben deines Atmens. Merke dir, es ist nicht der Vorgang des Atmens, der alles verändert, sondern die Bewußtheit, mit der du deinen Atem wahrnimmst.

Ein einziger Atemkörper werden

Während des Liebemachens kann auch eine andere Art zu atmen entstehen, die man „Synchrones Atmen" nennt. Dabei atmet der eine Partner ein, während der andere ausatmet. Der Atem bewegt sich zwischen den beiden im Kreis und hat einen starken Einfluß auf die Sexenergie. Diese Atmung geschieht ganz natürlich, wenn zwei Menschen sich in einer tiefen sexuellen Vereinigung befinden. Sie dringt bis ins Innerste vor, und aus zweien wird ein einziger Atemkörper in tiefster Empathie. Um jedoch absichtlich so zu atmen, muß man sich mental anstrengen und deshalb kann es von der Unmittelbarkeit des Augenblicks ablenken. Versucht es aber trotzdem einfach mal, nur so zum Spaß, und schaut, was passiert. Laßt den Atem tief und langsam sein.

Wenn ihr den synchronisierten Atemrhythmus gefunden habt, könnt ihr ihn, wenn ihr wollt, noch dadurch steigern, daß ihr euch einen kreisförmigen Umlauf eurer Energien vorstellt. Der Mann atmet durch das Herz ein und durch den Penis aus. Die Frau atmet durch die Vagina ein und durch das Herz aus. Stellt euch bei diesem Kreislauf den Atem als goldenes Licht vor. Das kann besonders schön sein, wenn beide Partner aufrecht sitzen und die Beine der Frau um das Becken des Mannes gelegt sind. Dieser intime Austausch, bei dem die Brust des Mannes und die Brüste der Frau aneinander liegen, erhöht das Erleben der Polarität in beiden Körpern.

Das Atmen durch die Nase ist feiner, denn es wirkt auf die meditativen und feinstofflichen Körperzentren; das Atmen durch den Mund dagegen verstärkt die Bewußtheit im Körper. Die Mundatmung beeinflußt vor allem die unteren Körperzentren und die Emotionen. Ihr könnt also die eine oder andere Atmungsweise wählen, Hauptsache, sie stimmt für euch in dem Moment. Wenn ihr Schwierigkeiten damit habt „hier" zu sein, wenn ihr abgelenkt oder wegen irgendetwas verstört seid, dann empfehle ich die Mundatmung, da sie hilft Emotionen auszuräumen, die sonst das Empfindungsvermögen und die Präsenz beeinträchtigen. Wenn du oder dein Partner viel schlucken müßt, dann ist das normalerweise ein Zeichen dafür, das eine Emotion in euch aufsteigt. Das Schlucken ist ein unbewußter Versuch, sie zu unterdrücken. Wenn du fühlst, daß du schlucken mußt, dann entspann dich und versuche, nicht zu schlucken, so daß die verdrängte Energie hochkommen und sich ausdrücken kann. Es kostet einige Mühe, dem Schluckreflex zu widerstehen, aber es lohnt sich. Wahrscheinlich entdeckst du unter dieser Reflexhandlung ein Lachen oder Tränen oder sogar ein starkes Husten, und wenn du das zuläßt, kommst du auf einer tieferen Ebene mit deiner Sexenergie in Kontakt.

Mit dem Atmen spielen

Wenn du dich nun auf dein Atmen konzentrierst, so ist es am einfachsten, mit dem Ausatmen zu beginnen. Stoße alle Luft aus dem Brustkorb aus, ganz und gar. Halte die Lungen ein paar Augenblicke lang leer, dann entspann dich, und beobachte, wie die Luft ganz von selbst in deine Lungen hineinströmt und deine Brust mit einem wundervollen kräftigen Einatmen weitet. So wirst du dir augenblicklich deiner Atmung bewußt. Das körperliche Einströmen verleiht dir ein unmittelbares Erleben der Vitalität des Atems und stellt die Verbindung zum Ein und Aus des Atemflusses her. Mach es einige Male und laß dich dabei tief, langsam und gleichmäßig atmen. Normalerweise wird der Atem, wenn wir beim Sex erregt werden und uns dem Orgasmus oder der Ejakulation nähern, kürzer und schneller. Wenn wir also genau im Gegensatz dazu langsam und tief atmen, so kann sich die sexuelle Energie in einer entspannten Atmosphäre bewegen. Tantra sagt, wenn die Partner beim rhythmischen Atmen im Gleichklang bleiben, gibt es keine Ejakulation. Wenn der Atemrhythmus stimmt, absorbiert der Körper die Energie und wirft sie nicht hinaus.

Du kannst auch von Zeit zu Zeit mit kurzen Schnaufern atmen. Das Einatmen kann mit vielen kurzen Atemzügen durch die Nase geschehen, bis ein Atemzug komplett ist. Halte einen Moment inne und fühle die lebenspendende Kraft des einbehaltenen Atems. Dann atme aus. Eine Reihe von kurzen Schnaufern intensiviert das Gefühl des in den Körper kommenden Atems und konzentriert die Bewußtheit im Dritten Auge. Genieß es und experimentiere damit. Stell dir vor, wie der Atem in deinen Körper kommt und sich um jede Zelle legt. Ihr könnt die Erfahrung noch verstärken, indem ihr euch beim Atmen in die Augen schaut. Ganz gleich, wie ihr euch entscheidet mit dem Atem zu spielen, gestaltet es kreativ und interessant! Aber denkt immer daran, den

Atem wahrzunehmen und bis an die Grenzen zu atmen. Wenn ihr in die Lungen atmet, so stellt euch vor, daß ihr zwischen die Zellen atmet und das Blut den Sauerstoff aufnimmt und sich mehr Leben in euch ergießt.

Wenn ihr in tiefster Entspannung Liebe macht und Bewußtheit und Atmen zusammengehen, dann wird der Atem immer leichter, feiner und ruhiger, ja er kann sogar für einen Augenblick anhalten. Du atmest ein und es erfolgt kein Ausatmen. Wenn das geschieht, ist durchaus nichts falsch gelaufen. Es ist ein wundersamer Augenblick der Stille. Keinerlei Energie fließt nach außen, der Atem wird also nicht gebraucht. Halte dich, umfangen von den Armen einer Nicht-Zeit, in dieser Schwebe, laß dich einfach in diesem Paradies sein. Der Atem setzt von ganz alleine wieder ein und deine Sexenergie erhält einen unerwarteten Auftrieb. Sie schießt nach oben und läuft ekstatisch durch deine inneren Körperbahnen. Du und dein Geliebter, verschmelzen mit der Kraft des Lebens.

Schlüsselpunkte

- Der Atem hat einen tiefgehenden Einfluß auf die sexuelle Energie.
- Atme beim Liebemachen langsam und tief.
- Atme abwärts durch das Zwerchfell in die Genitalien.
- Wenn du dir deines Atems bewußt bist, erlebst du den gegenwärtigen Moment.

Kommunikation

Oft kommem Paare mit Problemen zu mir. Nicht unbedingt deshalb, weil es mit dem Sex schwierig ist, sondern weil die Kommunikation eine Katastrophe ist. Sie leiden unter einer Unzahl von Mißverständnissen und Auseinandersetzungen. Vergangene Ereignisse, alte Streitigkeiten und Kontroversen stören ständig den kostbaren gegenwärtigen Moment. Sie erzählen mir, daß sie seit Tagen oder Wochen nicht mehr Liebe gemacht haben, weil sie zu sehr damit beschäftigt waren, sich gegenseitig zu beschuldigen, herauszufinden, wer recht und wer unrecht und wer von beiden die Kontrolle hat, nur um in einem erschöpften Delirium zu enden. Schließlich schlafen sie, dankbar für einen kleinen Aufschub, todmüde zusammen ein. Doch sobald sie aufwachen, fangen sie von neuem an.

Wie man seine Gefühle ausdrückt

Manche Menschen haben von Natur aus die Gabe, ihre Gefühle im Moment artikulieren zu können. Andere sind sich noch nicht einmal sicher, was sie fühlen, besonders nicht, wenn sie es gerade fühlen, und sie sind gänzlich unfähig, etwas von ihren verborgensten inneren Gefühlen mitzuteilen. Wenn die emotionalen Wellen hochschlagen, scheinen Worte nichts auszusagen, falls man sie überhaupt findet. Ganz gleich, ob ein Mensch sprachlich geschult ist oder nicht, fast alle haben wir Schwierigkeiten, uns ehrlich und direkt mitzuteilen. Wir finden es heikel, etwas gegen die Person zu sagen, die wir lieben, daß zum Beispiel eine bestimmte Liebkosung sich nicht gut anfühlte oder in dem Augenblick nicht gestimmt hat. Wir stehen vor dem Dilemma, wie wir es mitteilen können, ohne daß es wie Kritik oder Kontrolle aussieht und ohne unseren Geliebten zu verletzen. Das geschieht nur allzu leicht, denn in Bezug auf Sex sind wir ja alle unsicher. Die Abwehrmechanismen des Ego stehen vielleicht im Weg und lassen statt Liebe ein Gefühl von Entfremdung und Streit aufkommen. Es ist wichtig, ehrlich und wahrhaftig zu sein. Du wirst feststellen, daß die Wahrheit immer eine befreiende Wirkung auf deine eigene Energie hat und dich mit Vitalität überspült. Sei dir deiner Wortwahl äußerst bewußt, so daß du dich deinem Partner wirklich mitteilst und ihn nicht etwa verletzt. Ein guter Auftakt zu so einem Gespräch sind die Worte: „Ich fühle...". Sprich immer von dir selbst und nicht von dem anderen, und was er alles getan hat. Wenn dein Körper auf die Berührung deines Partners mit Rückzug reagiert, so ist das oft die Reaktion auf eine Summe schmerzhafter sexueller Erfahrungen der Vergangenheit und hat mit deinem gegenwärtigen Partner gar nichts zu tun. Nun, auf gewisse Weise vielleicht doch, aber oft haben die Erfahrungen der Vergangenheit das Übergewicht und veranlassen dich zu einer bestimmten Reaktion. Was gerade geschieht, passiert wahrscheinlich nicht zum ersten Mal. Dessen mußt du dir ganz bewußt sein, wenn du nun sprichst. Paß gut auf, daß du dich nicht für all das rächst, was dir andere Menschen vorher angetan haben (siehe Kapitel 22 und 23). Ich habe zum Beispiel viele Male einem Mann durch eine bestimmte Art des Vorspiels zu gefallen versucht, die mich sexuell eher verschloß als öffnete – das hat es also nie gebracht. Immer wenn ich etwas getan habe, was der Wahrheit meines Körpers nicht entsprach, fühlte ich mich nachher zu kurz gekommen oder lieblos behandelt. Oder ich machte viel weniger bewußt Liebe, als ich es mir gewünscht hätte, was zu demselben traurigen Ergebnis führte. Natürlich hätte ich leicht meinem Geliebten die Schuld dafür geben können, daß ich unbefriedigt geblieben war und er nicht das Richtige getan habe. Aber die Wurzel des Übels war meine mangelnde Aufrichtigkeit und Integrität, meine Angst davor, ihm ehrlich zu sagen, was mir wirklich gefällt. Ich konnte ihm keinen Vorwurf dafür machen, daß ich unglücklich war. Es war allein meine Schuld.

Aufrichtige Kommunikation ist ein mächtiger Schlüssel beim Liebemachen. Indem wir darüber sprechen, was gerade in uns vor sich geht, während wir Liebe machen, werden wir fest in unserem Körper und dieser sexuellen Erfahrung verwurzelt und die körperlichen Empfindungen werden in den Vordergrund gerückt. Durch den Körper kommen wir mit der Realität in Kontakt und erschaffen dadurch den gegenwärtigen Moment. Die Kommunikation hilft uns, vom Kopf in den Körper zu kommen, vom Denken zum Fühlen, vom Tun zum Sein. Dadurch, daß wir uns auf die Wirklichkeit innerhalb unseres Körpers, also seine sich ständig verändernden Gefühle und Empfindungen konzentrieren, können wir die Ruhelosigkeit unseres Verstandes mit seinen Gedanken und Emotionen hinter uns lassen. Viele von uns sind derartig in ihrem Denken verhaftet, daß kaum Bewußtheit für oder in unserem Körper bleibt. Darum ist eine aufrichtige Kommunikation so wesentlich. Teile deinem Partner mit, was du in deinem Körper spürst, wo du es spürst und wann du es spürst. Wenn du das tust, wirst du voller Erstaunen feststellen, daß du lebendig, sensitiv und präsent wirst.

Dich im selben Moment mitteilen

Leider sprechen die meisten Menschen selten aufrichtig über das, was gerade für sie geschieht, und schon gar nicht, wenn sie Liebe machen. Wenn wir das täten, wäre so manches Problem gelöst. Tatsächlich stellen viel Paare fest, daß sie nicht nur während der Liebe, sondern sogar im täglichen Leben so gut wie gar nicht auf diese Weise miteinander sprechen. Sie merken, daß sie ständig zwischen Plänen, Erinnerungen und Zukunftswünschen hin und her gerissen sind. Als ich begann, beim Liebemachen aufrichtig über die Gegenwart zu kommunizieren, war ich anfangs voller Widerstände und hatte Schwierigkeiten laut zu sprechen. Aber schon bald wurde mir klar, daß die Widerstände durch meine Angst verursacht wurden, in mich hineinzuschauen. Ich hatte Angst, mich verletzlich zu machen und von meinem Geliebten verurteilt zu werden. Genauso hatte ich Angst, meiner Freude Ausdruck zu verleihen: Ihm zu sagen, wie geehrt ich mich fühlte, mit ihm zu sein, wie aufregend ich alles fand, die herrlichen Gerüche unserer Körper, die aus seinen Augen leuchtende Schönheit, seine glatte, geschmeidige, samtene Haut und die Liebe, die sein Penis ausstrahlte. Und wie immer wurde es einfacher, je mehr ich übte. Was für eine Erleichterung, frei heraus zu sprechen! Als ich begann, mich meinem Geliebten ehrlich mitzuteilen, wurde eine Menge Energie und Lebendigkeit in meinem Körper freigesetzt. Ich erfuhr immer mehr über unsere Genitalien, unsere Körper, unsere Empfindsamkeit, Lust, Schmerz und Unsicherheit. Wenn man sich etwas in dem Moment mitteilt, in dem es passiert, schafft das Intimität und uneingeschränkte Offenheit, die beiden dazu verhilft, gemeinsam im Körper geerdet, bewußt und präsent zu bleiben, so daß die Liebe blüht und gedeiht.

Ich möchte dir vorschlagen, daß du deinem Liebsten mitteilst, was du in deinem Körper oder deinem Herzen spürst, und zwar wann immer du kannst so genau wie möglich. Verbirg nichts. Haltet einfach ein langsames Gespräch in Gang, während ihr Liebe macht, und sagt euch, was in eurem Innern vor sich geht. Zwischendurch macht ihr kleine, entspannte Pausen. Das hat den Sinn, das Jetzt und Jetzt und Jetzt genau im Auge zu behalten und dadurch eine große Bewußtheit für das Geschehen entstehen zu lassen. So verwandelt sich die Qualität der Erfahrung, sie wird lebendiger und bewußter. Lange oder verlegene Pausen sollten vermieden werden, denn sie dienen nur dazu, innerlich wegzutreten. Indem ihr sprecht, bringt ihr euch in den gegenwärtigen Moment. In meiner Sprache heißt das „mein Jetzt mitteilen". Das gibt euch eine Basis für Ehrlichkeit und neugefundene Freiheit. Es geht dabei nicht um Bekenntnisse, sondern um ehrliche Worte, durch die verschiedene Gefühle im eigenen Körper ehrlich zur Sprache gebracht werden. Es erhöht die Bewußtheit, intensiviert die Empfindsamkeit und verstärkt demzufolge die Körperenergie.

Körpergefühle

Am schwersten fiel es mir zuzugeben, daß ich nur noch wenig in meiner Vagina fühlen konnte, als ich aufhörte, beim Liebemachen körperlich so aktiv zu sein. Ich war so an die durch Reibung entstehende Lust gewöhnt, daß die feineren, subtileren Funktionen und inneren Regungen mir gar nicht gewahr wurden. Ich bekam das Gefühl, innerlich tot zu sein, und es war ein gräßlicher Augenblick, als ich meinem Liebsten gestehen mußte, daß ich weder mich, noch ihn spüren konnte. Bei diesem Geständnis wurde ich von einem fast unerträglichen Gefühl von Schmerz und Traurigkeit überwältigt. Die Tränen flossen, ich schluchzte, und durch diese Freisetzung zurückgehaltener Energie spürte ich dann aber ein unerwartetes Gefühl der Lebendigkeit in meiner Vagina. Eine Schicht von Angst und Verspanntheit, von der ich gar nichts wußte, hatte sich von meinem Vaginalgewebe gelöst. Ich war doch lebendig – und brach in Lachen aus. Sei also niemals zu schüchtern, genau das zuzugeben, was gerade mit dir geschieht. Wenn aber doch versteckte Schamgefühle da sein sollten, dann nimm sie einfach als Hinweis darauf, daß du etwas mitzuteilen hast.

Wenn ihr also beim Liebemachen aufrichtig kommuniziert und euch „euer Jetzt mitteilt", treten zwei wichtige Faktoren in Kraft. Erstens erschafft ihr die Gegenwart durch den Körper als neue Basis für die sexuelle Erfahrung, wobei ihr auch eure Genitalien (und damit euch selbst) besser kennenlernt. Und zweitens – noch wichtiger – ihr schafft einen Kommunikationskanal zwischen eurem Gehirn und euren Genitalien. Wenn ihr laut aussprecht, „was ist", wird es bewußt gemacht. Und es ist fast so, als ob der Teil des Gehirns, der das Bewußtsein kontrolliert, euch buchstäblich „hören" könnte. Wenn ihr die Wahrheit verstärkt und die Realität anerkennt, reagieren die Genitalien augenblicklich mit einer sensationellen Empfindungsfähigkeit und gesteigerter Bewußtheit. Auf diese Art und Weise erschafft ihr also die Wurzeln einer neuen sexuellen Intelligenz.

Sprecht über alles

Wenn ihr ausprobiert und übt, werdet ihr Wege finden, auf denen ihr euch positive Informationen darüber geben könnt, wie eure Körper reagieren und sich öffnen. Einerseits sind wir alle gleich, andererseits ist jeder individuell verschieden. Es mag Dinge geben, die du sehr magst, wenn du schon erregt bist, aber zu viel Stimulation am Anfang kann zu einem heißen, zu orgasmusorientierten Stil des Liebemachens führen. Oder die Stimulierung reduziert deine Sensitivität. Werdet einfach langsamer, während ihr euch näherkommt. Laßt euch Zeit, um euren eigenen Körper und den eures Liebsten genau zu spüren. Frage ihn, was er gern hat und wie er es gerne hätte. Teile auch du ihm in einfachen, freundlichen Worten mit, wie und wo du berührt werden möchtest. Nimm seine Hand in deine und zeige ihm, was bei dir am stärksten wirkt. Sprecht über alles. Und sprecht vor allem auch dann über eure Erfahrungen beim Liebemachen, wenn ihr gerade nicht damit beschäftigt seid, denn das ist eine große Unterstützung eures Bewußtseins. Und außerdem ist es ein lustvolles Thema.

Übung

Hier ist eine einfache Übung, die ihr zusammen machen könnt, um diese Art der Kommunikation zu üben, die die Bewußtheit im Körper und dem gegenwärtigen Moment intensiviert:

> Legt euch einander gegenüber mit einem Abstand von etwa zehn Zentimetern und schaut euch an. Stimmt euch einige Momente lang auf euren eigenen Körper ein und seid euch gleichzeitig der Nähe des Körpers eures Partners bewußt. Beginnt nach ein paar Minuten zu sprechen und bleibt, so weit ihr könnt, bei den Empfindungen in eurem Körper. Identifiziert die verschiedenen Gefühle, oder was ihr sonst in eurem Körper wahrnehmt, und sprecht dann darüber. Die Frau sagt zuerst, was sie in ihrem Körper fühlt. Vielleicht pocht ihr Herz, im Bauch zittert etwas, oder vielleicht muß sie immer wieder an etwas denken oder hat Angst. Dann kann der Mann sagen, was für ihn passiert, mit seinem Körper, seinem Penis, seiner Atmung. Sprecht nur über das, was jetzt gerade in eurem Herzen oder Körper geschieht. Laßt es nicht zum Gespräch werden und stellt nicht viele Fragen. Richtet eure ganze Aufmerksamkeit auf den Körper und sucht dort den gegenwärtigen Moment, dann beschreibt ihr ihn eurem Partner. Sprecht abwechselnd und wendet euch wieder ganz dem Körper zu. Haltet es simpel und direkt, ohne lange Pausen oder Schweigen. Die Empfindungen des Körpers ändern sich ständig, nehmt sie bewußt wahr. Versucht nicht etwa, die Dinge mit dem Verstand zu verstehen oder zu analysieren. Wenn euer Partner zum Beispiel sagt, daß er Angstgefühle hat, dann vermeidet eine Diskussion über das Warum und Wieso. Dadurch würdet ihr euch von der Intensität des Moments, der Realität entfernen. Teile dich deinem Partner immer nur mit, sag ihm, was du fühlst und wo du es fühlst. Sei präzise und sei aufrichtig und tu nicht so, als würde etwas passieren, wenn dem gar nicht so ist. Sprecht nicht über etwas, was schon vor-

bei ist, oder über etwas vom letzten Mal. Bleibt im Jetzt. Nach einiger Zeit werdet ihr wahrscheinlich feststellen, daß eure Körperenergie dynamischer geworden ist und ein Gefühl von physischer Anziehung entsteht. Wenn ihr diese Art der entspannten sprachlichen Verbundenheit fortsetzt, wird sich das Liebemachen spontan daraus ergeben.

Angst und Spannung auflösen

Falls du es kannst, ist es am besten, über deine Emotionen und Gefühle genau in dem Moment zu sprechen, in dem sie da sind. Wenn du es aufschiebst, geht ihre energetische Intensität und ihr verstecktes Potential verloren. Wenn du später darüber sprichst, so ist es, als berichtetest du jemandem von einem zurückliegenden Ereignis, als erzähltest du nur eine alte Geschichte ohne Lebenskraft. Wenn du zum Beispiel verunsichert bist und zu deinem Geliebten sagen kannst: „Ich habe Angst davor loszulassen, ich habe schreckliche Angst, daß nichts passiert", wirst du entdecken, daß sich gerade dann etwas Grundlegendes ändert, wenn du die Angst, daß im Sex nichts geschieht, einfach zugibst. Vielleicht beginnst du schneller zu atmen, Tränen treten dir in die Augen, vielleicht kommst du mit Panik oder Schmerz in Berührung, weil dir plötzlich siedendheiß klar wird, daß du diese Angst eigentlich schon immer gehabt hast. Unbewußt war sie immer da, diese ungeheure Anspannung in dir. Aber vorher hast du sie nie wahrgenommen, weil du dir selbst immer ein paar Schritte voraus und nicht richtig „hier" warst. Dadurch, daß jetzt Bewußtheit und Präsenz durch Kommunikation und andere Methoden beim Sexakt hinzukommen, wird die einengende Angst aus deinem Energiesystem auf zellularem Weg freigesetzt und als Giftstoff eliminiert. Das kann sich oft in einem beißenden Körpergeruch äußern.

Die Intensität eines solchen hautnahen Erlebens der Wahrheit verändert die Wirklichkeit, es ist die höchste Entspannung. Die Ängste nehmen immer mehr ab und die Liebe nimmt dementsprechend zu. Falls du jedoch zu einem späteren Zeitpunkt über deine Ängste sprechen solltest, würde es keinen transformatorischen Effekt haben. Ich habe viele Gelegenheiten verpaßt, mich dem Mann, den ich liebte, zu offenbaren, und bin lieber bei der

Angst, meine tiefsten Gefühle zu zeigen, geblieben. Aber dann verstand ich, daß ich mir damit nur mehr Lust und Lebensfreude verweigerte und daß meine Angst davor, mich bloßzustellen eine Illusion war. Die Dinge beim Namen zu nennen und Risiken einzugehen, brachte mich mir selbst und meinem Geliebten näher.

Wenn ich unbefangen und fähig bin mitzuteilen, was ich wirklich fühle, werden mein ganzer Körper und Atem lebendig. Mein Körper reagiert auf meine Courage und die Wahrheit. Er vibriert, pulsiert und zittert. Dadurch spüre ich meine Lebendigkeit und stelle fest, daß ich mich eigentlich gar nicht so sehr für den anderen öffne, sondern hauptsächlich für mich selbst. Jedesmal wenn ich den Mumm hatte, meine unklaren versteckten Gefühle bloßzulegen, war ich es, die danach aufblühte und vor Leben sprühte, und nicht mein Geliebter. Natürlich war auch er berührt, und es half ihm, sich selber auch verletzlicher zu machen, aber ich war diejenige, die wirklich davon profitierte. Jedesmal kam es mir vor, als wäre wieder eine Schicht entfernt worden, die mich mir selbst offenbarte. Schließlich kam ich zu der Erkenntnis, daß es nicht mein Geliebter ist, der für meine Expansion, mein inneres Wachstum, meine Liebe verantwortlich ist. Nein, ich selbst bin für mich verantwortlich, alles hängt von mir ab. Meine eigene Verletzlichkeit und meine Einstellung verleihen mir Leben und Empfindungsfähigkeit; es ist nicht das Werk meines Geliebten. Ich habe die Erfahrung gemacht, daß ich, um meinem Geliebten näher zu kommen, erst einmal mir selbst näher kommen mußte. Auf diese Art und Weise können wir erkennen, wieviel Liebe wir in unserem Leben zulassen können. Je mehr wir bereit sind, unsere Persönlichkeitsmaske abzunehmen und beiseitezulegen, desto tiefer wird die Erfahrung der tantrischen Vereinigung gehen.

Laute und Stille im Körper

Es mag Augenblicke geben, in denen du so in die Stille und Herrlichkeit des gegenwärtigen Moments vertieft bist, in die Intensität deiner inneren Empfindungsfähigkeit, daß es dir praktisch unmöglich vorkommt, dich aus diesen seligen Tiefen herauf- und herauszuziehen. In diesem Fall brauchst du dich natürlich nicht zu Worten zu zwingen. Entspanne dich einfach immer tiefer in die heitere Gelassenheit und Stille hinein. Worte sind aber nicht das einzige Medium, wie wir unsere Stimme erschallen lassen können. Laute beim Sex sind herrlich, und durch sie kannst du deine Lust genauso gut zum Ausdruck bringen. Paß aber auf, daß sie vom Körper und nicht vom Kopf kommen. Das kann beim Sex leicht passieren, wenn wir dem andern damit gefallen und ihm zeigen wollen, wieviel Spaß wir haben. Dann sind es keine echten sexuellen Laute. Ein wahrhaft sexueller Laut klingt einfach echt und schlägt dich in seinen Bann, während ein vom Kopf erdachter Laut blechern, oberflächlich und hohl klingt. Laß die Laute aus deinem Körper aufsteigen und deine innersten körperlichen Empfindungen ausdrücken, deine Ekstase und deine Freude. Versuche den Laut mit dem tatsächlichen Gefühl in dir zu verbinden, laß ihn aus diesem Gefühl heraus vibrieren. Es ist, als ob das Gefühl selbst den Laut vibrieren ließe und du nur der Verstärker wärst, tief in deiner Kehle, in deinem Körper wird er verstärkt. Laut und Sex sind eins.

Schlüsselpunkte

- Kommunikation ist entscheidend; sei dir bewußt, was du sagst und wie du es sagst.

- Teile, was du im Herzen und im Körper fühlst, in dem Moment mit, in dem du es erlebst.

- Worte bringen augenblickliches Gegenwartsbewußtsein in den Körper.

- Dadurch erlangt ihr neue Informationen über euch, neue Körperreaktionen und eine neue Grundlage für die Liebe.

- Um dem andern näher zu kommen, mußt du dir erst einmal selber näher kommen.

Genitales Bewußtsein

Bewußtsein in die Genitalien zu bringen bedeutet, den lebendigen Teil von dir von innen her zu erschließen. Beim normalen Sex richten wir unsere Aufmerksamkeit während des Liebemachens nach außen auf die Genitalien, und halten sie ganz intensiv dort, um sexuelle Lust zu erleben. Aber in Wahrheit bekommen wir höchstwahrscheinlich gar nicht richtig mit, was wirklich mit uns geschieht, da wir meistens eine feste Vorstellung davon haben, was wir wollen, und den Penis und die Vagina dazu benutzen, um es zu bekommen.

Bei Tantra konzentrieren wir uns nicht etwa auf die Genitalien, sondern wir entspannen in sie hinein. Schließlich geht es ja um Leichtigkeit und nicht um Zwänge oder Spannungen. Wir gehen also mit unserer Bewußtheit in sie hinein um ein inneres Gefühl und einen Eindruck von ihnen zu bekommen. Dieser Fokus nach innen bringt Bewußtheit in den Sexakt und läßt nach und nach Bewußtsein im Penis und in der Vagina entstehen. Wenn man will, kann man sich vorstellen, wie Feuer oder eine warme Flüssigkeit das Becken erfüllt und die Genitalien zum Schmelzen und Weichwerden bringen. Das hilft uns, bei unserer Orientierung nach Innen. Wenn wir die Genitalien bewußt wahrnehmen und ihnen beim Liebemachen geradezu zuhören, beginnen wir, sie und nicht uns selbst als die „Macher" der Liebe zu sehen und zu erleben.

Alles langsam geschehen lassen

Wenn wir beim Sex all unsere Bewegungen verlangsamen, entsteht genitale Bewußtheit auf natürliche Art, da sie uns dazu befähigt, die genitale Interaktion zu fühlen. Anfangs scheint das ein Widerspruch zu sein, denn ihr werdet euch fragen, wie der Penis oder die Vagina ohne die gewohnte Reibung überhaupt etwas empfinden sollen. Die Bewegungen zu verlangsamen oder gar ganz damit aufzuhören, scheint entmutigend oder verwirrend. Aber wenn ihr langsamer werdet, erlebt ihr bald auch ein höheres genitales Bewußtsein und eine unwahrscheinlich hohe Stufe von Lust, da die Empfindungsfähigkeit zunimmt. Wenn man sich wild bewegt, ist zu viel los, als daß man die feineren genitalen Funktionen fühlen könnte.

Die erste Penetration erschafft die Welt, in der ihr zusammen Liebe machen werdet. Der Mann sollte also so langsam wir nur möglich eindringen. Laßt euch lange, lange Zeit, um die nachgebende Weichheit der Vagina zu fühlen, wie sie sich öffnet und den Weg frei gibt. Laßt euch den ganzen wunderbaren Vorgang bewußt fühlen, wie der Penis in die Vagina eindringt und wie die Vagina den Penis in sich aufnimmt. Es gibt nichts Schöneres! Und dann taucht der Penis langsam in die verheißungsvollen Tiefen ein. Das kann minutenlang dauern. Seid am Ende dieses Vorgangs still und wartet. Nach einer Weile möchte der Mann vielleicht wieder langsam hinaus und dann wieder langsam hinein, oder er möchte vielleicht einen Augenblick bewegungslos verharren. Versenke dich ganz und gar in das Gefühl, von der Vagina umschlossen zu sein. Visualisiere deinen Penis als einen Generator für Liebesenergie und laß sie auf deine Partnerin übergehen. Durch diese Art der entspannten, langsamen, bewußten ersten Begrüßung durch die Genitalien entsteht eine Menge Flüssigkeit und Empfindungsfähigkeit, und der Sexakt wird leicht und mühelos. So, ganz ohne Ziel, wird jeder sexuelle Moment zu einer eigenen Welt der Liebe.

Je mehr die Frau ihr Becken hin und her bewegt, desto empfindungsloser wird ihre Vagina und desto mehr wächst der Widerstand, der automatisch in den Wänden der Vagina entsteht. Wenn sich die Frau dem Orgasmus nähert, besonders dem klitoralen Orgasmus, beginnt sie sich für gewöhnlich schneller zu bewegen und damit die Reibung zu erhöhen, und genau dann fängt sie an, ihr Bewußtsein von ihrer Vagina zu trennen. Wenn sie wachsam ist, wird sie feststellen, daß die gesamte Muskulatur der Vagina zusammengezogen und angespannt ist, wenn sie ihr Becken nach vorne preßt und schnell bewegt, um Lust zu erzeugen. Einfach gesagt: Je angespannter das Becken, desto unsensibler und unempfänglicher die Vagina. In diesem Moment, wenn die Sensibilität der Vagina am höchsten sein sollte, sind die komplementären weiblichen Genitalien nicht in der Lage, die Energie vom Penis wirklich zu absorbieren.

Feinfühlig bleiben

Wenn die Frau aufhört, ihr Becken zu bewegen, kann sie sich nach innen fallen lassen und die Muskeln und Membranen der Vagina – und damit auch den Penis – neu trainieren, weicher und empfindsamer zu werden. Dadurch werden wir fähig, genitales Bewußtsein herzustellen. Als mein Geliebter und ich damit zu experimentieren begannen, fragten wir uns immer wieder: „Welches Tempo ist eigentlich langsam?" Während ich mich entspannte und er sich nur Millimeter bewegte, stellte ich meine Vagina neu darauf ein, den Vorgang der Penetration wirklich zu empfinden, zu fühlen, wie sie sich öffnete, sich hingab, empfangsbereit wurde. Es war einfach herrlich! Gleichzeitig lernte er zu fühlen, wie er in mich eindrang, das warme, göttliche Gefühl, willkommen geheißen zu werden. Dem Mann kann das anfangs fast ein wenig wie ein gemeiner Trick vorkommen. Seine Bewegungen hat er sich in mühsamer Kleinarbeit erworben, denn er hat sie ja immer für notwendig gehalten, um seine Partnerin und sich selbst sexuell zu befriedigen. Manchen Männern fällt es leicht, sich die Bewegungen abzugewöhnen. Für andere ist es schwierig, sie müssen es üben. Aber wenn ein Mann eine Zeitlang in seinen Bewegungen innehalten kann, wenn er einfach nur in der Vagina sein und ohne viel zu fühlen entspannen kann, dann wird sich das lohnen: Die verlorene Feinfühligkeit wird dadurch langsam aber sicher zurückgewonnen. Wenn es ihm gelingt, andere Empfindungen als Reibung bewußt wahrzunehmen, wird er irgendwann plötzlich das Gefühl haben an einen elektrischen Stromkreis angeschlossen zu sein oder sich in ein starkes Magnetfeld zu begeben. Es ist umwerfend!

Das Liebemachen ist für dich

Der wesentliche Schritt, um dein Bewußtsein in den Genitalien zu verankern, besteht darin, den Fokus genau umzukehren. Richte deine Aufmerksamkeit zuallererst auf dich. Das bedeutet innehalten und, anstatt nach außen zu projizieren und Liebe für deinen Geliebten zu machen, für dich selbst Liebe zu machen. Wenn wir die Energie mehr „ein-“ als ausdrücken, so fließt sie abwärts zurück in den Unterleib. Dabei hilft es, wenn wir uns vorstellen, wie die Energie nach hinten fließt und Wirbel für Wirbel hinunter bis in unser Becken gelangt. Plötzlich können wir unsere Wirbelsäule wie eine von den Genitalien aus nach oben führende Autobahn sehen und fühlen.

Wenn wir Bewußtsein in unsere Vagina bringen, werden die meisten von uns feststellen, daß sie ihre Vagina beim Liebemachen zusammenziehen und anspannen. Viele Frauen quetschen und verengen ihre Vagina sogar bewußt, weil sie glauben, daß das dem Mann mehr Lust bereitet. Heutzutage machen die Frauen sogar Übungen, um die Muskeln in ihrer Vagina aufzubauen und stärker zu machen. Das geschieht aus der weitverbreiteten Furcht heraus, daß die Vagina zu schlaff oder zu groß oder vielleicht vom Kinderkriegen zu stark erweitert sein könnte und darum weniger reizvoll sei. Diese Vorstellungen beruhen auf einem totalen Irrglauben, der sich nur durch die Gewohnheit, sexuelles Vergnügen durch Reibung zu erzeugen, erklären läßt.

Wenn ihr euch als Paar dazu entschlossen habt, mit Tantra zu experimentieren, sind feinfühlige und bewußte Genitalien jedoch unerläßlich. Es wird eine Weile dauern, bis ihr die Empfindungsfähigkeit der Vagina und des Penis auf dieser höheren Stufe zurückgewonnen haben werdet. Aber wenn die Frau ihr Bewußtsein konstant in der Vagina hält und dabei entspannt bleibt, erhöht sich ihre Rezeptivität und der Energieaustausch nimmt zu. Das Gefühl des Willkommenheißens, das die Bewußtheit der Vagina verleiht, läßt das Vertrauen wachsen und schafft die Grundlage für wahre Ekstase im Sex. Eine ruhige und bewußte vaginale Atmosphäre verlängert den Sexakt auf natürliche Weise. Gleichermaßen ist es wichtig für den Mann, Bewußtheit in sein Hinterteil zu bringen und den Anus zu entspannen. Vielleicht stellt er fest, daß er die Gewohnheit hat, ihn zusammenzukneifen.

Spannungen im Anus werden mit Unsicherheit assoziiert und mit der Angst des Mannes, keine Erektion zu bekommen oder sie nicht aufrechterhalten zu können. Den Anus zusammenzukneifen kann die Furcht nicht beseitigen. Aber die Energie des Mannes wird dadurch verzerrt, daß er seine Genitalien und sein Becken nach vorne drückt und damit seine sexuelle Erfahrung verkürzt und sein genitales Bewußtsein beschränkt. Wenn der Mann seinen Anus entspannt, entspannt sich der gesamte Beckenboden, und die sexuelle Energie kann sich nach unten bewegen und sozusagen in den Körper zurückfallen. Dadurch fühlt er sich viel mehr an der Basis seines Penis verankert. Mir ist dieses Gefühl von Männern so beschrieben worden, als ob sie von „hinter" dem Penis aus Liebe machten, und viele fanden, daß das ein äußerst wichtiger „Schlüssel zur Liebe" war, da es ihnen half, die Empfindungsfähigkeit ihres Penis zu erhöhen und den Sexakt zu verlängern.

Sei dir deines Beckenbodens bewußt

Die meisten Menschen haben nicht die geringste Ahnung, daß sie überhaupt so etwas wie einen Beckenboden haben, wo er ist und was seine Funktion ist. In einer meiner Paargruppen sagte jemand, er habe bis vor drei Tagen gar nicht gewußt, daß er einen Beckenboden besitze. Aber jetzt war ihm nur allzu bewußt, wie angespannt der war. In Wirklichkeit ist es fast nie der Fall, daß wir bis ganz hinunter in unser genitales Gewebe fühlen. Nur wenn wir gerade mit Sex oder Masturbation beschäftigt sind, geben wir uns die Mühe, bis nach „da unten" zu fühlen, und selbst dann nur zaghaft. Ohne daß es uns bewußt wäre, leiden wir an der chronischen Gewohnheit, uns von unseren Genitalien fernzuhalten. Vollkommen unbewußt halten wir unser Sexzentrum dicht verschlossen. Wir verengen die Muskulatur des Beckenbodens und halten dadurch unsere Genitalien in der fortwährenden Spannung des „Korkenziehereffekts", wie in Kapitel 2 über „Sexuelle Konditionierung" beschrieben. Diese Verspannung verhindert auch den belebenden Effekt des Atems auf den Beckenboden.

Dieses Muskelgewebe breitet sich quer über den unteren Teil des Beckens aus, ist an den Sitzknochen, dem Schambein und dem Steißbein befestigt and bildet den Boden des Rumpfes. Aus diesem verschlungenen Muskelgewebe gehen die Genitalien hervor, sie sind daraus gemacht. Es gibt dort Muskeln, die man dazu benutzen kann, den Anus bewußt zusammenzukneifen, und andere, die das Fließen des Urins unterbrechen, und wieder andere, die die Vagina zusammenziehen oder den Penis zucken lassen.

Der Beckenboden hat auch einen zentralen Punkt, den man das Perineum nennt; es befindet sich vor dem Anus und hinter der Vagina bzw. der Peniswurzel. Die Muskulatur ist wie ein Fallschirm nach oben gezogen in eine zentrale knotige Sehne, die man anspannen und mit der Hand fühlen kann. Dort kann man einen Knoten ertasten. Unsere Verspannungen sind sehr stark auf diesen Punkt konzentriert, von dort breiten sie sich nach unten aus und beeinflussen die Energie und die Struktur der Beine und Füße. Andauernd ziehen wir den Boden des Unterleibs hoch. Immer wenn du dein Bewußtsein auf den Beckenboden richtest, wirst du bemerken, daß du ihn entspannen kannst und daß die Muskulatur, wenn du ihn dann locker läßt, zwei bis drei Zentimeter nach unten sinkt!

Hauptmerkmal des Beckenbodens ist, daß wir ihn ständig angespannt, nach oben und zusammen gezogen halten. Wir sind uns dieser zentralen Verspannung absolut nicht bewußt. Seit ich vor mindestens fünfzehn Jahren meinen Beckenboden entdeckt habe, ist er mir zu einem ständigen Orientierungspunkt geworden. Ich begann mit meiner Bewußtheit zu meinem Beckenboden zu gehen, und jedesmal merkte ich, daß ich ihn angespannt hatte. Also ließ ich ihn bewußt locker, und schon atmete mein Körper hörbar auf, ich entspannte mich, und meine Beine und Füße hatten einen besseren Kontakt zur Erde. Einige Momente oder Minuten darauf richtete ich meine Aufmerksamkeit wieder dorthin, und er war wieder angespannt! Ganz egal, wie viele Male ich ihn bewußt lockerte, sobald ich meine Wachsamkeit von ihm abwandte, zogen meine Unbewußtheit, meine Angst und meine den Sex betreffenden Spannungen ihn wieder nach oben und erzeugten die Verspannung.

Ich erinnere mich daran, als ich schon ganz sauer war und eine gute Freundin fragte, ob sie jemals Verspannungen in ihrem Beckenboden fühle. „Nein“, sagte sie, „nie!“ Ich erschrak! War ich wirklich so verspannt? Mehr als andere? Als wir uns einige Jahre später wieder trafen, war fast das erste, was sie zu mir sagte: „Seit ich dich damals getroffen habe, habe ich nie wieder aufgehört, meinen Beckenboden zu fühlen! Es war mir nicht klar, daß ich ihn bis dahin noch nie bewußt wahrgenommen hatte.“

Dehne die Muskeln des Beckenbodens aus

Entspanne beim Liebemachen einfach den Beckenboden, um deine genitale Bewußtheit zu erhöhen. Lokalisiere ihn zuerst einmal im Stehen. Spanne alle Muskeln um die Genitalien und den Anus herum an und stell dir vor, daß du urinieren mußt und es anhältst. Das ist leicht. Jetzt kneife die Muskeln noch stärker zusammen, übertreibe dabei. Zieh die gesamte Muskulatur zusammen... und dann laß locker, entspann dich. Stell dir vor, daß dir der Boden herausfällt, daß du dich durch die Vagina oder den Penis und durch den Anus entleerst. Laß die Energie die Beine herunter fließen. Laß dich die neuen inneren Empfindungen spüren, die dabei auftreten. Probier es aus und mach es dann so oft wie möglich. Mach es überall, mach es, wenn du irgendwo warten mußt, wenn du dich mit jemandem unterhältst oder auf einer Cocktail Party. Es ist okay – niemand sieht es, und es fühlt sich phantastisch an! Plötzlich fühlst du dich wohl, bist selbstsicherer und hast das Gefühl dazuzugehören. Laß es zu einer Bewußtheitsübung werden, die du immer wieder machen kannst, weil sie deinen Beckenbereich viel lebendiger werden läßt. Mach es jedoch nicht mechanisch oder unbewußt, sonst wird die Vagina einfach nur härter. Fühle stattdessen, wie es sie geschmeidig hält, laß Anspannung und Lockerlassen sich die Waage halten, mach es langsam, Millimeter für Millimeter, und beobachte, wie dein Bewußtsein zunimmt. Das Schöne an der Bewußtheit ist, daß sie keine Grenzen kennt. Wir Frauen können immer wieder eine neue Stufe der Wahrnehmung in der Vagina entdecken, indem wir mit unserem Bewußtsein in sie hineingehen und uns fragen: „Kann ich noch offener sein?" Rätselhafterweise wird sich die Muskulatur noch ein paar Millimeter weiter öffnen, und wenn die Zellen mit Bewußtsein durchdrungen werden, reagiert der männliche Penis mit zuckenden Bewegungen und windet sich schlangengleich tiefer in die Vagina.

Die Männer können sich ihres gesamten Penis bewußt sein, nicht nur der äußerst magnetischen empfindlichen Spitze. Fühle als Mann die volle Länge deines Penis, wie er sich so wunderbar vom Körper weg aufrichtet. Fühle auch die Peniswurzel, an der er hängt und wo er aus dem Körper herauskommt, und das Perineum, den kleinen knotigen Bereich zwischen Penis und Rektum. Das ist das Epizentrum des männlichen positiven Pols. Der Mann sollte also die Peniswurzel kontinuierlich im Vordergrund seines Bewußtseins halten. Konzentriere dich nicht darauf, wo der Penis sich gerade befindet (das könnte Erregung hervorrufen), sondern darauf, wie es sich anfühlt. Das erhöht die innere Bewußtheit des Penis. Bleibe in Kontakt damit und erlebe oder stelle dir vor, wie der Penis eine Wünschelrute oder ein Zauberstab ist. Je mehr Bewußtsein deinem Penis innewohnt, desto mehr kannst du dich auf seine Intelligenz verlassen. Er wird dir als spontane direkte Antwort auf die Atmosphäre innerhalb der Vagina zu verstehen geben, wie du Liebe machen mußt, wann du still zu sein hast, wann Bewegung angebracht ist und wie viel oder wenig du dich bewegen mußt.

In Wahrheit fühlen die wenigsten Männer die volle Länge ihres Penis, denn ihr Hauptinteresse gilt den Empfindungen, die an seiner Spitze hervorgerufen werden, was normalerweise durch viele schnelle Bewegungen geschieht. Aber wenn sie erst einmal seine volle Länge fühlen, stellen sie fest, daß ihre sexuelle Energie augenblicklich ungemein expandiert, da sie durch den Penis ein Gefühl ihrer selbst bekommen, das mit Macht seiner Wurzel entspringt, über den Schaft nach oben weitergeleitet wird, und die Empfindungsfähigkeit der Penisspitze und damit ihre magnetischen Eigenschaften verstärkt. Das ist für Männer wie Frauen von großem Vorteil, denn je sensitiver der Kopf des Penis ist, desto stärker können die feinen und ekstatischen Vibrationen in der Vagina erlebt werden. Dieses feinere magnetische genitale Funktionieren ist das Geschenk von Tantra, eine zutiefst erfüllende und heilende Erfahrung für Männer und Frauen.

Schlüsselpunkte

- Die Genitalien werden mit Bewußtsein gefüllt, wenn wir den Fokus nach innen richten, die Bewegungen verlangsamen und sie von innen her fühlen.

- Die sexuelle Energie nimmt Gestalt an und erweitert sich, wenn wir den Beckenboden immer wieder entspannen.

- Bewußte Genitalien sind überaus empfindungsfähig und lebendig miteinander.

- Dies ist ein Wechsel vom „Tun" im Sex zum „Sein" im Sex.

Berührung

Stell dir den Körper als eine große, köstliche Frucht vor, die aus vielen weichen und saftigen Teilen besteht. Du kennst all diese Teile, du hast sie in deinem eigenen Körper gefühlt. Aber wie kannst du deinen Geliebten mit Bewußtsein berühren, so daß du und er die höchsten Wonnen erleben könnt. Wenn du deinen Liebsten so oft wie möglich streichelst und knuddelst, gibt dir das Gelegenheit, die erotischen Auswirkungen des Berührens praktisch auszuprobieren. Nimm die feinen Reaktionen auf deine Berührungen wahr und laß dich dadurch leiten. Berühre liebevoll und mit bewußten Händen. Schließe die Augen und laß dich die Berührung empfangen, wenn du angefaßt wirst. Laß die Wärme in deinen Körper eindringen. Faß deinen Geliebten an, berühre ihn, und laß dich von ihm anfassen und berühren, während ihr Liebe macht; es steigert die Sinnlichkeit ganz enorm und erhöht die sexuelle Präsenz.

Ich habe festgestellt, daß jede Art von Massage zwischen Liebenden ein wunderbarer Weg ist, um mit dem Liebemachen anzufangen. Wenn man einander mit Liebe und Bewußtsein massiert, relaxt man ganz von selbst. Spannungen verschwinden, es entsteht Nähe und Harmonie. Wenn man die Beine und das Gesäß massiert, so bewirkt das oft ein Erwachen der sexuellen Energie, besonders bei Frauen, die leicht sexuelle Energie in den Oberschenkeln und Pobacken festhalten. Manchmal spiegelt sich diese zurückgehaltene sexuelle Energie in der Körperstruktur, sie kann zu extrem dicken Oberschenkeln führen. Wenn wir aber anfangen, mit Bewußtheit Liebe zu machen, wenn wir uns innerlich und äußerlich berühren lassen, kann der Körper große Wandlungen vollziehen, indem er Unausgeglichenheiten und Stauungen durch Ausgeglichenheit und Durchlässigkeit ersetzt.

Wenn sich die Sexenergie nach oben hin zum Herzen ausdehnen kann, werden wir allmählich zu einem anmutigen integrierten Ganzen.

Aber wie und wo sollen wir berühren und anfassen? Der Körper ist voll köstlicher Stellen, die nur auf Berührung warten, und jede dieser Stellen ist wichtig, um berührt und angefaßt zu werden – das Einverständnis des Partners natürlich immer vorausgesetzt. Wir alle kennen unseren Körper und wissen, wo wir sexuell am empfindlichsten sind. Aber ich möchte euch vorschlagen, eure Liebkosungen nicht auf diese Stellen zu beschränken; es ist viel besser, sich ihnen vorsichtig anzunähern. Beginnt mit einem weiter entfernten Körperteil wie den Füßen, den Händen und Armen, dem Kopf, und geht dann langsam weiter nach innen und sanft zum Rücken hin, zum Po, zum Bauch und den empfindlicheren Zonen. Das schafft Vertrauen und Intimität, und die Langsamkeit der Annäherung läßt Sinnlichkeit und frisches Bewußtsein in euren Körpern entstehen. Du wirst bemerken, wie der Körper deines Geliebtens voller Gefallen positiv reagiert. Das Feuer wächst langsam aber sicher und will weiter angefacht werden. Höchstwahrscheinlich reagiert dein Körper auf genau die gleiche Weise. Durch das Berühren und Anfassen entsteht die körperliche Bereitschaft, zusammen Liebe zu machen, und das verändert alles.

Oft wiederholen wir bei unseren Liebkosungen immer wieder die gleiche Bewegung oder wir streicheln dieselbe Stelle. Wir reiben automatisch hin und her oder immer rundum und haben fast vergessen, daß wir einen Körper anfassen. Diese mangelnde Bewußtheit kann auf denjenigen, der berührt wird, unglücklicherweise äußerst irritierend wirken. Wo durch die Berührung keinerlei Kommunikation stattfindet, ist die fehlende Bewußtheit der streichelnden Hand sehr leicht zu spüren, und so, ohne echtes Gefühl und Sensibilität, ist auch kaum Lust im Spiel. Während du wahrscheinlich beabsichtigtest, deinen Geliebten anzutörnen, mag es passieren, daß er abgetörnt wird. Das können wir vermeiden, indem wir ganz bewußt berühren und anfassen.

Kommunikation durch Berührung

Fühle die anmutige Landschaft des Körpers, die geschmeidige Haut, das seidene Haar, die Wölbungen der Knochen. Konzentriere dich beim Berühren nicht so sehr auf das, was du tust, wie du streichelst oder reibst, sondern mehr darauf, den Kontakt zwischen deiner Hand und dem Körper zu fühlen. Laß deine Bewußtheit in deine Hand einfließen. Entspanne dich in dein „Sein" und stell dir vor, wie deine Hand mit dem Körper deines Geliebten verschmilzt oder sich darin auflöst. Dieser Fokus auf die eigentliche Berührung der Hand, statt auf das richtige Handeln und Tun, verwandelt die gesamte Qualität deines Berührens. Das ist äußerst bemerkenswert! Es läßt deinem Partner Zeit, dich zu fühlen und deine Berührungen in seinen Körper hineinzulassen. Du wirst merken, wie dein Partner sich viel schneller erwärmt und reagiert, wenn du ihn bewußt berührst. Fühle, wie du ihn fühlst, dann fühlt er es auch. Das Kreuzbein (Sakrum) ist zum Beispiel eine Stelle, die sich immer gut berühren läßt. Es fühlt sich lustvoll an! Schicke mit deiner warmen offenen Hand Liebe in das untere Ende der Wirbelsäule. Es ist ein heiliger (sakraler) Ort. Streiche federleicht die Wirbelsäule hinauf, und die Körperenergie nimmt dramatisch zu. Es ist eine absolut beruhigende und ermutigende Gebärde, die ganze Handfläche leicht auf den Nacken zu legen, und oft hilft diese sanfte Berührung auch, den Tränen freien Lauf zu lassen. Oder versuche einmal beide Hände direkt unter die Sitzknochen zu legen, die Knochen im Gesäß, auf denen wir sitzen. Umfange sie ganz und gar, und der Empfänger wird diese Wärme als sehr sexy empfinden. Nimm dir Zeit, um deine Hände auf Erkundungsjagd zu schicken und spezielle Stellen auszukundschaften, heiße Stellen, und erlebe, wie dein Geliebter darauf reagiert. Gebrauche deine Hände ganz bewußt, um zu kommunizieren und deine Liebe mitzuteilen.

Stell dir vor, daß du Liebe und Wärme in den Körper deines Geliebten einfließen läßt, während du ihn bewußt berührst. Dieses Imaginieren hilft dir, ein Gefühl dafür zu bekommen, wie deine Energie auf ihn übergeht, und das verstärkt die Kommunikation. Halte deine Hände eine Zeitlang an einer Stelle und genieße diese simple Berührung. Tu nichts, „sei." Diese Art der bewußten Berührung, völlig ohne Absicht, den Partner zu erregen oder zu stimulieren, hilft ihm, seinen Blick nach innen zu richten und sich selbst zu erfahren. Sie erhöht seine Empfänglichkeit und Sensibilität. Männer dürfen es sich zum Beispiel versichert sein lassen, daß beide Partner größere Höhen der Lust und Ekstase erreichen werden, wenn sie die Beine und Brüste ihrer Partnerin fünfzehn oder zwanzig Minuten lang massieren, bevor sie in sie eindringen. Indem der Mann der Frau dient, fühlt er sich als Mann erfüllt.

Über die Brüste das Herz berühren

Wenn wir uns an den schon besprochenen Schlüssel zur Liebe, die Polarität, erinnern, so ist es wirklich wichtig, daß die Brüste der Frau vor und während des Liebemachens berührt werden. Ihr positiver Pol muß erweckt werden, bevor der negative Pol, die Vagina, mit sexuellem Interesse reagieren kann. Wenn der feminine Fokus auf die Klitoris oder die Vagina gerichtet ist und die Brüste vernachlässigt werden, wird die sexuelle Erfahrung wahrscheinlich nur eine geradlinige genitale bleiben. Wenn der positive Pol, die Brüste und das Herz der Frau, aktiv mit einbezogen werden, nimmt der Sexakt einen ganz anderen Charakter an. Er wird kreisförmig und spontan, und eine tiefe Bewegung der sexuellen Energie wird möglich.

Während des Liebemachens sehnen sich die meisten Frauen danach, daß ihre Brüste mit Liebe und Verständnis berührt werden. Intuitiv wissen sie, daß sie nur über ihre Brüste Zugang zu den tieferen Schichten ihrer sexuellen Energie erhalten. Als mir die Rolle der Brüste während des Sexaktes bewußter zu werden begann, stellte ich zu meiner Überraschung fest, daß meine Brüste nicht sehr empfänglich waren. Meine Beziehung zu ihnen war immer von außen her bestimmt gewesen, wie sie sich zum Beispiel als Gegenstand des männlichen Interesses ausmachten, und nicht so sehr von innen her, von einem inneren Sinn oder Bewußtsein von ihnen als Brüste. Das hatte sie unsensibel gemacht und unfähig, die Wärme einer liebevollen Berührung in sich aufzunehmen. Ich bemerkte, daß mein Körper sich zurückzog und es mich abtörnte, wenn meine Brüste und besonders die Brustwarzen zu kräftig oder zu aggressiv angefaßt wurden, so daß ich dann weniger gewillt war, Liebe zu machen. Andererseits sandte eine wohlüberlegte oder bewußtere Berührung, ohne die Absicht, sie zu stimulieren, zündende Funken in meine Vagina. Ich öffnete mich auf der Stelle! Im weiteren Verlauf des Liebemachens kam dann der Moment, wo meine Brüste nach einem stärkeren Zu-

oder Anfassen verlangten, und das ließ meine sexuelle Energie sich nur noch weiter öffnen.

Ich habe mich mit vielen Frauen unterhalten, die es früher, als sie noch jung waren, sehr genossen, wenn ihre Brüste stimuliert wurden, die dann aber an einen Punkt kamen, wo sie dort nicht mehr berührt werden wollten. Ihre Brüste waren geschwollen, angestaut oder überempfindlich, und die Brustwarzen reagierten sofort mit Widerstand. Das kam wahrscheinlich daher, daß die Brüste, und damit die Frau, auf unsensible Berührung ohne Einfühlungsvermögen mit Abwehr reagierten. Nur allzu oft agiert ein Mann, wenn er die Brüste einer Frau berührt, aus seiner eigenen Begierde und Begeisterung heraus und hat keine Beziehung zu den Brüsten an sich. Er faßt sie auf eine Art und Weise an, die ihm selber gefällt, die aber nichts mit der sexuellen Reaktion der Frau zu tun hat. Ein kräftiges Zupacken mag zu einem späteren Zeitpunkt des Liebemachens durchaus angebracht sein, aber am Anfang muß der Mann bedachtsam und sensibel vorgehen. Sei dir deiner Absicht bewußt, deine Partnerin anzufassen, und dann faß sie bewußt an. Das macht einen großen Unterschied.

Laß deine Hände dein Verlangen, dein Wohlgefallen, deine Liebe zu den Brüsten deiner Partnerin deutlich ausdrücken. Die Brüste, dieses Symbol der Fruchtbarkeit, sind tatsächlich wunderschön und haben schon oft die Augen und Herzen von Künstlern erobert. Nimm die ganze Brust in die Hand, und erfülle sie mit Liebe und Energie. Mach eine Zeitlang gar nichts, „sei“ einfach mit der Brust in deiner Hand, vielleicht möchtest du sie nur manchmal leicht und liebevoll drücken. Später kannst du die Brustwarzen sanft berühren oder wie ein Kind an ihnen saugen. Reagiere auf die Energie der Brüste und spüre, wie sie berührt werden möchten, und nicht, wie du sie berühren möchtest. Laß dabei alle Gewohnheiten, wie du sonst auf Brüste und Brustwarzen reagierst, aus dem Spiel. Liebkose sie mit der Vorstellung, in deine Partnerin hinein zu reichen und ihr Herz in Vorbereitung auf die Liebe zu öffnen. Begib dich durch die Präsenz deiner Hand ganz in den Moment.

Den Penis liebkosen

Genauso sollte die Frau den Penis in die Hand nehmen und ihn liebevoll halten, sie sollte ihn in ihre Hand kuscheln, als ob er ein kräftiger junger Vogel wäre. Wieder gibt es nichts zu tun. Sei einfach mit ihm, fühle seine wunderbare Energie, seine Stärke und Weichheit und nimm sie in dich auf. Streichle ihn liebevoll und nimm die Hoden in deine Hände, drücke sie leicht, als hieltest du äußerst zerbrechliche Eier in deinen Händen. Massiere die Hoden sanft zwischen Daumen und Zeigefinger, und ziehe sie leicht vom Körper weg. Die Vorhaut und die zusätzlichen Hautfalten können langsam nach hinten und vom Kopf des Penis weg gezogen werden und so die Länge des Schaftes offenbaren. Das fühlt sich nicht nur sehr gut an, sondern es hilft dem Mann sein Bewußtsein in den Penis zu bringen. Der Mann kann sich so bewußt auf seinen positiven Pol, insbesondere auf die Peniswurzel konzentrieren. Wenn du deine Hände benutzt, um mit der „Wurzel" des Mannes zu kommunizieren, so wird das eine pulsierende Entspannung in seinem Körper bewirken. Im Gegensatz dazu betont eine stimulierende, auf eine Erektion abzielende Berührung den Aspekt der Erregung beim Sex, was wiederum zum „Tun" oder zu einem Orgasmus auffordert.

Den positiven Polen der Liebe Energie zuführen

Ganz gleich, welchen Teil des Körpers du berührst, „sei" in deinen Händen und sende deine Energie durch sie. Immer wenn es sich wie der richtige Moment anfühlt, ist ein liebevolles, festes und sensibles Drücken etwas Herrliches. Ein gegenseitiges Berühren der positiven Pole kann eine wunderbare Art und Weise sein, mit dem Liebemachen zu beginnen und gute Resultate zu erzielen. Eine sensible Berührung wird den Mann dazu befähigen, seine Aufmerksamkeit auf seinen Penis bzw. die Frau ihre Aufmerksamkeit auf ihre Brüste zu konzentrieren, was die sexuelle Energie ohne Stimulierung erweckt. Das kann geschehen, indem ihr euch gegenüberliegt und anschaut, oder wenn der Mann an der Seite der liegenden Frau kniet. Strecke die Hände nach deinem Partner/deiner Partnerin aus und lege sie ganz relaxt auf seinen/ihren positiven Pol. Laß deine Liebe und Wärme durch deine Hände in ihn/sie fließen, während ihr euch in die Augen schaut. Bleibt etwa zehn bis fünfzehn Minuten in diesem Austausch, bevor ihr anfangt, Liebe zu machen. Vielleicht ist es nicht so einfach, eine Stellung zu finden, die für euch beide bequem ist und in der ihr euch gleichzeitig berühren könnt. Wenn ihr sie gefunden habt, kann einer von euch den andern berühren und der andere die Berührung empfangen. Dann wechselt die Rollen. Und dann macht Liebe.

Dieser Fokus auf die positiven Pole der Liebe ist sehr wichtig, da es den Boden bereitet für das Zusammenspiel der entgegengesetzten Kräfte, nachdem die Penetration stattgefunden hat. Wenn die entgegengesetzten Pole in einen lebendigen Austausch getreten und Penis und Vagina in Übereinstimmung sind, ist ein unglaublicher Energieaustausch möglich. Das Liebemachen kann immer dynamischer werden, die Körper können stundenlang ineinander verflochten bleiben und sich umeinander drehen und wenden, als wären sie vom Leben selbst besessen.

Es hilft dabei sehr, eurem Geliebten mitzuteilen, was ihr in eurem Körper fühlt, während ihr berührt und gestreichelt werdet. Sprecht in einfachen, klaren Worten. Beginne einen bewußten Dialog zwischen dir und deinem Körper, um die Bewußtheit zu intensivieren. Teile dein Jetzt mit!

Beschränkt eure Vorstellung von Berührung nicht nur auf die Hände. Seid euch auch bewußt, wie und wo die Körper sich berühren. Vergegenwärtigt euch das warme, weiche, feuchte Gefühl zwischen Beinen, Armen, Lippen, Bäuchen und Brüsten. Paßt auf, daß ihr euch vor lauter Gefühlsüberschwang nicht zu früh bedrängt und eure Körper zu hart aneinander preßt, während ihr euch umarmt und küßt! Das hätte nämlich die unglückselige Auswirkung, daß eure physischen Körper und damit das Energiefeld, das sie umgibt, zu stark zusammengezwängt werden, was alle sinnlichen Gefühle begrenzen oder gar auslöschen würde. Ihr wäret nicht mehr durchlässig genug, um euer Bewußtsein durch den Körper sickern zu lassen. Eure physischen Körper würden als massive, unnachgiebige Gegenstände wahrgenommen, was die Empfänglichkeit stark einschränken würde.

Wahrscheinlich hast du, wenn du umarmt wirst, große Unterschiede festgestellt. Der eine drückt dir die Hand oder umarmt dich, und es ist einfach zu hart; oder jemand klopft dir auf den Rücken, so daß du dich fast verschluckst, und es wird weder Wärme noch Energie ausgetauscht. Jemand anders mag dich dadurch überraschen, daß er in deinen Armen zu Butter wird.

Durch diesen Kontakt fühlst du dich plötzlich leicht und luftig und sogar weiter und größer. Seine einfache Liebenswürdigkeit ergreift dich.

Bei Tantra ist es nun einmal so, daß „ihr" die Berührung beginnt und sie langsam und sinnlich vollzieht, so daß Energie und Lebendigkeit durch die Zellen eures Körpers fließen. Nehmt euch Zeit, euch selbst zu spüren, wenn ihr euch hinlegt. Atmet einige Minuten lang, wendet euch eurem/eurer Geliebten zu und schaut ihn/sie an. Fühlt den Raum zwischen euch, der euch trennt und verbindet. Schaut euch in die Augen, laßt eure Körper Millimeter für Millimeter zusammenrücken. Die feineren Dinge brauchen Zeit und Stille, in denen sie sich entfalten können, und das erschafft ein Klima, das eurer Energie und Körperelektrizität förderlich ist. Wenn die Berührung eurer beiden Körper sensibel, durchlässig und bewußt ist, kann eure entspannte sexuelle Energie zu einer spontanen und dynamischen Kraft werden.

Schlüsselpunkte

- Berühren, Streicheln, Liebkosen sind natürliche Ausdrucksformen von Liebe.

- Laß deine entspannten, liebevollen Hände sich langsam und bewußt den Formen und Kurven des Körpers anpassen.

- Laß Energie und Wärme durch deine Hände fließen, um durch die Brüste Zugang zur weiblichen sexuellen Energie zu erlangen.

- Empfange die Wärme, die von einer liebenden Hand ausgeht, nimm die Berührung an und in deinen Körper auf.

Entspannung

Durch Aktivität, Willen und Anspannung erreichen wir unsere Ziele und verwirklichen unsere Pläne und Projekte. Durch Entspannung erlangen wir ein liebendes Herz und erhöhtes Wohlbehagen. Die meisten von uns sehnen sich nach einem Zustand der Entspannung, in dem wir tiefen inneren Frieden empfinden, so daß jeder Moment ohne störende und ängstigende Gedanken an die Zukunft und voller Freude ist. Während wir die „Schlüssel zur Liebe" ausprobieren, lernen wir auf viele verschiedene Arten zu entspannen, was uns in die Lage versetzt, einen liebevolleren und lohnenderen Austausch im Sex zu erfahren. Wenn wir die Vorstellung aufgeben, daß wir beim Sex unbedingt etwas bekommen müssen, stellen wir fest, daß wir anfangen, uns zu entspannen. Der Orgasmus ist nicht mehr das höchste Ziel, das jedesmal durch Anstrengung und Anspannung erreicht werden muß. Wenn er passiert, ist es gut, wenn nicht, ist es auch gut.

Wir kommen dahin zu akzeptieren, was ist, denn wir setzen uns nicht mehr unter Druck mit dem, was sein sollte. Diese Akzeptanz führt dazu, daß wir wahrnehmen und wertschätzen, was wirklich geschieht, die wunderbaren Wonnen des Körpers, den simplen Atem, die Gefühle, die kommen und gehen, die Wachsamkeit, die bei einem Fokus nach innen entsteht – all das erzeugt eine tiefe sexuelle Entspannung. In dieser geistigen Verfassung sind wir fähig alles willkommen zu heißen, was als nächstes geschieht, fast katzenhaft, in uns selbst ruhend, zufrieden schnurrend. Und im selben Moment sind wir in der Lage, uns veränderten Bedingungen anzupassen. Wir beneiden Katzen um ihre Gelassenheit, während wir gleichzeitig ihre vollendete Wachsamkeit bewundern. Wir brauchen Entspannung beim Sexakt, so daß er sich magisch entfalten kann und nicht nach einer festen Schablone abläuft. Wir müssen wieder zu Kindern werden, die sich ganz und gar in den Muscheln verlieren, mit denen der glitzernde Strand übersät ist. Früher oder später werden sich viele von uns bewußt oder unbewußt auf die Suche machen, um die verlorene Hingabe und den Frieden unserer Kinderzeit wiederzufinden.

Die Kraft, weniger zu tun und mehr zu sein

Der Zustand der Erschöpfung oder Faulheit, bei dem man sich nicht einläßt, innerlich abwesend, gelangweilt oder schläfrig ist, wird oft als ein Zustand der Entspannung beschrieben. Das ist er aber nicht. Entspannung läßt dich verjüngt und nicht verwüstet zur Erde zurückkehren. Entspannung ist der Prozeß, in dem man immer lebendiger wird. Sie ist eine gewaltige Kraft. Falls du je die herzerwärmende Erfahrung gemacht hast, wie dein Finger von einem winzigen Baby ohne jede Muskelkraft mit zupackender Lebensenergie erfaßt wurde, dann ist das das beste Beispiel für Entspannung. Wahre Entspannung geschieht, wenn man seine Aufmerksamkeit vom Außen zum Innen bringt, vom Äußerlichen zum Innerlichen, von Aktivität zu Ruhe, wenn man weniger tut und mehr ist. Wenn du dich zur Mittagsruhe hinlegst, nimm langsam und bewußt durch Entspannung verschiedene Körperteile wahr und verharre dann fünfzehn oder zwanzig Minuten in dieser Bewußtheit. Du wirst erstaunt sein, wie erfrischt du dich danach fühlst. Entspannung regeneriert den Körper und wirkt belebend auf den Geist. Danach bist du wie neugeboren. Es ist wichtig zu verstehen, daß Entspannung nicht etwa ein Kollabieren der physischen Struktur ist, wie viele Leute glauben, sondern eine Rückkehr zur Präsenz der physischen Struktur. Wenn du dich bewußt entspannst, gehst du in die Körperteile hinein, wirst wachsamer, lebensprühender, sensibler und rezeptiver. Es ist kein Von-dir-weg-Gehen, sondern ein Zu-dir-Kommen. Während des Liebemachens verschwindest du also nicht etwa und läßt deinen Partner allein, sondern du kommst wirklich in deinem Körper an, ausgeglichen und präsent für deinen Partner.

Das Gegenteil von Entspannung, nämlich Spannung spiegelt sich im Körper als Verspannung, Verhärtung der Muskeln und des Gewebes. Ich habe während vieler Jahre therapeutischer Massagen zahllose Körper behandelt und festgestellt, daß der obere Rücken, die Schulter-, Hals- und Nackenpartie der meisten Menschen sich anfühlen wie Zement, dick und fest, und ein Gefühl von immenser Dichte vermitteln. Die Zellen des Körpers sind durch inneren und äußeren Druck komprimiert worden, und es besteht einfach nicht genug Raum für körperliches Wohlbehagen. Zu viele Menschen klagen über Müdigkeit und Ängste, Nacken- und Kopfschmerzen, angestrengte Augen, Atemnot und Schlafstörungen. Wenn wir uns körperlich nicht wohl fühlen, ist auch unser psychischer Zustand erheblich in Mitleidenschaft gezogen, und davon hängt es sehr stark ab, ob wir glücklich oder unglücklich sind. Physiotherapie ist eine Lösung, da sie physische wie geistige Entspannung bewirkt, aber eine einstündige Massage oder gymnastische Übungen können nicht Jahre angestauter Verspannungen aufheben. Entspannung ist ein andauernder, sich ständig vertiefender Prozeß, der nie aufhört. Der menschliche Körper setzt sich zu siebzig bis achtzig Prozent aus Wasser zusammen und ist gallertartig wie eine riesige elastische Blase. Aber die meisten Körper haben diese weiche und wässrige Qualität verloren. Durch Bewußtheit und Entspannung wird der Körper fähig, zu seinem fließenden, geschmeidigen Zustand zurückzukehren.

Der vielleicht schwierigste Aspekt der Entspannung ist, uns selbst davon zu überzeugen, daß sie von echtem Nutzen ist. Ist es wirklich von so großem Vorteil darauf zu achten? Wie oft schon hast du nicht daran gedacht, dich hinzulegen und auszuruhen? Aber dein Denken hat dich schon bald eines Besseren belehrt, indem es dir einredete: „Du mußt etwas tun!" Also machtest du dich an eine seit langem aufgeschobene Aufgabe und hast dich dann dazu beglückwünscht. Hättest du jedoch den Morgen gemütlich und entspannt im Bett verbracht, hättest du dich wahrscheinlich schuldig gefühlt und geglaubt, daß du deine Zeit verschwendet oder unnütz vertan hast. Entspannung an sich nimmt keinen Stamm- oder Ehrenplatz in unserem Leben ein. Dieser Zwang, immer etwas tun zu müssen, kommt beim Sex sogar noch stärker zum Vorschein.

Expansion statt Kontrolle

Mit unserer neuen Einstellung zum Liebemachen können wir Entspannung lernen, indem wir darauf achten, körperliche

Anstrengungen auf ein Minimum zu reduzieren. Das bedeutet, daß wir den Körper und seine Bewegungen entspannen (alles verlangsamen, um genitale Bewußtheit zu erlangen), und es bedeutet auch, den Geist zu entspannen. An diesem Punkt fällt es uns vielleicht schwer zu glauben, daß es sich lohnt, überhaupt nicht an den Orgasmus zu denken und stattdessen einfach zu entspannen! Unser Verstand, unsere sexuellen Gewohnheiten, unsere Erfahrungen der Vergangenheit werden alles daran setzen, um uns von der Entspannung abzubringen, und uns auffordern: „Los, nun mach schon, es ist einfach zu schön, was könnte besser sein?" Tatsächlich geben wir, wenn wir uns entspannen, die Kontrolle über den Sexakt und jene sexuellen Verhaltensweisen auf, die uns an unseren Gewohnheiten festhalten lassen. Da es für den Verstand gar nicht so leicht ist, die Vorstellung von weniger Kontrolle zu akzeptieren, wird das logische Denken alles versuchen, dich in deinem gewohnten Erfahrungsbereich zu halten. Wenn es uns jedoch gelingt, trotz unseres Drangs nach Orgasmus und „Tun" zu entspannen, werden wir reiche und vielfältige Erfahrungen machen. Ich bin immer wieder erstaunt, wie viele Schichten von Entspannung möglich sind. Immer wenn ich gerade das Gefühl habe, daß mein Körper und Geist voll entspannt sind, finde ich wieder eine neue Schicht subtiler Spannungen. Mit jedem Fallenlassen in die Entspannung geht ein Empfinden von Expansion im Körper einher, ein Wahrnehmen noch subtilerer Vibrationen. Ich bekomme ein Gefühl für das leuchtende und durchlässige Leben auf einer interzellulären Ebene.

Laß dich beim Liebemachen immer wieder im Innern deines Körpers umherreisen, um die Spannungsgebiete zu entdecken: die Stellen, an denen du unbewußt die Muskeln anspannst. Vielleicht sind es die Schultern, die Innenseite der Oberschenkel, die Füße, der Bauch, der Unterkiefer, der Anus. Es kann überall sein. Jedes neue Entspannen zählt. Das Festhalten des Kiefers ist oft mit Spannungen im Beckenbereich verbunden; bringe also, während du Liebe machst, deine Bewußtheit immer wieder zum Unterkiefer und laß ihn locker. Es lohnt sich ungemein. Während du damit spielst, auf diese Art und Weise die verschiedensten Körperteile zu entspannen, wirst du bemerken, wie auch die kleinste Spannung deine sexuelle Energie beeinträchtigt. Wenn die

Spannungen sich aber lösen, wirst du fühlen, wie deine sexuelle Energie sich steigert, sogar wenn kein offensichtlicher Zusammenhang zwischen den Körperteilen zu bestehen scheint, wie etwa den Schultern und dem Penis oder den Füßen und der Vagina.

Ähnlich wie der Beckenboden ist auch der Solarplexus eine Stelle, die mit Bewußtheit durchdrungen und entspannt werden muß, besonders während man Liebe macht. Auch hier sammeln wir viele unbewußte Spannungen an, wozu auch die aufreibenden Auswirkungen schmerzhafter emotionaler Erlebnisse gehören. Daher ist an dieser Stelle nicht viel Bewußtheit. Wenn der Solarplexus jedoch entspannt und sich mit Bewußtsein füllt, verändert sich der sexuelle Austausch zwischen Mann und Frau. Das bringt echte Spontaneität in den Sexakt, und man wird fähig, die innere Bewußtheit zu halten, während man am äußeren Geschehen teilnimmt. Anfangs ist diese Stelle vielleicht nicht so leicht zu spüren, oder man nimmt nur ein Gefühl von Übelkeit oder einem Stein im Magen wahr, ein sicheres Zeichen für im Körper gespeicherte Ängste und Spannungen. Mit der Zeit lösen sich diese negativen Gefühle auf. Wenn ihr dann leichter mit dem Solarplexus in Kontakt kommen könnt, ist es ratsam, während des Liebemachens mit eurer Bewußtheit dorthin zu gehen. Das Feuer der Bewußtheit, das dort entfacht wird, fließt vor Wärme über in die Genitalien. Wenn wir präsent sind, sind wir wahrhaft leidenschaftlich. Unsere Beschäftigung mit dem Solarplexus läßt uns die ermüdenden Gedanken vergessen, durch die wir unsere Erfahrungen sonst ständig filtern. Wir spüren sehr stark, wie wir ganz und gar innen und gleichzeitig außen sind. Die Männer berichten, daß sie froh darüber sind, daß ihr Drang zur Ejakulation schwächer wird. Die Leichtigkeit und Entspannung birgt eine große Kraft in sich.

In die sexuelle Energie entspannen

Diese Reaktion auf Entspannung ist uns angeboren; so sind wir auf die Welt gekommen. Ich nenne es manchmal unseren sechsten Sinn. Wenn ein Mensch vollkommen entspannt und präsent ist, werden andere automatisch davon angesteckt, sie werden entspannter und sind mehr bei sich. Wenn zum Beispiel die Frau beim Liebemachen ganz tief entspannt und ohne etwas zu tun einfach nur bewußt empfänglich und präsent ist, wird ihr Partner automatisch bewußter, empfindsamer und liebevoller. Er wird sich ganz natürlich an der Gegenwart ausrichten, und Gedanken an einen Orgasmus werden gar nicht erst aufkommen. Stattdessen öffnet sich eine magische Tür und der Mann nimmt wahr, daß etwas ganz anderes mit ihm geschieht. Das ist eine unvergeßliche Erfahrung. Zum ersten Mal ist er in der Lage, ohne Anstrengung oder Spannung Liebe zu machen. Es ist eher wie ein Tanz, ein sinnliches Verschmelzen der Körper. Glaube also niemals, daß du warten mußt, bis der andere sich entspannt, damit du es auch kannst; Entspannung beginnt bei dir.

Aufgestaute und im Körper festgehaltene Spannungen haben Erschöpfung zur Folge. Wenn das Paar nun anfängt, die Art und Weise, wie es Liebe macht, zu verändern und sich zu entspannen, so berichten sie oft, daß sie sehr müde, ja richtig schläfrig werden, am liebsten kollabieren würden und eine echte physische Muskelschwäche spüren. Vielleicht haben sie sogar zu niedrigen Blutdruck. Das ist ein klares Zeichen dafür, daß die Entspannung wirkt. Die alten Spannungen kommen durch die Müdigkeit an die Oberfläche. Das ist kein Grund zur Besorgnis. Die bisher nicht gefühlte chronische Müdigkeit wird akut spürbar und auf diesem Wege vom Körper aufgelöst. Das ist eine große Wohltat. Ruh dich gut aus und laß dir viel Zeit. Geh nirgendwo hin und tu nichts. Wenn die Entspannung im Sex erreicht ist, bist du der Basis deines Energiesystems so nahe, wie du nur kommen kannst. Entspannung hier am Ursprung wird eine nachhaltige Wirkung auf alle Ebenen haben, auf den Verstand, den Körper und den Geist. Der Nutzen ist fast im selben Augenblick zu spüren und man braucht nichts mehr zu tun, als Liebe zu machen.

Im Wesentlichen heißt das, wenn wir nicht mehr von unserem sexuellen Verlangen besessen oder getrieben werden, wenn Geist und Körper sich wahrhaftig in den gegenwärtigen Moment und seine Herrlichkeit hinein entspannen können, erleben wir, wie unsere sexuelle Energie zu uns zurückkommt. Anstatt die Energie zu einer Entladung zu drängen, entspannen wir uns und lassen sie locker auf sich selbst zurückfallen und dann nach innen und oben fließen. Aus diesem Grund ist Entspannung wesentlich für Tantra. Tantra verlangt einen geruhsamen und zeitlosen Ansatz. Wer drei oder vier oder mehr Stunden Liebe gemacht hat, kennt das tiefe

Gefühl von Frieden und Liebe, das damit einher geht. Dann strahlst du diese seltene Qualität aus.

Mühelose Hingabe

Zeit ist nur wichtig, wenn wir irgendwo hinwollen, ein Ziel erreichen müssen. Ohne ein solches Bestreben besteht absolut keine Notwendigkeit zur Eile. Man kann sich entspannen, einen langsamen, ausgedehnten Spaziergang machen, sinnliche Wonnen genießen und so den Sex auf eine neue Frequenz heben. Durch diese Entspannung wird die sexuelle Energie vom Körper wieder aufgenommen. Nehmt euch ein paar Stunden frei, so daß ihr die Zeit vergessen könnt, denn Zeit bringt immer Spannung mit sich. So wird es viel leichter, zu entspannen. Seid spielerisch, berührt euch, streichelt euch, küßt euch. Nehmt euch Zeit, euch körperlich genau zu entdecken, und laßt eure Körper sich aufeinander einstimmen, laßt euch langsam Schritt für Schritt zusammenkommen. Wir versuchen in unseren Körpern eine ruhige und keine erregte Atmosphäre zu schaffen. Das ist ein wichtiger Schritt, wenn man mit Sex als einer erhebenden Kraft experimentieren will. Es ist der Unterschied zwischen Lust und Ekstase! Durch die anfänglichen Versuche, beim Sex keine Anstrengungen zu machen, stellt sich eine Art Leichtigkeit ein, ein sich Hingeben an die Lebenskraft, die sich mit magnetischer Intelligenz durch den Körper zu bewegen beginnt und nach einem Ganzwerden durch den Andern sucht und forscht. Wenn wir uns mehr und mehr im Sex entspannen, werden wir feststellen, wie die erfrischende Qualität der Entspannung unser ganzes Leben durchdringt und uns wach, kreativ und voller Freude und Liebe macht.

Schlüsselpunkte

- Sexuelle Energie funktioniert am besten in einer entspannten Atmosphäre.
- Gebrauche deine Bewußtheit, um nach unbewußten Spannungen zu suchen und sie aufzulösen.
- Reduziere körperliche Anstrengungen beim Sex.
- Je entspannter du bist, desto entspannter ist dein Partner; das vertieft die Erfahrung.

Weiche Penetration

Weil die Sexualorgane voller Spannungen sind, die sich durch vergangene Erfahrungen angesammelt haben, sind sie nicht mehr in der Lage, gemäß ihrer wahren Polarität zu funktionieren. Und da die Wände der Vagina ihre angeborene Empfindungsfähigkeit verloren haben, haben sie nicht mehr ihre natürliche Beschaffenheit. Sie sind nicht mehr feucht und glitschig wie das Innere einer Auster, durch viele Jahre der Reibung sind sie zäh und unelastisch geworden, anstatt sich so anzufühlen wie das weiche Fleisch einer frischen Kokosnuß. Gleichermaßen wird der Penis des Mannes, der in seinem natürlichen Zustand schlangenähnlich, fest und flexibel ist, wenn er anschwillt, oft hart und starr, ja fast metallisch und voll von einer Energie, die eigentlich nicht in eine Frau einfließen sollte.

Diese Spannung in den Genitalien, die die männliche und weibliche Polarität beeinträchtigt hat, muß allmählich abgebaut und aufgelöst werden, so daß die ursprüngliche Polarität wiederhergestellt werden kann. Der Penis muß wieder zu einem Mittel werden, das Energie in der Frau wachruft und ihr Energie überträgt, während die Vagina fähig werden muß, diese männliche Energie zu begrüßen, zu empfangen, in sich aufzunehmen und zirkulieren zu lassen. Sowie sich Penis und Vagina von den sie einschränkenden Spannungen befreien können und anfangen zu entspannen, beginnen die positive Energie des Mannes und die negative Energie der Frau einander mit einem Schub-und-Sog-Effekt herauszufordern und zu locken, wodurch sie einen zarten und ekstatischen magnetischen sexuellen Austausch erzeugen, der viel tiefer geht als die Freuden des Reibungs-Sex.

Ein guter Versuch, die Polarität wiederherzustellen, ist die weiche Penetration – ja, ein Eindringen ohne Erektion! Diese

Vorstellung trifft oft auf Gelächter und Unglauben. Aber Tatsache ist, daß der Penis eingeführt werden kann, wenn er nicht erigiert ist, und es fühlt sich geradezu wundervoll an. Er kann von der Frau oder vom Mann eingeführt werden. Wichtig dabei ist, daß die weiche Penetration dem Mann den Erektionsdruck nimmt, indem sie die Annahme widerlegt, daß der Penis steif sein muß, damit er Liebe machen kann. Man muß ein wenig üben, um den Trick herauszubekommen, wie man den entspannten Penis in die Vagina einführt, aber es ist der Mühe wert. Hinzu kommt, daß ein Mann, der vielleicht Schwierigkeiten mit seiner Erektion hat oder unter Impotenz leidet, mit dem weichen Eindringen dennoch in eine Frau hineinkommen und mit ihr Liebe machen kann.

Wenn der Penis in einem entspannten Zustand eingeführt wird, hat der Mann die Chance präsenter zu sein, denn gerade der Druck, unbedingt eine Erektion haben zu müssen, kann zu psychologischem Streß oder sexuellen Phantasien führen. Bei der weichen Penetration ist dieser Druck ausgeschaltet. Beim konventionellen Sex wird der Mann gemäß seiner positiven Polarität für gewöhnlich viel eher zum Sex bereit sein als die Frau, deren sexuelle Temperatur von Natur aus niedriger ist. Durch die weiche Penetration kann dieser Unterschied ausgeglichen werden. Der Mann und die Frau können sich gemeinsam erwärmen und ihre Genitalien langsam aufeinander einstimmen und voll werden lassen. Der Penis kann durch den direkten Einfluß der vaginalen Atmosphäre in der Vagina steif werden, was der sexuellen Energie eine vollkommen andere Qualität verleiht als das Eindringen mit einer Erektion. Die Genitalien können sich ohne den Druck, etwas produzieren zu müssen, aufeinander einstellen. Dieser fehlende Leistungsdruck beginnt, das Gleichgewicht zwischen Penis und Vagina wiederherzustellen, die akkumulierten Spannungen verlieren sich, und so können sie allmählich zu ihrem von Natur aus füreinander geschaffenen Zustand zurückkehren.

Nimm dir Zeit, bewußt zu lieben

Möglicherweise ist es am Anfang schwierig, überhaupt etwas im Penis oder in der Vagina zu fühlen, ganz zu schweigen von etwas Interessantem oder Lustvollem. Plötzlich befindet man sich im luftleeren Raum. Stell dir mal vor, jemand würde deinen Rücken mehrere Minuten lang kräftig massieren und dann plötzlich damit aufhören. Es wäre anfangs ziemlich schwierig, die bewegungslose Hand zu fühlen. Es würde wahrscheinlich ein Weilchen dauern, bevor du die von der Hand in deinen Rücken ausstrahlende Wärme und Energie fühlen könntest, denn die sind sehr viel feiner als die Hitze, die durch das Reiben und Kneten der Massage entsteht. Genau so ist es, wenn die Genitalien nur Reibung als Verständigungsform gewohnt sind; dann entsteht durch „wenig oder kaum Bewegung" anfangs weniger Gefühl. Die subtilen, prickelnden, elektrischen Empfindungen zwischen dem Penis und der Vagina während der weichen Penetration sind so zart, daß man einige Zeit braucht, um das zu fühlen. Mit Sicherheit ist es aber jede Minute wert die man wartet, denn nach einer gewissen Zeit beginnen die Genitalien zusammen zu vibrieren, und die Vorstellung von Sex als einer Tätigkeit oder gar einer Anstrengung beginnt sich zu verändern.

Ein Mann, der sich für bewußtes Liebemachen entschieden hatte, sagte einmal: „Als ich die einfache, weiche Penetration noch nicht kannte, wußte mein Penis gar nicht, wo es überhaupt lang geht." Er hatte herausgefunden, daß sich sein Penis, wenn er in weichem Zustand innerhalb der Vagina entspannte, allmählich aufrichtete, als würde er mit einer ihm eigenen Intelligenz bis zum äußersten Ende der Vagina hochgezogen. Diese dem Penis innewohnende Richtung ist ein elektromagnetisches Phänomen und es ist nichts, was man „tun" kann. Im Gegenteil, es ist unser „Tun", das es verhindert. Wenn ein Paar mit der weichen Penetration entspannen und die Bewußtheit und Präsenz seiner Genitalien verstärken kann, werden sie neue Ebenen sexueller Erfahrungen entdecken, bei denen der Penis schlangenähnliche Qualitäten entwickelt, wenn er sich nämlich ekstatisch in die Vagina windet, sozusagen von der entgegengesetzten Polarität hineingesaugt wird. Je bewußter ihr beim Liebemachen seid, desto bereitwilliger werden die angeborenen Polaritäten der Genitalien wiederhergestellt.

Stellungen bei der weichen Penetration

Die Stellung beim weichen Eindringen ist leicht (siehe Zeichnung 7). Der Mann liegt der Frau gegenüber auf der Seite. Die Frau liegt auf dem Rücken und bringt ihr Becken nahe an ihn heran. Beide öffnen ihre Beine, und die Genitalien liegen sich ganz natürlich gegenüber. Bringt sie zusammen und schlingt die Beine umeinander. Man nennt es auch Scherenstellung. Die Frau muß vielleicht ihren Oberkörper ein wenig von dem ihres Geliebten abrücken, damit die Becken zusammenpassen, oder sie kann ihr Becken nach oben richten. Experimentiert und findet heraus, was am bequemsten ist. Das mag nicht jedem Paar gefallen. Eine gute Alternative ist es, wenn der Mann beim weichen Eindringen zwischen den Beinen der Frau liegt und sich von Zeit zu Zeit auf die Seite rollt. In dieser Mittelstellung (siehe Zeichnung 8) kann der Mann seinen Penis leicht einführen.

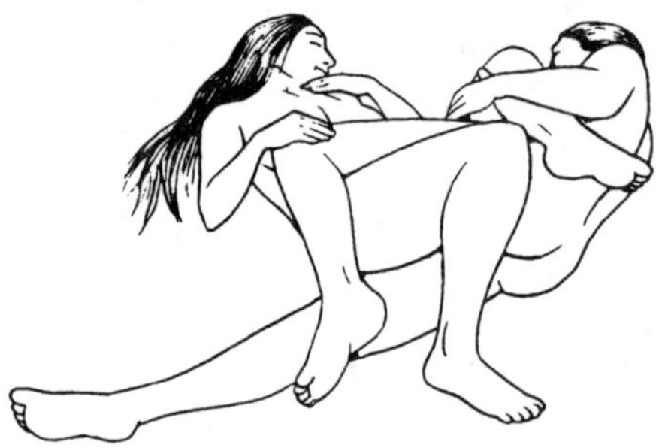

Zeichnung 7: Seitenstellung für die weiche Penetration

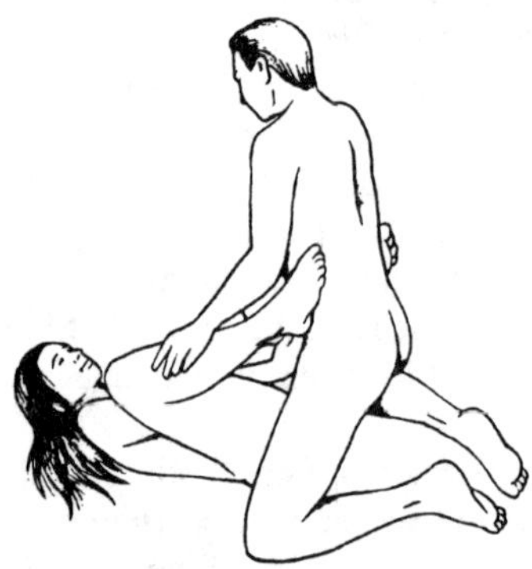

Zeichnung 8: Mittelstellung für die weiche Penetration

Wie die Frau den Penis einführt

Wenn das Paar bei der weichen Penetration in der Seitenstellung seinen richtigen Platz gefunden hat, die Becken nahe beieinander, die Vagina dem Penis gegenüber, kann die Frau das weiche Eindringen dadurch einleiten, daß sie den Penis in die Hände nimmt (siehe Zeichnung 9). Wenn ihr ein Gleitmittel braucht, dann ist dies der Moment, um es aufzutragen. Aber nimm nicht so viel, daß dir der Penis entgleitet.

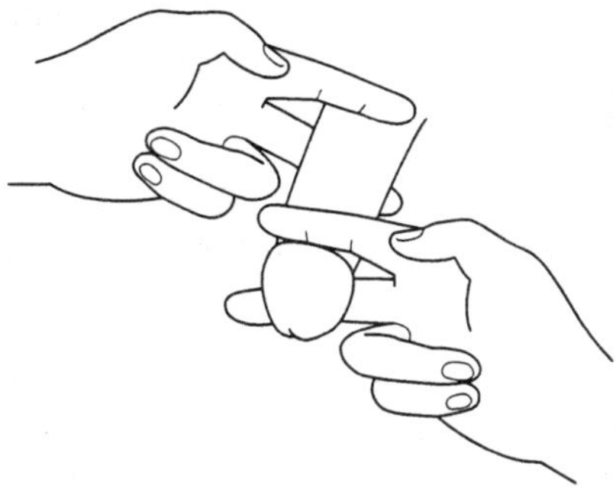

Zeichnung 9
Position der Finger bei der weichen Penetration

Ziehe langsam die Falten der Vorhaut von der Spitze des Penis zurück und enthülle die Eichel, indem du die Haut sanft nach unten zur Wurzel hin schiebst. Bilde mit den Zeige- und Mittelfingern beider Hände eine zweizinkige Gabel (kurze Fingernägel bitte). Lege die eine Fingergabel (am besten die der linken Hand) fest um die Basis des Penis und halte sie dort. Lege die Finger der anderen Hand (der rechten) direkt auf beide Seiten hinter den Rand der Eichel. Drücke die Finger zusammen, so daß du den Penis zart gefaßt hältst, und ziehe ihn dann zu deiner Vagina. Wenn er an der Öffnung angekommen ist, kannst du ihn langsam einführen. Du kannst ihn ruhig ein wenig hineinstupsen. Mach es noch einmal. Nimm den Penis zwischen die zwei Finger und geleite ihn in deine Vagina. Wenn du diese Bewegung mit den Fingern immer wieder machst, entsteht der Eindruck, als würde er auf einem Spaziergang zur Vagina begleitet und hineingebeten, du kannst ihn jedesmal sanft ein wenig weiter hineinschieben. Wenn du ihn ganz und gar in dich eingeführt hast (oder so weit, wie er sich einführen läßt – sogar nur die Eichel hineinzubekommen ist schon gut für den Anfang), so nimm die Hände weg und bringt eure Becken so nah wie möglich zusammen; dann umschlingt euch mit den Beinen und entspannt euch! Ihr könnt auch Kissen nehmen, um es euch bequemer zu machen. Und wendet die anderen „Schlüssel zur Liebe“ an, um eure Präsenz zu steigern. In dieser Stellung ist Augenkontakt genauso einfach und wichtig wie die Atmung. Der Mann kann dabei seine Hand auf die Brüste der Frau legen, während sie seine Pobacken und Schenkel streicheln kann.

Du *mußt* deine Vagina während der weichen Penetration absolut entspannt lassen, sonst ist es so, als würdest du versuchen, deinen Geliebten durch eine geschlossene Tür zu drängen. Das kann natürlich nicht funktionieren. Beim Einführen des Penis wirst du wahrscheinlich zwischen deine Beine schauen wollen, um zu sehen, was du da machst, besonders beim ersten Mal. Wenn du dafür deinen Oberkörper anhebst, zieht sich die Bauchmuskulatur zusammen. Und wenn sich der Bauch zusammenzieht, dann auch die Vagina. Um also diese Muskelanspannung zu vermeiden, mußt du deine Wahrnehmung bewußt nach unten in die Vagina schicken, nur so kannst du entspannt und offen bleiben. Ich habe herausgefunden, daß es mir hilft die Muskeln meiner Vagina zu weiten und zu entspannen, wenn ich mich einen Augenblick zurücklege und meine Vagina bewußt entspanne, sobald ich den Penis gefaßt habe und bevor ich ihn einführe. Wenn du das getan hast, kannst du den weichen Penis hineinschlüpfen lassen. Und wenn Penis und Vagina entspannt sind, wird die weiche Penetration ganz einfach. Wenn ihr wollt, könnt ihr das weiche Eindringen jedesmal als Beginn für das Liebemachen nutzen, oder nur dann, wenn es nötig ist. Aber vergeßt es nicht.

Eine neue sexuelle Sprache

Es ist wichtig, euch gegenseitig mitzuteilen, was ihr fühlt, wenn ihr mit dieser neuen Erfahrung beginnt. Für den Mann ist es zum Beispiel eine große Erleichterung, von seiner Partnerin zu hören, daß sie fühlen kann, wie sein weicher, noch unerigierter Penis Energie ausstrahlt. Wenn er entdeckt, daß sein Penis auch lebendig ist, wenn er weich ist, ist das eine großartige Bestätigung. Endlich kann er damit aufhören, sich über seine Erektion Sorgen zu machen, und seine Aufmerksamkeit voll und ganz auf die direkte Erfahrung des Penis in der Vagina richten. Dies ist eine viel feinere Wahrnehmungsebene und sie erfordert, daß der Verstand still ist und man keine ängstlichen Gedanken hegt.

Die Körper auf diese Art und Weise zusammenzubringen erzeugt nicht sehr viel Erregung und eröffnet uns alle möglichen neuen Arten des sexuellen Austauschs. Überlaßt es einfach den von eurem Bewußtsein unterstützten Genitalien, und sie werden alles genau so machen, wie es sich für sie gut anfühlt. Das ist eine vollkommen neue sexuelle Sprache. Der Penis liegt vielleicht in der Vagina, ruhig und zufrieden vor sich hin schnurrend, oder vielleicht beginnt er auch nach einiger Zeit stark zu vibrieren. Vielleicht wird er langsam steif, richtet sich hoch auf und windet sich tanzend und zuckend tief in die Vagina hinein. Und dann entspannt er sich vielleicht wieder, sinkt nach unten und schlängelt sich vielleicht sogar ganz hinaus, nur um sich kurz darauf wieder hoch aufzurichten zu einer elektrisierenden Penetration. Durch dieses Zusammentreffen der Gegensätze geschehen alle möglichen Wunder.

Schlüsselpunkte

- Das weiche Eindringen ist leicht und eine wundervolle Art und Weise, mit dem Liebemachen zu beginnen.
- Das heißt, ihr könnt zusammen warm werden und dabei entspannen.
- „Teilt euer Jetzt mit", um eure Bewußtheit und genitale Empfindungsfähigkeit zu verstärken.
- Eine Erektion kann sich als Reaktion auf die Atmosphäre in der Vagina ergeben, eine erregende sexuelle Erfahrung!
- Die sexuelle Energie entsteht durch die Wechselwirkung der männlichen und weiblichen Polaritäten.

Tiefe Penetration

Generationen von Frauen sind nicht in den Genuß ihres göttlichen orgasmischen Potentials gekommen, des weiblichen Entzückens an ihrer Sinnlichkeit und Liebe durch Sex. Der Garten der Liebe, der geheime Zugang zur sexuellen Ekstase für Frauen und Männer, liegt verlassen und unberührt da und ist von Unkraut überwuchert. All die emotionalen Erinnerungen der Frau an leidvolle sexuelle Erfahrungen wie Vergewaltigung, Abtreibung, Aggression und Mißbrauch haben ihre psychologischen Prägungen im tiefsten Teil der Vagina hinterlassen. Das verursacht ein Verengen des vaginalen Gewebes und läßt ihre Wände zäh und unnachgiebig werden. Auf diese Weise ist eine dauerhafte schützende Abwehr in das Gewebe gelangt und die Vagina zieht sich während des Geschlechtsverkehrs instinktiv zusammen, wodurch sie ein tiefes Eindringen verhindert. Das heißt, daß die mächtige positive Spitze des Penis nicht in der Lage ist, zügig und direkt auf sein negatives Gegenstück in der Tiefe der Vagina zu reagieren, was das Fließen der Energie beeinträchtigt.

Die sexuelle Ekstase der Frau

Damit eine Frau die ekstatischen Energien in den Tiefen ihrer Vagina erfahren kann, müssen die Spannungen und Störungen, die durch vergangene Erlebnisse entstanden sind, allmählich aufgelöst werden, so daß der negative Pol wieder einfach und unschuldig und von willkommenheißender Empfänglichkeit wird. Dann ist sie in der Lage, die positive männliche Energie gänzlich zu empfangen, zu nutzen und in sich zirkulieren zu lassen. Je feiner und sensibler der Penis und die Vagina aufeinander eingestellt sind und je länger ein Paar auf diese vertrauensvolle Weise Liebe macht, desto größer sind die Chancen, das Liebemachen ekstatisch zu erfahren. Der

Energieaustausch zwischen den Sexualorganen ist erregend genug, um euch fest im Hier und Jetzt zu verankern. Dadurch wird die Dimension von Tantra ganz natürlich hergestellt.

Dringe in die Tiefe ein und halte dort still

Um die ursprüngliche Natur dieses Polaritätseffekts in unseren Liebesorganen zu stärken, müssen sie bewußt geheilt und von giftigen Spannungen gereinigt werden. Das geschieht durch tiefes, langanhaltendes Eindringen. Bei der Frau befindet sich das Hauptgebiet, das geheilt werden muß, am äußersten Ende der Vagina. Es umschließt die Seiten des oberen Vaginalkanals und den Bereich um die Cervix, die in diesen Teil der Vagina hineinragt. Das ist bei der Frau der Garten der Liebe, die Stelle, an der sie zum erstenmal wahre Ekstase beim Sex kennenlernt. Wenn eine Frau so tief und bewußt vom Penis berührt wird, wird sie wohl zum ersten Mal wahre Liebe durch Sex in ihrem Körper empfinden. Eine Freundin erlebte es wie eine Perle, die vom Penis ausgehend bis hoch in ihr Herz rollte. Dort, wo sie ganz Frau ist, öffnet sich ihr Herz wunderschön und natürlich. Aber das geschieht nur selten. Stattdessen ist die Penetration meistens auf kurze Stöße beschränkt, die lediglich auf die ersten paar Zentimeter der Vagina beschränkt sind, wo mehrere starke Muskelringe den Eingang umgeben. Angespannte, schnelle Hin-und-her-Bewegungen am Eingang bewirken ein intensives Lustgefühl, das zu Erregung führt und dadurch zum Interesse am Orgasmus. Dadurch wurde das Interesse der Frau von dem Wissen um das Juwel am äußersten Ende ihrer Vagina abgelenkt. Nur ganz selten hat sie Gelegenheit, es mit echter Zärtlichkeit zu fühlen; und so bleibt ihr die Quelle ihrer wahren Weiblichkeit verschlossen.

Die Abhängigkeit der Frauen (und Männer) von der Klitoris für den weiblichen Orgasmus hat der Sache der vaginalen Bewußtheit auch nicht gerade gedient. Unzählige Frauen kennen die Befriedigung durch einen vollen vaginalen Orgasmus überhaupt nicht, und dadurch ist für viele von uns beim Liebemachen die Klitoris zum Hauptpunkt unserer Aufmerksamkeit geworden. Wenn die Frau aggressive, vorwärtsdrängende Beckenbewegungen macht, die dem Stimulieren der Klitoris dienen, ist sie fähig, genug Erregung für einen Orgasmus zu erzeugen. Auch die

Männer haben sich daran gewöhnt, die Frauen durch die Klitoris sexuell zu befriedigen. Das Resultat einer Masse sexueller Erregung, ist eine relativ unsensible Vagina. Im oberen Teil schützt sie sich, und im unteren Teil ist sie angespannt, hart und fordernd.

Die maskulinen und femininen Polaritäten wiederherstellen

In ihrer unvergleichlichen Weisheit gibt uns die Natur das perfekte Instrument, um die Situation in Ordnung zu bringen. Diese Kraft steckt in der Potenz des Penis. Tiefe anhaltende Penetration durch den Penis ist in der Tat das beste Mittel, sowohl die maskulinen wie die femininen Polaritäten wiederherzustellen. Unglaublicherweise verhält sich die Spitze des Penis genau wie ein hochempfindlicher Magnet, der sich in das Energiefeld des femininen Pols begeben hat. Das übt eine dramatische Wirkung auf die angestauten vaginalen Spannungen aus. Es führt eine Entladung oder Lockerung herbei, die auf verschiedene Weise erfahren wird. Allmählich wird der gesamte Bereich so umgewandelt, daß er exquisite feminine Energien hervorbringt. Dadurch werden beide Pole gestärkt. Mit diesem Heilungsprozeß in der Vagina geht die Rückkehr von Sensibilität, Flexibilität und Bewußtheit im Penis einher. Auch die Männer haben Spannungen und Schmerzen durch Mißverstehen, Mißbrauch und die falsche Verwendung ihres wundervollen männlichen „Fühlers" akkumuliert. Diese Störungen haben zu zwei vorherrschenden männlichen Extremen geführt. Bei dem einen Extrem besteht zu viel Anspannung beim Sex, was zu vorzeitiger Ejakulation führt, und das andere ist Impotenz, eine Reaktionsunfähigkeit oder Gefühllosigkeit des Penis aufgrund sexueller Atrophie. Beide können dadurch behoben werden, daß die in den männlichen Genitalien angestauten Spannungen ausgeräumt werden.

Tiefe Penetration ist der Weg, wie die Frau wieder mit ihren göttlichen Energien in Kontakt kommt und der Mann sein wahres sexuelles Potential erfährt. Wenn der Körper einer Frau liebevoll vorbereitet und auch ihr Herz einbezogen ist, wird sie absolut sinnlich und reagiert spontan auf die Liebe, was für den Mann total befriedigend ist. Hierin liegt seine wahre männliche Autorität, selbstlos genug zu sein, eine Frau voll zu lieben und ihr in Liebe zu geben. Die Frau fühlt, daß ihr Leben dadurch energetisch reicher geworden ist, daß sie in der Lage ist, aktive Energie zu empfangen, und der Mann wird dadurch, daß er geben kann, empfänglich. Durch diesen Austausch entsteht ein Kreis, der uns mit dem Leuchten der Liebe erfüllt.

Man sollte die tiefe, langanhaltende Penetration als einen Stil des Liebemachens betrachten und nicht als etwas, das gelegentlich vorkommt. Macht es, so oft ihr könnt. Es erfordert eine volle Erektion, und wenn der Mann feststellt, daß er noch nicht so weit ist, kann er sich ein wenig bewegen. Er sollte jedoch nicht zu viel Erregung hervorrufen. Er sollte sich gerade so viel bewegen oder erregen, daß eine biegsame, weiche Erektion möglich ist, aber nicht mehr. Wenn die weiche Penetration dann zur Erektion führt, wird sich der Penis langsam in die Tiefen der Vagina begeben. Dazu könnt ihr geschickt die Stellung wechseln, indem ihr eure Gliedmaßen verlagert, aber möglichst so, daß der Penis nicht den Kontakt zur Vagina verliert und der Mann schließlich zwischen den Beinen der Frau kniet. Sie zieht die Beine bis vor die Brust hoch und biegt das Becken nach oben, um den Winkel des Eindringens zu verändern oder die Penetration zu vertiefen. Nehmt auch noch andere „Schlüssel zur Liebe" zur Hilfe, schaut euch zum Beispiel in die Augen, atmet tief und langsam, sprecht über das, was ihr empfindet und seid euch eurer Genitalien bewußt (siehe Zeichnung 10).

Seid langsam und durchlässig

Jeder heftige Stoß und jede unsensible Annäherung bewirkt, daß sich die Vagina der Frau automatisch schützt, indem sie sich verschließt. Dringe also bewußt und so langsam wie möglich, Millimeter für Millimeter in sie ein. Gehe so weit du kannst hinein oder bis du mit der Spitze des Penis einen Widerstand fühlst. Vielleicht berührst du den Gebärmutterhals, die Öffnung zum Uterus, oder die Seiten und oberen Begrenzungen des Geburtskanals. Halte den Penis still, wenn du dort angekommen bist. Beweg dich nicht. Halte dein Bewußtsein und deine Aufmerksamkeit in der Spitze des Penis, den du von der Wurzel aufwärts fühlen kannst. Stoße nicht unsanft gegen das Vaginalgewebe, das ist wichtig. Wenn du spürst, daß du so tief wie möglich in die Vagina eingedrungen bist, dann zieh dich um eine Haaresbreite zurück.

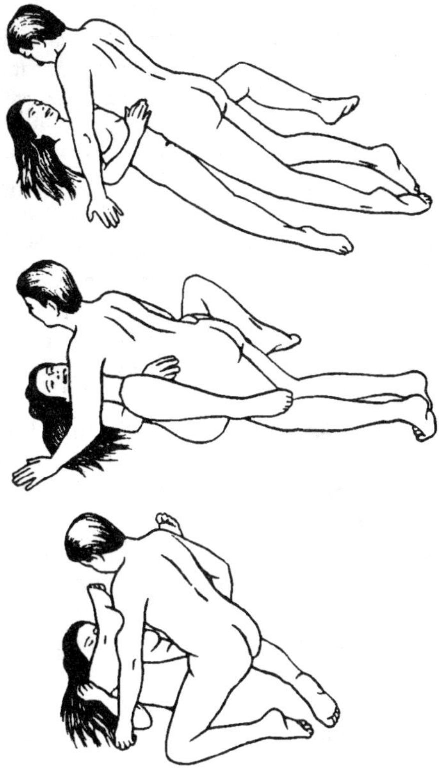

Zeichnung 10
Stellung für die tiefe anhaltende Penetration

Wirklich, nicht mehr als nur eine Haaresbreite! Es macht einen gewaltigen Unterschied und bringt dich keinesfalls um dein Vergnügen. Überraschenderweise fühlst du wahrscheinlich mehr und nicht weniger. Laß den Kontakt zwischen Penis und Vagina „durchlässig" sein, leicht und luftig. Wenn du hart zustößt, wirst du die Zellen der Vagina dazu bringen, sich zu verdichten und sich gegen dein Eindringen zu wehren, indem sie dich wegdrängen statt dich aufzunehmen. Ein winziges bißchen Durchlässigkeit ermöglicht es der männlichen und weiblichen Energie, sich zu vermischen, was eine auflockernde Wirkung hat. Wenn dieser winzige Bruchteil an Raum nicht gegeben ist, entsteht das Gefühl, als würde man platt an die Wand gedrückt.

Wenn dieser Kontakt eine Zeitlang fortgesetzt wird, beginnt vielleicht ein Pulsieren oder Klopfen in der Spitze des Penis, wo er die Scheidenwand berührt. Bleibe, wenn du das fühlst, so lange still und präsent, wie du nur kannst, und entspanne dich in die wechselnden Empfindungen. Sei einfach mit dem, was ist. Es ist gut, die Vagina mit der Zeit auf jede nur mögliche Art zu erschließen. Es gibt mehr Raum um den Gebärmutterhals herum und oberhalb davon, als wir glauben. Um das Erforschen der unberührten Stellen am oberen Ende der Vagina zu erleichtern, sollte der Mann sein Becken (und damit den Penis) langsam auf die rechte oder linke Seite drehen und dann stillhalten. Das darf nicht mit einer Hin-und-her-Bewegung verwechselt werden, es ist einfach nur ein Sich-zur-Seite-Drehen. Dadurch verändert der Mann den Winkel seines Beckens, und der Penis wird in die Lage versetzt, entferntere Gegenden zu erreichen. Warte ab und lasse dich von der Intelligenz des Penis leiten. Vielleicht beginnt er sich ganz von selbst in Bewegung zu setzen und Gebiete mit versteckten Spannungen aufzuspüren, oder er wird auf wundervolle Art von der Vagina nach oben gesogen. Diese magnetische Intelligenz ist unendlich ergreifend, die Vereinigung von Mann und Frau, Körper und Herz.

Die Frau sollte still und rezeptiv bleiben, ihre ganze Aufmerksamkeit auf ihre Brüste richten und die Vagina entspannen, während sie gleichzeitig mit ihrem Bewußtsein tief in ihrem Inneren ist, wo der Penis Kontakt macht. Es fühlt sich ekstatisch an, eine gesteigerte Empfindungsfähigkeit, die manchmal fast zuviel wird, denn diese sexuelle Erfahrung ist total neu und ungewohnt. Zu Beginn mag der Mann eine in ihn schießende, aufgewühlte oder elektrische Energie in seinem Penis oder im ganzen Körper fühlen, und er muß mit diesem intensiven Gefühl der Lust im Hier und Jetzt bleiben. Es ist ein wahnsinnig aufregendes Gefühl, und die Frau wird entsprechende Empfindung fühlen, manchmal wie entspannte Wellen eines Orgasmus. Oder

der gesamte Bereich wird von einem goldenen Leuchten durchdrungen, das immer mehr an Intensität zunimmt und sich im gesamten Körper ausbreitet. Probiert beim Liebemachen immer wieder neue Positionen aus, die die Penetration vertiefen. Um den Austausch noch zu steigern, könnt ihr euch vorstellen, daß eure Sexualorgane Generatoren für Liebesenergie sind.

Es ist möglich, daß sich der Penis nach solch einem längeren ekstatischen Austausch plötzlich zurückzuziehen beginnt und der Mann seine Erektion verliert. Vielleicht erschreckt euch das, aber es ist ein ganz natürlicher Wechsel zwischen Handeln und Ruhe. Nachdem der Penis einige Energie transformiert hat, zieht er sich natürlicherweise in einen entspannteren Zustand zurück. Wenn es den Liebenden gelingt, ihr Bewußtsein im Penis und in der Vagina zu halten, während das geschieht, und einfach still zu bleiben, anstatt sich zu bewegen oder gar aufzugeben, wird der Penis normalerweise wieder in die Tiefen der Vagina aufsteigen.

Sexuellen Schmerz und sexuelle Erinnerungen heilen

Es ist möglich, daß sich dieser bewußte Kontakt durch die anhaltende tiefe Penetration anfangs scharf oder an einigen Stellen sogar schmerzhaft anfühlt, und die Frau mag den Impuls verspüren, sich zu entziehen. Vielleicht fühlt es sich auch ein wenig taub oder weit weg oder sogar wie tot an. Man sollte wissen, daß der Schmerz oder die Gefühllosigkeit normalerweise eine Spannung oder eine zelluläre Erinnerung anzeigt, die im Gewebe gespeichert ist. Einige Frauen spüren einen Schmerz, der auf den Anus oder den unteren Rücken oder die Beine ausstrahlt, oder auf Gebiete, wo bereits andere körperliche Schwierigkeiten bestehen. Wieviele Schmerzen, Spannungen und Emotionen in der Vagina einer Frau gespeichert sind, hängt direkt mit ihrer persönlichen sexuellen Geschichte zusammen. Ganz gleich welchen Grad an Schmerz oder Mißbrauch wir erlitten haben mögen, der Ort unserer individuellen sexuellen Vergangenheit und ihre Qualen liegt immer direkt über unserem femininen Pol. Diese Schmerzen und Erinnerungen sind oft unbewußt, meist nehmen wir sie gar nicht wahr. Aber wenn wir langsamer werden und unser Bewußtsein dazu gebrauchen, unsere Genitalien zu heilen, kommen vielleicht alte, in der Vergangenheit begrabene emotionale Schmerzen ans

Tageslicht. Diese ersten Anzeichen von Schmerz oder Unbehagen sollten nicht vermieden werden. Der Schmerz ist eine Einladung, ein Hinweis auf Spannungen; der Schmerz zeigt an, daß heilende Berührung gebraucht wird. Es ist wichtig, daß die Frau ihrem Mann nicht erlaubt, in den Schmerz stark hineinzustoßen, denn mit Sicherheit wollen wir zu dem bestehenden Schmerz nicht noch neuen hinzufügen. Laß deinen Mann also nur so tief hinein, wie es sich gut für dich anfühlt. Teile ihm mit, was in dir vor sich geht. Bitte ihn, sich ein wenig zurückzuziehen, vielleicht nur ein wenig, aber wirf ihn nicht hinaus. Atme, bleibe interessiert, entspanne und erlaube dem Penis, deinen Schmerz zu verwandeln.

Oft verwandelt sich der Schmerz in große Lust oder in Tränen. Dadurch lösen sich die lange begrabenen emotionalen Spannungen auf, die die Vagina vorher hart und unempfänglich gemacht hatten. Die Tränen, die Schmerzen, das Husten und alle Arten von Lachen, die dich scheinbar aus heiterem Himmel überfallen, sind alle nur Zeichen dafür, daß die Vagina weicher wird, sich entspannt. Wenn du einer der Glücksfälle bist, dem diese Art der Freisetzung widerfährt, wirst du eine sofortige (und das heißt wirklich sofortige) Veränderung in der Empfindungsfähigkeit deiner Vagina feststellen. Plötzlich kannst du viel mehr fühlen und wahrnehmen, während Kraft und Lebensfreude den vaginalen Bereich durchdringen. Auch der Mann fühlt eine große Expansion, eine intensivere Lust und größere Sensibilität in seinem Penis.

Auf die gleiche Weise kann auch der Mann eine spontane Freisetzung von Emotionen, oft begleitet von stechenden Schmerzen, Brennen oder dankbaren Tränen der Erleichterung, und damit eine sofortige Stärkung seiner authentischen männlichen Energie erleben. Wenn nach dem Liebemachen der Schmerz noch andauert, kann das eine noch unausgedrückte emotionale Komponente bedeuten, daher sollte der Mann ermutigt werden, seinen verborgenen Gefühlen freien Lauf zu lassen. Eine Methode, wie er diese Spannungen freisetzen kann, ist, den Schmerz durch Laute auszudrücken, einen Laut zu finden, der aus dem Schmerz selbst kommt und aus ihm herausvibriert, und alles zuzulassen, was mit diesem Laut einhergeht.

Mit diesem Auflösen der Spannungen durch die anhaltende bewußte Präsenz des Penis in der Vagina ist ein Heilungsprozeß in

Gang gebracht. Der Penis heilt und transformiert die Vagina, und genau dadurch wird auch der Penis selbst geheilt und transformiert. Das geschieht infolge seiner transformatorischen Kraft. Ein uns innewohnender Kreislauf hat sich geschlossen, Penis und Vagina haben sich gegenseitig geheilt; das natürliche Gleichgewicht zwischen Mann und Frau ist wiederhergestellt. Aus diesen Gründen wird Tantra als ein großer Reinigungsprozeß beschrieben. Wir befreien uns von der Vergangenheit, indem wir uns von ihren Spannungen reinigen, die die sexuelle Energie und ihre glorreiche Expansion bisher verhindert hatten. Wenn die Genitalien also rein, simpel und unschuldig geworden sind, sind sie in der Lage, sexuelle Energie zu erzeugen, und das verwandelt den Sexakt. Er wird ruhig, still, und heiter. Sowie die Sexualorgane ihre angeborene magnetische Intelligenz zurückerhalten haben, wird diese zu einer dynamischen spirituellen Kraft und einer freudespendenden Inspiration. Endlich sind wir fähig zu berühren und uns von dem andern berühren zu lassen.

Schlüsselpunkte

- Das männliche „Positive" und das weibliche „Negative" erzeugen strömende ekstatische Energien.

- Die göttlichen femininen Energien der Frau sind am äußersten Ende ihrer Vagina angesiedelt.

- Der ekstatische „Garten der Liebe" muß durch tiefe, anhaltende, „durchlässige" Penetration bewußt erweckt werden.

- Die Spitze des Penis ist wie ein starker Magnet.

- Sowie das Bewußtsein im Penis und in der Vagina gereinigt ist, nimmt die sexuelle Ekstase zu.

- Laßt immer, wenn eine Erektion vorhanden ist, tiefe anhaltende Penetration zu eurem „Stil" des Liebemachens werden.

Rotierende Stellungen

Beim tantrischen Sex sind die Stellungen als solche nicht wichtig. Wichtig ist, wer in der Stellung ist. Daher empfiehlt Tantra keine besonderen Stellungen, denn es sind die Menschen, die zählen. Es geht darum, daß die Stellungen für euch funktionieren. Wenn ihr präsent und entspannt seid und auf den Atem achtet, wird so gut wie jede Stellung die richtige für euch sein; aber ihr müßt ganz bei euch sein, um eine neue sexuelle Wirklichkeit zu schaffen. Das ist die sexuelle Präsenz des Tantra, die Bewußtheit von Leben innerhalb des Körpers.

Genitale Vereinigung

Das Wichtigste an jeder Stellung ist, daß sie die genitale Vereinigung intensiviert, so daß Tiefe und Kontakt zwischen Penis und Vagina zunehmen. Und sie sollte bequem sein. Wenn der Körper sich nämlich irgendwo anstrengen muß, wird die Bewußtheit abgelenkt. Die Stellung, die ihr wählt, sollte die Empfindungsfähigkeit und das Erleben fördern – es kann ein Kribbeln sein oder ein Strömen oder das Gefühl eines elektrischen Austauschs oder was sonst noch da ist. Unser neues Verständnis von Penis und Vagina als zwei sich ergänzenden Polen, zwei Hälften einer Einheit, verändert jetzt unser allgemeines Denken über Stellungen und Bewegungen im Sex. Es ist von großem Vorteil, wenn sich Penis und Vagina innig zusammenfügen, auf daß das energetische Potential erhöht wird. Es ist auch wundervoll, wenn die Frau ihre Schamlippen nach (oder vor) dem Eindringen weit öffnet, da das den Kontakt viel sinnlicher macht. Dringe so tief du kannst ein und laß es gleichzeitig einen „durchlässigen" Kontakt sein, da du weißt, daß die Wände der Vagina ihre magnetische Feinfühligkeit verlieren, wenn du zu hart zustößt. Bei Tantra geht es darum, ganz gleich in welcher Stellung, den Körpern zu erlauben, zusammen zu bleiben oder sich wie eine Einheit zu bewegen und dabei Penis und Vagina als Fixpunkt der Aufmerksamkeit zu nehmen. Wenn wir das im Sinn behalten, werden die Körper selbst um diese genitale Verbindung herum kreative Stellungen finden.

Die stoßenden Beckenbewegungen beim regulären Sex werden im allgemeinen gegeneinander vollzogen; man zieht sich gemeinsam zurück, um dann gemeinsam wieder nach vorne zu stoßen. Man bewegt sich vor und zurück und zwängt den Penis in die Vagina, rein und raus, ohne daß für eine echte Übereinstimmung überhaupt Zeit wäre. Aber wenn ihr euch bei Tantra als eine Einheit bewegt, verläßt der Penis die Vagina nicht, sondern bleibt die ganze Zeit in ihrer Tiefe, während die Körper rotieren und sich um diese primäre Verbindung bewegen (siehe Zeichnung 11), wobei jede Stellung zu dem sexuellen Austausch beiträgt. Das Aufregende an diesen rotierenden Positionswechseln ersetzt leicht die Gewohnheit des Stoßens und Reibens beim Sex. Die Männer werden auch bemerken, daß sie einige intensive Bewegungen innerhalb der Vagina machen können, ohne daß sie sich hinausbegeben müssen oder Reibung nötig wäre, und das ist wahrlich wonnevoll. Wenn die Sensibilität und Stille des Mannes zunimmt, wird sein Penis anfangen, ihn beim Liebemachen zu steuern. Er wird ihn wissen lassen, wann es Zeit ist, die Stellung zu wechseln oder sich zu bewegen, oder wann er weiter einzudringen und wann er still zu sein hat. Diese Autorität und das Vertrauen, das der Mann jetzt in seinen Penis hat, verwandelt das Liebemachen in eine göttliche Erfahrung.

Mit rotierenden Stellungen experimentieren und dabei bewußt bleiben.

Da die sexuelle Energie ganz und gar nicht statisch, sondern eine dynamische Lebenskraft ist, verändert und bewegt sie sich ständig. Darum müßt ihr wachsam sein und die Positionen eurer Körper dem anpassen, was gerade zwischen den Genitalien vor sich geht. Sorgt dafür, daß sich alles um die genitale Verbindung dreht, und ihr werdet feststellen, daß eine interessante Abfolge von rotierenden Stellungen möglich ist, zum Beispiel wenn ihr mit der

Scherenposition anfangt, die wir für das weiche Eindringen beschrieben haben.

Man kann, ohne besonders erfinderisch zu sein, leicht eine ganze Anzahl von Stellungen finden. In der Tat nehmen eure Körper mit jedem Zentimeter, den ihr euch bewegt, eine neue Stellung ein. Nehmt euch Zeit, damit zu experimentieren, und entdeckt, wie einfach die Körper zusammen herumrollen können! Laßt euch diese Möglichkeit anfangs ohne Penetration ausprobieren. Legt euch in irgendeiner Stellung zusammen auf den Teppich und stellt euch vor, daß eure Genitalien miteinander verbunden sind. Haltet dann die Becken zusammen (damit der Penis nicht aus der Vagina rutscht) und beginnt, verschiedene Stellungen auszuprobieren, indem ihr eure Körper im Einklang bewegt. So wird sich eine Reihe von Stellungen abzeichnen. Haltet in jeder Stellung einige Minuten inne, und dann geht zu etwas Neuem über. Bei dieser Flexibilität und Auswahl kann der Körper in jedem Augenblick die richtige Position finden, ganz gleich ob sie nun eine Sekunde oder eine Stunde dauert. Wenn ihr so eure Aufmerksamkeit auf der Verbindung zwischen den beiden Polen und dem Energieaustausch haltet, könnt ihr ihn mit euren Körpern unterstützen. Wenn sich die beiden Körper im richtigen Verhältnis zueinander befinden, können sie zu einem fließenden Energieball werden, der aus eigenem Antrieb herumrollt.

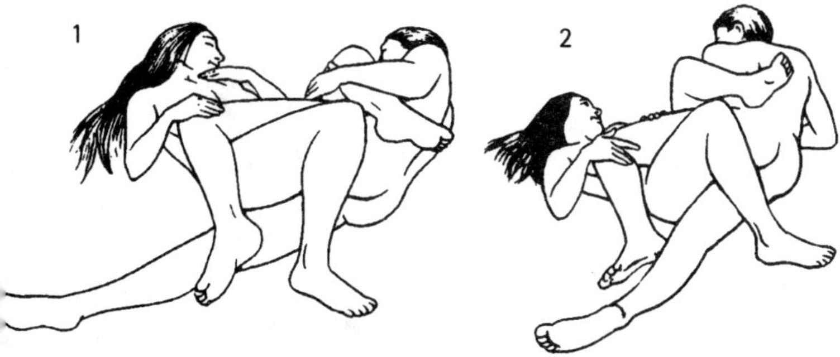

Zeichnung 11
Reihenfolge rotierender Stellungen von vorne

3

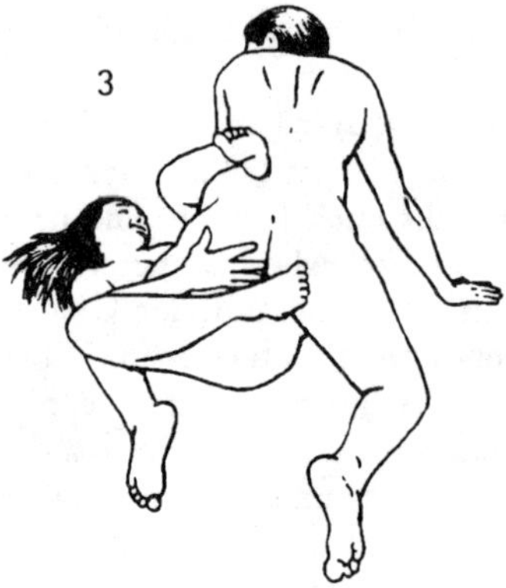

4

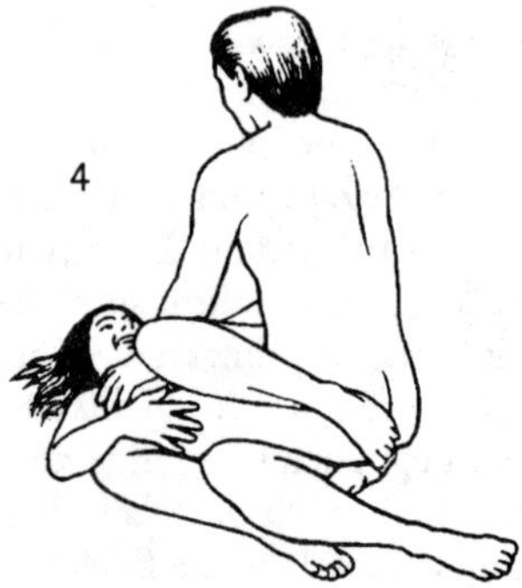

5

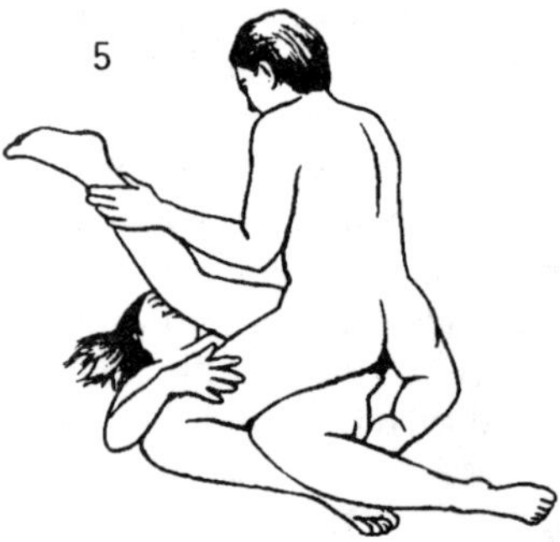

6

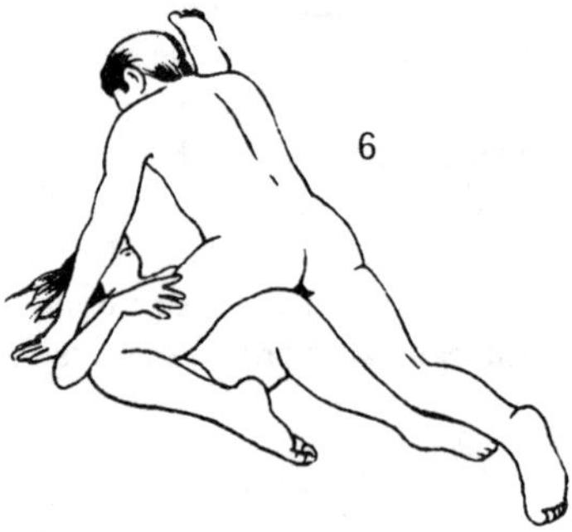

7

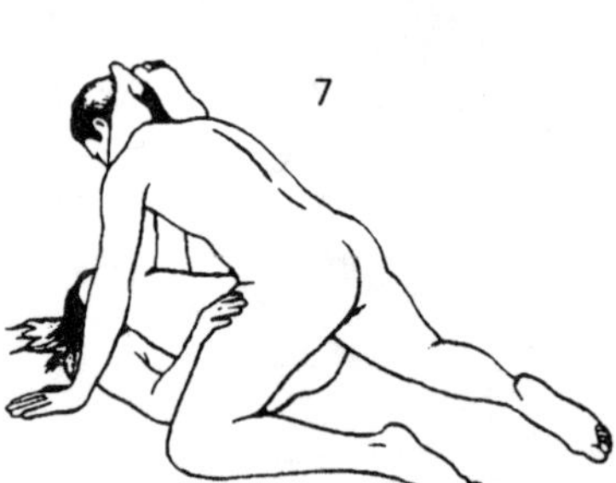

8

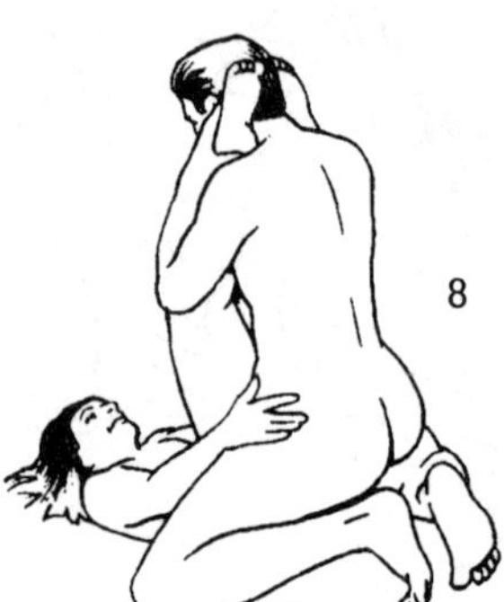

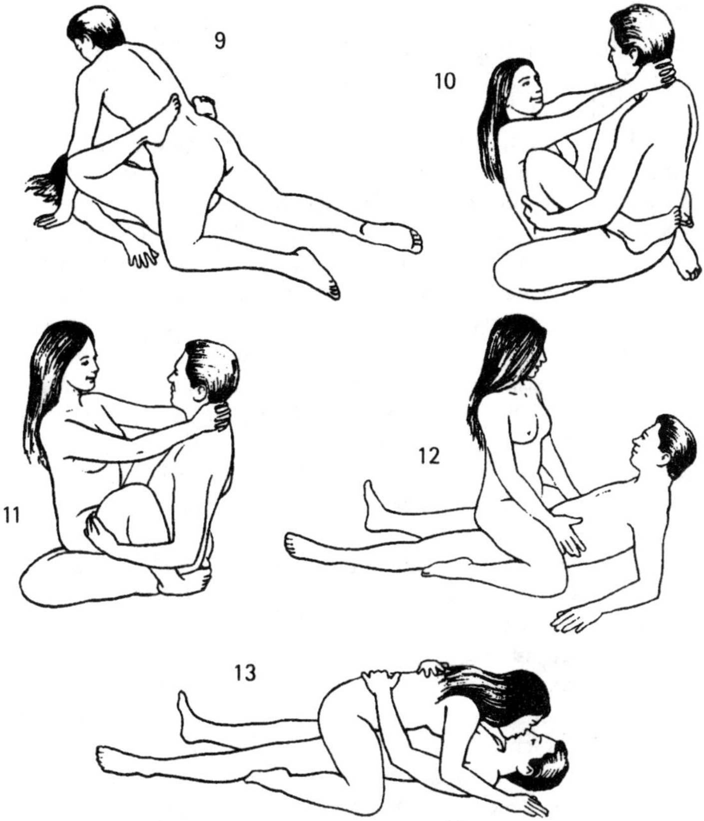

Zeichnung 11
Reihenfolge rotierender Stellungen von vorne

Die Stellung verändern erzeugt Präsenz

Wenn ihr euch auf Bewußtheit und Präsenz konzentriert, dann ist die Stellungnahme des Verstands ebenso wichtig wie die des Körpers. Wenn du deine Vorstellung änderst, möchtest du vielleicht auch die Stellung ändern. Mit diesem neuen Verständnis kannst du also anfangen, der Weisheit deines Körpers zu vertrauen, sie wertzuschätzen, und dich ihr zu überlassen. Wenn der Körper einen spontanen Impuls hat, dann gib ihm lieber nach, als auf deinen Verstand zu hören. Wenn du plötzlich Lust bekommst, dich umzudrehen und oben zu sein, eine innere Stimme dich aber an die Male erinnert, als du das getan hast und er seine Erektion verlor, dann versuch es trotzdem. Hör nicht mehr auf die Stimmen der Vergangenheit und gib dich der Gegenwart hin. Sei so lebendig, wie du nur sein kannst, sei es für dich selbst. Wenn der Körper eine Stellung gewählt hat, in der du dich nackt und verletzlich fühlst, dann bedeutet das einfach nur, daß du „hier" bist, daß es etwas Neues, Unbekanntes ist. Bleibe einige Zeit in dieser Stellung. Gib sie nicht auf, nur um dein Unbehagen loszuwerden, erinnere dich lieber daran, daß genau dies die Intensität des gegenwärtigen Moments ist. Genau so ist es wichtig, die Stellung zu ändern, wenn du merkst, daß du innerlich weggetreten oder müde und abwesend bist. Das bewirkt eine sofortige Veränderung in der Verbindung der Genitalien und hilft dir, in die Gegenwart zurückzufinden.

Wenn ihr einmal verstanden habt, wie eure sexuellen Energien am besten aufeinander reagieren, werdet ihr feststellen, daß euch eure alten Lieblingspositionen zumindest anfangs bei eurer Neuorientierung nicht mehr viel nützen. Wenn der Mann zum Beispiel oben ist, wird er wahrscheinlich ziemlich unter dem Druck stehen, etwas tun zu müssen, denn in der Vergangenheit hat er in dieser Stellung immer sein Becken nach vorn gestoßen. Zuerst mag es schwierig sein, in dieser Stellung zu „sein", während Körper und Denkapparat sich danach sehnen etwas zu „tun". Um den Mann einfacher entspannen zu lassen, kann die Frau in die obere Position gehen. Als ich das zum ersten Mal ausprobierte, fühlte ich, sobald ich oben war, daß ich etwas tun mußte. Nur zu leicht hätte ich mich verlegen und unnatürlich oder unter Druck fühlen können, und es dauerte eine Weile, bis ich mich ins „Sein" entspannte. Aber ich habe auch gelernt, daß mein Körper und der meines Partners ganz einfach die richtigen Stellungen einnehmen, wenn ich sexuell wahrhaft im Fluß bin.

Das im Hinterkopf behaltend, gibt es eine ganze Reihe verschiedener Stellungen, die zwei Körper einnehmen können. Seid also phantasievoll und verändert sie immer auf's neue (siehe Zeichnung 12). Ihr braucht euch dafür nicht voneinander zu lösen, aber denkt daran, euch um die Genitalien zu drehen. Wenn der Penis dabei aus der Vagina rutscht, dann führt ihn einfach wieder ein und findet eine angemessene Stellung. Manchmal sagen Paare zu mir: „Diese Stellung ist zwar gut für mich, aber nicht für ihn, daher haben wir Probleme." Ich erinnere sie dann daran, daß sie eine Einheit sind, daß der Penis und die Vagina zusammen Liebe machen. Wenn also eine Stellung für einen Partner nicht gut ist, bringt sie dem andern auch nichts. Dann ist es besser, diese Stellung aufzugeben und eine neue auszuprobieren. Ich weise sie auch darauf hin, daß die Körper umso weicher, geschmeidiger und angstfreier werden, je öfter das Paar entspannt Liebe macht. Oftmals finden sie dann plötzlich Stellungen einfach, die früher einmal schwierig waren.

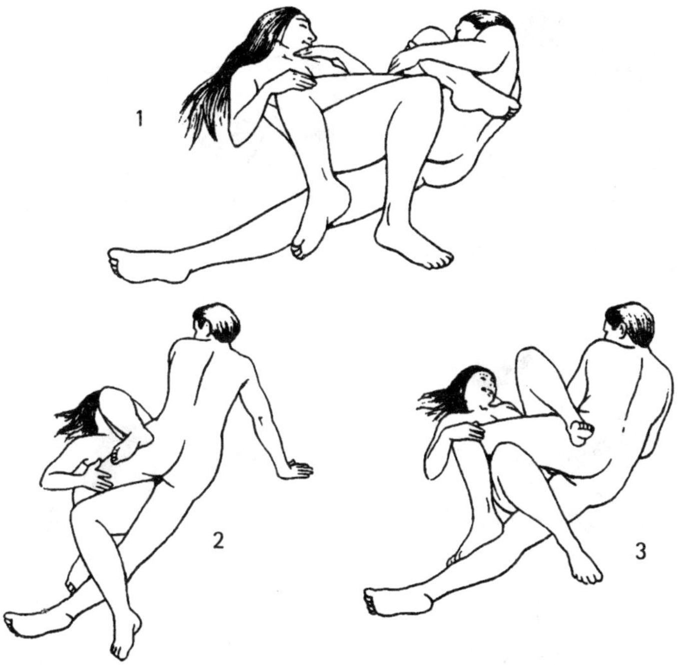

Zeichnung 12
Reihenfolge rotierender Stellungen von hinten

4

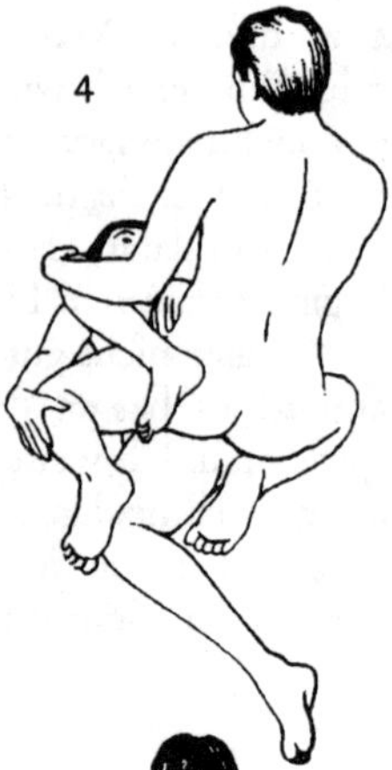

5

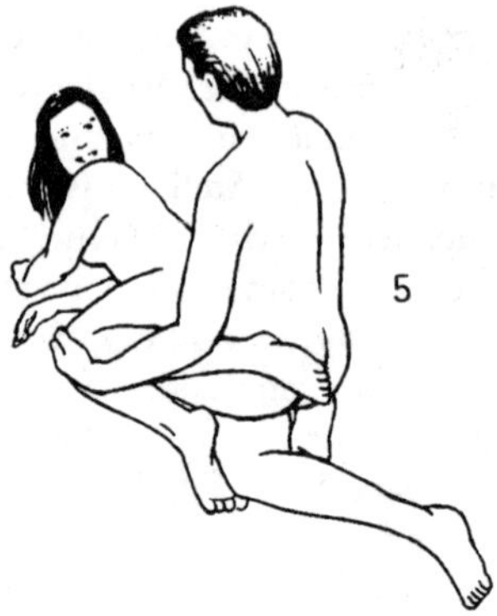

6

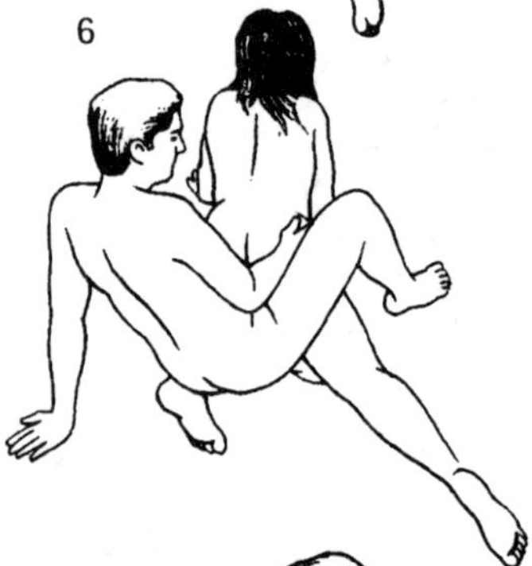

7

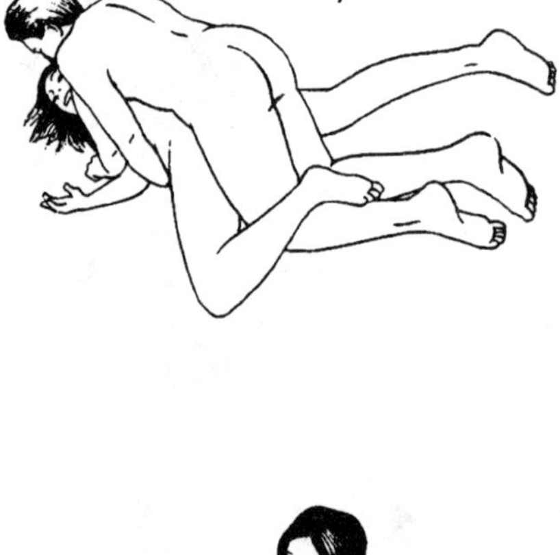

8

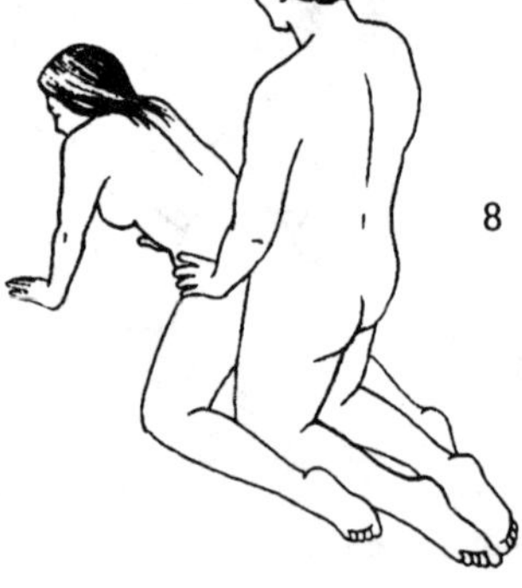

9

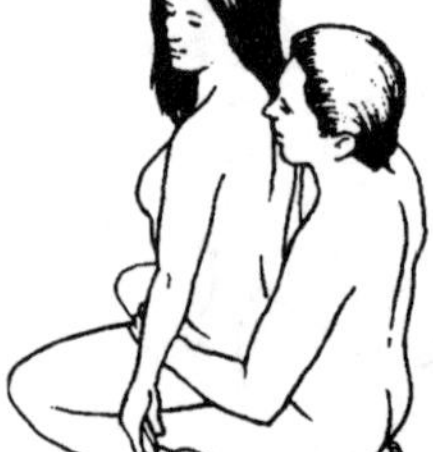

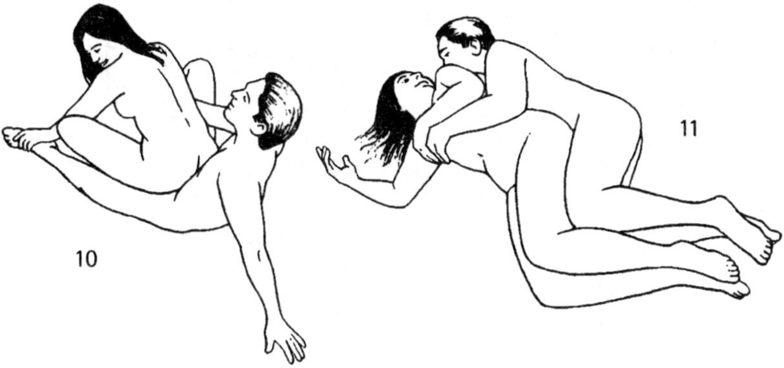

Zeichnung 12
Reihenfolge rotierender Stellungen von hinten

Beim Ausprobieren bewußt bleiben

Es ist wichtig zu wissen, daß es einige Stellungen gibt, die ganz einfach „gefährlich" sind! Wahrscheinlich werdet ihr in sie stolpern, weil es euch so vertraut ist, in alte Erregungsmuster zu verfallen, aber sie werden absolut unbefriedigend sein. Als ich mit Tantra zu experimentieren begann, wurde ich jedesmal, wenn ich von hinten im „Hundestil" genommen wurde, derartig erregt, daß alle Bewußtheit verlorenging. Bald wurde mir klar, daß es mehr in meiner Vorstellung als in meinem Körper stattfand. Heutzutage, da meine Präsenz und meine sexuelle Wachheit sehr viel stärker sind, bin ich in der Lage, diese Stellung wieder zu genießen, ohne mich in Erregung oder Phantasien zu verlieren. Aber dennoch erfordert es konstante Wachheit, um in dem geheimnisvollen Hier und Jetzt zu bleiben und den Fluß der männlichen Energie zu empfangen und in mich aufzunehmen. Oftmals entscheide ich mich jedoch dafür, die Bewußtheit sausen zu lassen, und reite glücklich und blind auf der nächsten Welle der Erregung und genieße die Lust! Aber immer mehr stellt es sich heraus, daß präsent und in einer bestimmten Stellung mit einem bestimmten Winkel in genitaler Vereinigung zu sein viel ekstatischer ist als die frühere Erregung.

Das ist vielleicht der verlockendste Aspekt bei unseren sexuellen Erkundungen. Es macht riesig Spaß, ständig Liebe zu machen, und allmählich besser zu verstehen, was dabei vor sich geht, so daß sich ein ganz neues Bild ergibt. Die Intensität wächst, wenn die verschiedensten Emotionen den Körper verlassen, man fühlt sich bereitwilliger und sensibler. Und da sich die Emotionen angesichts der Liebe zeigen, ist eine gründliche Heilung möglich. Die Liebe wäscht das Leid der Vergangenheit hinweg, manchmal mit Tränen, manchmal mit Lachen und manchmal mit Schweigen.

Gewisse Stellungen sind einfach bequem und dadurch langen Phasen des Liebemachens förderlich. Manchmal ist es wunderbar, sich einfach „einzustöpseln", die Augen zu schließen, zu entspannen und ein oder zwei Stunden zusammen in Bewußtheit zu ruhen (siehe Zeichnung 13).

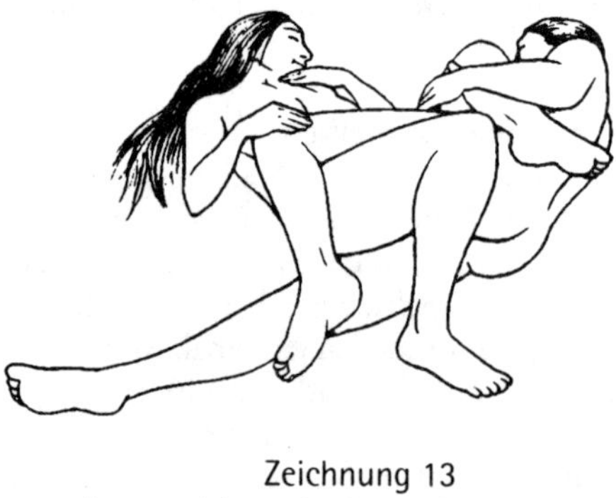

Zeichnung 13
Seitenstellung, ruhig und relaxt mit geschlossenen Augen

Die Scherenstellung, die wir für das weiche Eindringen vorgeschlagen haben (wobei der Mann auf der Seite liegt und die Frau auf dem Rücken liegend ihre Beine öffnet und ihr Becken an seines legt) ist besonders gut, denn sie ist relativ neutral, keiner ist oben und keiner ist unten. Sie ist sehr ausgeglichen und, was noch wichtiger ist, bequem für beide. Auch können die meisten Menschen sie leicht einnehmen, es ist also eine entspannende Stellung, wenn man anfängt Liebe zu machen.

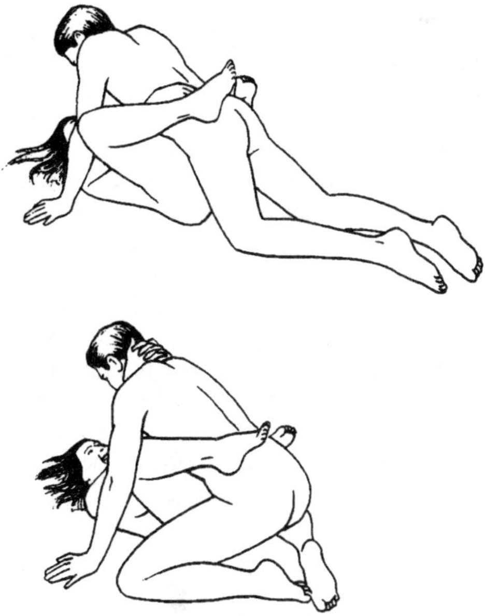

Zeichnung 14
Der Mann in der oberen Stellung

Der Mann oben, die klassische „Macher-" oder Missionarsstellung (siehe Zeichnung 14), kann ebenso erfolgreich zum „Nichtstun" und für tiefe Penetration benutzt werden. Der Mann liegt oder kniet einfach ohne zuzustoßen über der Frau, er dringt tief ein und hält dort still. Die Frau kann die Beine anheben und ihr Becken nach oben biegen, um das Eindringen zu erleichtern. Von hier aus ist es leicht, sich als Einheit auf die Seite zu rollen und dabei den tiefen vaginalen Kontakt zu halten. Man kann dabei auch Kissen benutzen, um die Stellung noch bequemer zu machen. Der Mann liegt zwischen den Beinen der Frau, beide liegen auf der Seite und einander gegenüber (siehe Zeichnung 15). Diese Stellungen dienen auch dazu, die Genitalien zu reinigen und zu heilen, wozu tiefes Eindringen nötig ist.

Die Yab-Yum-Stellung – ein ekstatischer Energiekreis

Die sitzende Stellung, auch Yab-Yum-Stellung genannt (siehe Zeichnung 15), ist wundervoll, denn die Energie der Wirbelsäule und des Körpers verläuft vertikal, liegt also auf einer Linie mit der Verbindung zwischen Himmel und Erde, mit der Gravitation und der Levitation. Die männliche Brust und die weiblichen Brüste treffen aufeinander, ebenso wie die Augen und die Lippen; und zwischen beiden Körpern entsteht ein ekstatischer, erfüllender Energiekreis. Wenn ihr das ausprobiert, braucht ihr vielleicht ein Kissen unter dem Po der Frau, um ihr Becken zu stützen, was es euch beiden erleichtert, einige Zeit bequem in dieser Stellung zu sitzen. Macht es nur, wenn es sich gut anfühlt. Wenn die sexuellen Kanäle geöffnet sind, bringt die sexuelle Energie den Körper automatisch in gewisse Stellungen. Das geschieht aufgrund der Auswirkung der energetischen Kraft zwischen den Körpern und nicht etwa durch eine bewußte Entscheidung.

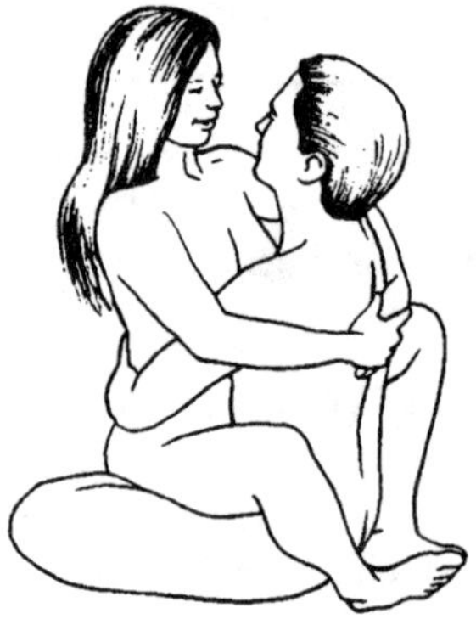

Zeichnung 15
Die Yab-Yum-Stellung

Es gibt Bücher über Sex, die spezielle Stellungen beschreiben, von denen man glaubt, daß sie einen magischen Effekt ausüben. Aber der entspringt der Intelligenz zweier bewußter Körper und nicht dem Denken oder der Vorstellungskraft. Wenn diese

Stellungen zu Techniken gemacht werden, die nicht von Bewußtheit und der sexuellen Energie unterstützt werden, sind sie nichts als wertlose leere Hülsen. Kümmert euch also nicht weiter um spezielle Stellungen. Richtet eure gesamte Aufmerksamkeit während des Liebemachens auf die Genitalien und wechselt die Stellung, wenn ihr euch müde oder stumpf fühlt. Und plötzlich werdet ihr merken, daß ihr wieder präsent und euch der sexuellen Energie noch bewußter seid. Wenn ihr euren Körpern erlaubt, ganz fein aufeinander zu reagieren, und sie zu tanzen beginnen, dann ergeben sich die Stellungen ganz von selbst.

Schlüsselpunkte

- Präsenz und Bewußtsein sind wichtiger als Stellungen.
- Der Penis in der Vagina bildet eine Einheit.
- Behaltet dieses Einssein bei, um die Möglichkeit des Energieaustausches zu erhöhen.
- Macht die Genitalien zum Drehpunkt, wenn ihr die Stellung wechselt.
- Das verändert ganz natürlich den Winkel beim Eindringen, was die Feinfühligkeit erhöht.
- Rotierende Stellungen bringen Gegenwart, Leben und Tanz in die Liebe.

3. Teil

Die Reise

Verabredet euch, um Liebe zu machen

Wir verabreden uns zum Essen oder um ins Theater zu gehen, wir treffen geschäftliche Verabredungen, aber wir verabreden uns fast nie, um Liebe zu machen. Aus irgendeinem Grund endet das Liebemachen, das im Denken der meisten Leute den ersten Platz einnimmt, meist ganz hinten auf unserer Liste. Die meisten von uns müssen zuerst einmal mit dem Arbeiten, Essen, Trinken und der Einladung fertig sein, bevor wir überhaupt in Erwägung ziehen, Liebe zu machen. Und wenn wir bereits erschöpft oder alkoholisiert oder damit beschäftigt sind, ein üppiges Mahl zu verdauen, oder alle drei zusammen, entschließen wir uns, Liebe zu machen. Da wir zu diesem Zeitpunkt nicht gerade in bester Form sind, wäre es vermessen oder auch unfair zu erwarten, daß eine solche Erfahrung ein schönes und heiliges Zelebrieren der Liebe ist.

Wenn wir uns zum Abendessen oder fürs Kino verabreden, steckt oftmals der Wunsch dahinter, im Bett zu landen. Aber da sitzen wir, schlagen nervös die Beine übereinander, essen uns durch die verschiedenen Gänge, halten das Gespräch aufrecht und sind innerlich mit der Frage beschäftigt, wann es endlich oder ob es überhaupt passieren wird. Doch immer wenn ich den Mut hatte, einem Mann gegenüber ehrlich zu sein und ihm meine Wünsche zu offenbaren, erlebte ich eine sofortige Erleichterung, meine Energie konnte frei fließen, und das half mir, natürlich zu sein.

Ich habe es auch immer begrüßt, wenn ein Mann mir seine Absichten direkt zeigte, wenn er sie aussprach und sagte, daß er ohne die Spielchen, die dem Sex normalerweise vorausgehen, Liebe machen wollte. In unserer Gesellschaft ist es ungewöhnlich, sich zum Liebemachen zu verabreden. Viele Paare, die dieses neue Verhalten ausprobiert haben, berichteten, daß sie am Anfang einen inneren Widerstand fühlten, weil der Sex nicht mehr spontan war, daß es später jedoch sehr gut für sie funktionierte. Die Frauen sagten, daß es, nachdem sie einmal über die Idee hinweggekommen waren, „Liebe auf Befehl" zu machen, eine tiefe Zufriedenheit in ihnen auslöste zu wissen, daß sie mit ihrem Partner ganz bestimmt Liebe machen würden. Sie fühlten sich mehr gewürdigt und geliebt, offener und bereiter. Die Männer berichteten, daß sie unendlich viel entspannter waren, wenn sie wußten, daß sie zu einer bestimmn Zeit Liebe machen würden, denn es verringerte ihr zwanghaftes Denken an Sex. Es machte es ihnen leicht, sich während des Tages auf andere Tätigkeiten zu konzentrieren, ohne die üblichen ständigen sexuellen Gedanken oder Ängste. Viele sagten auch, daß sie im Wissen, eine Verabredung zum Liebemachen zu haben, nicht mehr dauernd andere Frauen anschauen mußten.

So sehr die Leute auch sagen, daß sie etwas spontan tun wollen, so geschieht es in Wahrheit doch äußerst selten. Im Sex tun wir immer wieder das gleiche. Die Männer sind oft schon lange im voraus besorgt darüber, wann und ob die Frau ihnen wieder erlauben wird, mit ihr Liebe zu machen. Die Frauen kennen natürlich all die Witze über Frauen und ihre berühmten Kopfschmerzen, die immer gerade zur Schlafenszeit auftreten. „Wann wird sie mich wieder in sich reinlassen?" fragt sich der Mann, es läßt ihm keine Ruhe und macht ihn nervös. Wenn er weiß, daß sie wirklich da sein wird, willens und bereit Liebe zu machen, dann ist das eine enorme Beruhigung für ihn. Er weiß, daß er sie nicht erobern oder überreden muß, und diese Entspanntheit verleiht ihm eine natürliche liebevolle Autorität, die ihn dazu befähigt, seine männliche Energie auf kreative Weise zu lenken. Es ist also sehr wichtig, daß die Frau nicht mit Ausreden daherkommt, wenn die Zeit zum Liebemachen gekommen ist. Sicherlich wird es einmal vorkommen, daß es echte Gründe gibt, warum sie nicht mitmachen kann. Aber im allgemeinen ist es wirklich lohnenswert und interessant, zum verabredeten Zeitpunkt Liebe zu machen, ganz gleich, was sonst gerade vor sich geht,. Wenn die Frau sich an ihr Versprechen hält Liebe zu machen, ist der Mann nicht so unsicher, und das kommt ihm zugute. Das sichere Wissen, daß die Liebe geschehen wird, kann auch dazu beitragen, daß sie länger dauert, denn Unsicherheit schafft Spannungen, was wiederum Erregung und damit die Möglichkeit einer zu frühen Ejakulation erzeugt.

Wenn man ohne Verabredung oder Vorbereitung Liebe macht, so heißt das wohl, daß es durch Zufall passiert, was wiederum weniger Bewußtheit bedeutet. Als ich anfing, mich zum Liebemachen zu verabreden, stellte ich fest, daß vorher davon zu wissen, mich zu einer feinfühligeren Liebhaberin machte. Ich konnte mich schon mehrere Stunden, bevor mein Geliebter erschien, meine Aufmerksamkeit langsam in meinen Körper bringen, mich in den Sex einfühlen und mir meiner Brüste und Vagina bewußt werden. Wenn wir uns dann gemeinsam hinlegten, war ich fast schon für das Eindringen bereit. Die Idee, auf diese Weise zusammenzukommen, und die damit einhergehende gedankliche Vorbereitung darauf verändern die gesamte Qualität des Liebemachens.

Sexuelle Verabredungen

Möglicherweise werdet ihr, wenn ihr euch auf diese Weise verabredet, zuerst ein wenig verlegen oder schüchtern und ungeschickt sein, besonders wenn die Zeit gekommen ist, euch auszuziehen und ins Bett zu gehen. Das als bewußten Schritt zu vollziehen, statt in einer langwierigen Verführungsaktion auf dem Sofa rumzufummeln, kann in sich selbst schon eine Herausforderung sein. Es lohnt sich jedoch, ins kalte Wasser zu springen. Legt jedes Kleidungsstück langsam und bewußt ab und zeigt euch dabei. Betrachtet einander mit dem in Kapitel 6 beschriebenen „weichen Sehen“. Dann nähert euch behutsam und umarmt euch sanft, wobei ihr euer Bewußtsein nach innen und unten richtet. Ihr könnt euch einander gegenüberlegen oder -setzen. Diese Offenheit bringt eine Vitalität mit sich, die euch den gegenwärtigen Moment total erleben läßt.

Ich erinnere mich, daß mir ein Freund davon erzählte, wie er und seine Partnerin, nachdem sie einige Artikel von mir gelesen hatten, beschlossen, sich zum Liebemachen zu verabreden. Es überraschte ihn selbst, wie unglaublich schamhaft und unsicher er war, obwohl sie schon seit Jahren miteinander Liebe machten. Er war davon so überwältigt, daß er den Versuch aufgab. Ist es nicht interessant, daß wir derartig verlegen werden, wenn wir uns plötzlich bewußt machen, was wir tun? Und fühlen wir uns nicht viel sicherer, wenn der Sex durch Zufall und im Dunkeln geschieht? Wenn wir also anfangen, den Sexakt ganz bewußt zu vollziehen, ist es nur allzu wahrscheinlich, daß es ein paar peinliche Momente geben wird. Aber laßt euch den Mut nicht rauben. Vertraut eurem Geliebten, denn ihr braucht weder Schutz noch Vorspiegelungen falscher Tatsachen. Ihr seid hier in Liebe zusammen. Wenn die Unsicherheit vergeht, wächst die Liebe und die Präsenz. Nach zwei oder drei „Dates“, wird es euch völlig natürlich vorkommen, euch zum Sex zu verabreden, und ihr werdet begrüßen, daß es so freimütig und unkompliziert ist.

Wie oft soll man Liebe machen?

Oft werde ich gefragt, wie oft ein Paar sich lieben soll. Ich halte es für sehr gesund, wenn ein Paar so oft wie möglich Liebe macht. Wenn Energie erzeugt und nicht vergeudet wird, fühlt man sich durch die Erfahrung bereichert und emporgehoben. Dann kann man immer und immer wieder Liebe machen. Das hält eure Liebe im physischen Körper verankert und stellt ein gemeinsames, nichtmentales energetisches Band zwischen euch her. Es läßt euch einander bewußter wahrnehmen, und die Zeit dazwischen ist von einer anderen Qualität. Einem einfachen Frühstück etwa kann ganz viel Freude und zufriedenes Schweigen zugrunde liegen, und blitzende Augen und ein strahlendes Lächeln sagen oft mehr als Worte. Die Atmosphäre ist voller Intimität, und die nimmt ständig zu.

Als ich anfing, die Art, wie ich Liebe machte, zu verändern, war ich in der glücklichen Lage, ein sehr freies Leben zu führen, so daß ich eine Menge Zeit hatte. Ich war total fasziniert von all den Offenbarungen dieser neuen Welt, die ich da erkundete. Ich war froh und dankbar, daß mein Geliebter genauso begeistert und bereit dazu war wie ich. Also liebten wir uns jeden Tag, und oft mehrmals. Das führte dazu, daß es ein organischer, lebendiger Vorgang war, und wir begaben uns ganz unbeschwert auf diese Reise, wobei sich ein neues und einzigartiges Bild für uns ergab. Jedesmal entdeckten wir etwas anderes. Sogar wenn wir uns nicht wirklich danach fühlten, steckten wir unsere Körper zusammen, und wir waren immer wieder erstaunt darüber, daß die Körper es immer liebten sich zu lieben, sogar wenn der Verstand kein großes Interesse zeigte. Je öfter wir Liebe machten, desto mehr verstanden wir, wie und warum sich bestimmte Dinge ereigneten. Es ermöglichte uns auch, die Mißverständnisse aufzulösen, die uns in den alten, wenig befriedigenden Mustern unserer sexuellen Vergangenheit gefangen gehalten hatten.

So weit meine persönliche Erfahrung. Letztendlich muß aber jeder für sich selbst entscheiden, wie oft es für ihn oder sie stimmt Liebe zu machen. Einige Paare schätzen es jeden Tag, denn dadurch wird der Faden der Liebe und des Bewußtseins im Körper weitergewoben. Es ist ein wichtiger Bestandteil ihres Alltags. Anderen macht es der Druck von Arbeit und Familie unmöglich, jeden Tag sexuell zusammenzusein. Ein- oder zweimal die Woche ist für sie schon eher realistisch. Ihr macht einfach das, was eure Lebensweise zuläßt. Es geht ja wirklich nicht um die Quantität, sondern um die Qualität. Eine wahrhaft freudige sexuelle Erfahrung kann dich tagelang zufrieden leuchten lassen. Macht einfach Liebe, so oft ihr könnt, und wißt, daß keine Energie verloren geht oder vergeudet wird, wenn ihr es bewußt macht. Tatsächlich erzeugt ihr dadurch Energie in euch, was euch erfrischt und belebt. Es könnte sogar sein, daß ihr dann weniger Schlaf braucht.

Wenn ihr euch zum Liebemachen verabreden wollt, so schlage ich vor, daß ihr euch dafür zwei bis drei Stunden freihaltet ... oder mehr. Bereitet alles so vor, daß ihr nicht gestört werdet, schaltet also den Anrufbeantworter ein und verschließt die Tür. Wenn eure Privatsphäre nicht gewahrt ist, können sich Ängste einschleichen, die sexuelle Erregung hervorrufen und es euch schwer machen in der Situation zu entspannen. Beschränkt euer Liebemachen, wenn eben möglich, nicht nur auf die Nacht; sucht euch Zeiten aus, wenn der Körper frisch und wach ist. Gut ist es nach Körperübungen, Tanzen oder Meditation. Verabredet euch zu den verschiedensten Tageszeiten, um herauszufinden, wann die beste Zeit für euch ist. Gut ist der Morgen, denn der Tag hat gerade erst begonnen: Der Körper ist ausgeruht und der Verstand ist noch nicht so aktiv, noch nicht gefüllt von den täglichen Sorgen. Vielen sind die Nachmittage am liebsten. Wenn deine Arbeitszeiten das aber nicht zulassen, dann geht es immerhin am Wochenende. Ihr müßt euch dann bewußt dazu freinehmen, was vielleicht sogar heißt, die Kinder für den Nachmittag bei Freunden abzuliefern. Und dann seht euch keinen Film an, sondern macht Liebe! Vor einigen Jahren begann ein Paar, nachdem sie zwei Stunden mit mir geredet hatten, jeweils den Freitagmorgen miteinander zu verbringen. Sie veränderten ihre Arbeitszeiten so, daß sie ein paar Stunden zu Hause sein konnten, während die Kinder noch in der Schule waren. Es wurde ein geheiligter Tag, und sogar die Nachbarn bemerkten die friedliche Stille, die das Haus umgab. Diese wöchentlichen festen Verabredungen bekamen ihrer Beziehung ganz außerordentlich, und auch den Kindern tat die glückliche Atmosphäre sehr wohl, die dadurch enstanden war, daß ihre Eltern sich bewußt liebten.

Die Liebe, Mittelpunkt eures Lebens

Das bedeutet natürlich nicht, daß ihr nur Liebe machen könnt, wenn ihr zwei oder drei Stunden Zeit habt. Wenn ihr mal wenig Zeit habt, kennt Tantra eine eigene Version vom sexuellen „Quickie", und die besteht darin, sich „einzustöpseln" statt dafür zu gehen. Laßt einfach den entspannten Penis in die Vagina gleiten, so wie wir es im Abschnitt über die weiche Penetration beschrieben haben und liegt zwanzig Minuten in Bewußtheit zusammen. Wenn ihr euch morgens nach dem Kaffee und vor der Arbeit in dieser Form zusammenlegt, kann das einen frischen Wind von Zufriedenheit durch euren Tag wehen lassen. Wenn ihr abends schon schläfrig seid, eurem Geliebten aber noch einmal nahe sein wollt, so probiert als Gute-Nacht-Kuß eine Viertelstunde Energieaustausch durch „Einstöpseln". Ihr könnt sogar so einschlafen und euch fröhlich in die Nacht hinein entspannen. Wenn ihr euch eine Zeitlang von eurem Geliebten trennen müßt, so trefft eine Verabredung, um Liebe zu machen, bevor ihr von ihm weggeht – schon zehn Minuten wirken Wunder. Diese bewußte Verabschiedung ist viel schöner als ein paar dahingeworfener Worte nach einer traurigen oder tränenreichen Umarmung auf dem Flughafen.

Sich verabreden, um Liebe zu machen, bedeutet, daß ihr die Liebe wieder als das Wichtigste in den Mittelpunkt eures Lebens stellt. Man vergeudet viel weniger Zeit, wenn plötzlich belangloses Gerede mit Bekannten unerträglich wird und man gar nicht schnell genug nach Hause kommen kann, um dankbar mit dem Liebsten ins Bett zu springen. Einige Paare, besonders wenn sie schon seit vielen Jahre zusammen sind, halten es für unentbehrlich, das Liebemachen auf ihren Terminkalender zu setzen, um es zwischen Kindergeschrei, Verwandten und gesellschaftlichen Zwängen einzuschieben. Sie sitzen am Wochenende zusammen und treffen ihre Verabredungen. Laßt euch bitte nicht von der Idee von zwei oder drei Stunden abschrecken. Wichtig ist, es ziemlich unbegrenzt zu halten, so daß ihr nicht ständig darauf achten müßt, wie lange ihr noch Zeit habt. Volle einhundertundachtzig Minuten bedeutet, daß ihr bestimmt in der Gegenwart ankommen und „hier" sein könnt. Nehmt ein Bad, tanzt miteinander, massiert euch, liebt euch, trinkt einen Tee und liebt euch noch einmal. Wenn es so aussieht, als würde nichts passieren, ist eine kleine Pause meistens eine gute Idee. Meist wirkt es wunderbar erfrischend, und wenn ihr dann wieder anfangt, ist es ein völlig neues Abenteuer. Wenn ihr euch auf diese Weise verabredet, um Liebe zu machen, wird es euch, egal ob ihr viel oder wenig Zeit habt, helfen euer Liebesverhältnis neu zu gestalten. So oft wie möglich Liebe zu machen, wird für viele Paare ein wichtiger Faktor, und sie entdecken sehr bald, daß sexuelle Harmonie der Grund für Zufriedenheit in der Liebe ist. Häufiges Liebemachen vertieft eure persönlichen Erfahrungen. Auch flößt es dem Körper eine gewisse Ruhe ein, was sehr gesund ist, und ihr verrichtet sogar tägliche Aktivitäten mehr aus eurer Mitte heraus. Die Häufigkeit reduziert auch den enormen Erwartungsdruck, mit dem wir den Sexakt umgeben haben und der unsere Fähigkeit präsent zu sein beeinträchtigt. Es fällt uns viel leichter zu „sein", wenn wir uns öfter lieben. Dann sind wir entspannt und gut drauf, und was auch geschieht, geschieht. Ohne Erwartungshaltung sind Erforschungen und Entdeckungen viel einfacher.

Schafft eine intime Atmosphäre

Vielleicht braucht ihr Zeit, um miteinander zu reden und euch zu erzählen, was tagsüber passiert ist, oder ihr müßt etwas Emotionales miteinander besprechen. Sprecht darüber, klärt es, bevor ihr anfangt Liebe zu machen, denn unausgesprochene Ängste und Sorgen lenken euch vom gegenwärtigen Moment mit eurem Geliebten ab. Besonders Gefühle, die verschwiegen wurden, sind wie eine Wand, die sich zwischen euch schiebt und eine tiefere energetische Intimität verhindert. Natürlich kennt der Verstand tausend Gründe, die euch davon überzeugen wollen, warum ihr über diese Gefühle nicht zu sprechen braucht, aber die sexuelle Energie reagiert auf Offenheit. Viele Paare haben gemerkt, daß emotionale Aufrichtigkeit zu mehr körperlicher Ekstase führt. Tantra lehrt uns, nur dann Liebe zu machen, wenn wir in einer liebevollen, aufgeschlossenen Stimmung sind und den Sex nicht etwa dazu zu benutzen, uns wieder zu vertragen, wenn wir Streit haben. Dann ist es besser, sich gemeinsam zu entspannen und zu massieren, bis man kühl und klar und wieder auf dem Boden ist, so daß neue Intimität entstehen kann. Macht dann erst sehr viel später Liebe.

Wenn ihr euch verabredet, um Liebe zu machen, gibt euch das die Gelegenheit, mit den Schlüsseln zur Liebe zu experimentieren. Ihr habt jetzt viele verschiedene Möglichkeiten, die ihr ausprobieren könnt. Am besten versucht ihr das zuerst, was euch im Gedächtnis geblieben ist. Was für euch funktioniert, ist ein Schlüssel für euch. Vielleicht ist es etwas, was hier nicht beschrieben wurde, aber wenn es euch hilft präsenter zu sein, ist es euer Schlüssel. Und ihr könnt viele Schlüssel haben, die ihr gleichzeitig benutzt – atmen, Augenkontakt, Bewußtheit des positiven Pols oder die Füße entspannen. Es gibt eine unendlich große Zahl von Schlüsseln, die euch helfen können, das Bewußtsein nach innen zu richten. Und je feinfühliger ihr werdet, desto subtiler werden die Schlüssel.

Schlüsselpunkte

- Euch zum Liebemachen zu verabreden, bringt die Liebe in euer Leben zurück.
- Es steigert die Entspannung, die Bewußtheit und die Bindung.
- Jedes Treffen ist eine Gelegenheit, um mit den „Schlüsseln zur Liebe" zu experimentieren.
- Je öfter wir Liebe machen, desto öfter wollen wir Liebe machen.
- Die abgenutzten Worte „Liebe machen" gewinnen ihre ursprüngliche Bedeutung zurück, wenn wir den Einfluß der Liebe in unserem Leben fühlen.

Vorspiel

Sich auf das Liebemachen einzustimmen ist wesentlich, so daß unsere Energien erwachen und sich langsam aufeinander einstellen können. Es gibt uns Zeit, eine natürliche Anziehung entstehen zu lassen, und das macht einen entscheidenden Unterschied. Es tut dem Mann genauso gut wie der Frau, aber für die Frau ist es besonders wichtig. Da die Frau die negative Polarität verkörpert, braucht und begrüßt sie die Zeit vor dem Eindringen, um vollkommen bereit zu sein für die Liebe. Es muß ein liebevolles, sanftes Spiel sein, und keine ernsthafte Angelegenheit, bei der man ein bestimmtes Ziel anvisiert und einer Betriebsanleitung folgt.

Wenn wir nun frisch ans Liebemachen herangehen, so ist das Wichtigste beim Vorspiel, daß es uns nicht zu sehr erregen sollte. Mache deinen Partner nicht allzu scharf, obwohl du sicher öfter in Versuchung kommst, denn das macht es schwierig, sich bei der sexuellen Erfahrung zu entspannen. Wenn Verlangen oder Lust durch sexuelles Stimulieren hervorgerufen werden, bewegt sich die Energie auf eine Entladung zu, und das Resultat davon ist, daß es schwierig wird, bewußt im gegenwärtigen Moment zu bleiben. Beim tantrischen Ansatz zum Vorspiel ist die Geisteshaltung am wichtigsten. Es geht darum, wie man etwas macht, und nicht, was man macht. Wenn du deine/n Partner/in aufgeilen willst, so erfordert das eine ganz bestimmte Haltung und Vorgehensweise, eine bestimmte Absicht. Wie und wo du ihn oder sie anfaßt, ist entscheidend. Wenn sich ein Mann jedoch wirklich Zeit läßt, den Körper der Frau liebevoll, langsam und sinnlich zu erwecken, wird er fühlen, wie sehr sie für ihn bereit ist, wenn er dann in sie eindringt.

Die erogenen Zonen wiederentdecken

Die Natur hat uns erogene Zonen gegeben, die von Natur aus dazu dienen, sexuelles Interesse und sexuelle Lust in uns wachzurufen. Lust kann sich anfühlen wie das Summen der Lebensenergie selbst, und man darf sie nicht mit Erregung verwechseln. Die erogenen Zonen helfen uns, Zugang zu unserer Lebensenergie zu bekommen und dadurch funktionieren sie wie eine Brücke zum gegenwärtigen Moment. Aufgrund unseres mangelnden Verständnisses von Sex überbeanspruchen oder mißbrauchen wir jedoch unsere erogenen Zonen, und so werden sie langsam immer abgestumpfter. Das kann sich als mangelnde Empfindungsfähigkeit zeigen, so daß wir uns körperlich zurückziehen und für den andern und damit uns selbst verschließen, oder es äußert sich als Überempfindlichkeit, so daß wir so unerträglich empfindlich werden, daß eine Berührung uns fast abstößt. Manchmal fühlt sich der Körper auch bleischwer, betäubt und leblos an.

Die Brustwarzen der Frau können zum Beispiel entweder gefühl- und reaktionslos oder extrem empfindlich werden, so daß sie fast mit Schmerzen auf Berührung reagieren. Bei beiden Reaktionen besteht die Tendenz, den Partner sofort abzuweisen. Das gleiche kann bei der Klitoris geschehen, besonders wenn man sie gewohnheitsmäßig dazu nutzt, zum Orgasmus zu kommen. Auch eine unsensible Berührung kann einen abstoßenden Effekt haben und wird die Frau veranlassen, sich genau in dem Augenblick sexuell zurückzuziehen, wenn ihr Partner sie zu erreichen versucht.

Beim Tantra lernen wir, daß die Brüste und Brustwarzen der positive Pol der Frau sind, das Tor zu ihrem sexuellen Ausdruck, und daß sie durch ihre Brüste zu den Höhen und Tiefen ihres Orgasmus gebracht werden kann. Die Brüste sind der Weg zu ihrer femininen Sexenergie. Es ist für eine Frau also von höchster Bedeutung, daß ihre Brüste empfindungsfähig und offen dafür sind, Aufmerksamkeit zu empfangen und zu genießen. Sie darf auf die Berührung nicht unwillig reagieren, sondern muß sich ihr öffnen und sie begrüßen können, daher muß der Mann sehr aufpassen, wie er sie anfaßt.

Zu beobachten, ob eine Berührung deine Körperenergie verengt oder erweitert, kann eine nützliche Richtlinie sein und auch, ob sie zu einer gesteigerten Erregung und Spannung oder zu innerer Feinfühligkeit und Expansion führt. Es ist schön und natürlich für eine Frau, den Penis anzufassen, aber wenn sie ihn in die Hand nimmt, möchte sie normalerweise, daß er sofort steif wird, so daß er in sie eindringen und ihr einen Orgasmus machen kann. Die klassische Vorgehensweise, um eine Erektion zu erzielen, ist, mit der Hand auf und ab zu reiben. Bei dieser Art von Stimulation wird der Mann sehr erregt und ruhelos und möchte sich, wenn er in die Frau eingedrungen ist, sofort bewegen, was es ihm fast unmöglich macht, langsam und bewußt vorzugehen. Mit Bewegungen wie beim Masturbieren fühlt der Penis einen unausgesprochenen Druck und eine Forderung nach Erektion, was es ihm manchmal nur erschwert, sie zu bekommen. Diese auf Stimulierung beruhende Art der Erektion kann launisch, heikel und sehr schnell vorüber sein, so daß der Mann, wenn er erst mal in der Frau ist, diesen Pegel an sexueller Erregung aufrechterhalten oder wiederherstellen muß, um steif zu bleiben. Dadurch wird der Sex wahrscheinlich hektisch und übererregt, was zu vorzeitiger Ejakulation führt.

Wenn der Penis ohne Eile und ohne die Absicht, ihn steif zu machen, gestreichelt und liebkost wird, wenn die Berührung voller Liebe und ohne Forderung ist, kann es eine wunderbare Erfahrung und ein Genießen der gemeinsamen Energie sein. Wenn die Frau den Penis einfach berührt und dabei in Liebe präsent ist, wenn sie ihn massiert, drückt und die Vorhaut sanft zurückschiebt, wird der Penis das Interesse fühlen, die Liebe in sich aufnehmen und dementsprechend reagieren. Die Erektion ist dann nur eine Nebenwirkung der Liebe, und es ist eine völlig andere Erfahrung, als eine Erektion, die unter mentalem oder körperlichem Druck entsteht. Hier gibt es nur die eine Absicht, den Penis zu lieben und für seine herrliche Eigenschaft zu bewundern, ein heilendes, liebevolles, machtvolles Instrument zu sein. Der Penis selbst erkennt den Unterschied in der Haltung der Frau und fühlt sich ermächtigt.

Entspannung steigert die Energie und verlängert das Liebemachen

Mit der Erregung spielen ist ein natürliches Phänomen, eine wonnevolle Energie, aber benutzt die Lust nur gerade so viel, um euch warm zu machen und das Feuer zu entzünden; dann laßt euch entspannen und daran erfreuen. Tantrischer und konventioneller Sex ähneln sich anfangs darin, daß eine gewisse Lebendigkeit und eine Flamme der Anziehung nötig sind. Aber da hört die Ähnlichkeit auch schon auf, denn Tantra bleibt auf dieser Anfangsstufe, die, wenn man will, über viele Stunden ausgedehnt werden kann. Beim konventionellen Sex, wo sich Erregung aufbaut, wird das Feuer, das wir entzündeten, bald zu einer erlöschenden Glut. Der Wind facht die Flammen so sehr an, daß das Feuer auflodert und verlischt; für viele Leute dauert der Sex nicht länger als ein paar Minuten. Tantra rät von allem ab, was das Feuer auflodern und zu schnell verlöschen läßt. Stattdessen bleiben wir in den Flammen der anfänglichen Anziehung und fächeln ihnen mit Bewußtsein und Präsenz Luft zu. Nach und nach wird das Feuer den ganzen Körper umgeben und ihn stundenlang leuchten und strahlen lassen. Es fühlt sich an, als triebe man unterhalb des Erregungspegels. Man muß sich in jedem Moment neu bewußt machen, was gerade stimmt. Wenn ein wenig Erregung notwendig ist, um die Erektion aufrechtzuerhalten, so finde etwas, was dich stimuliert, vielleicht möchtest du dich ein bißchen hin und her bewegen, mach es aber nur kurz. Und dann entspann dich wieder, bleib cool und dehne das Liebemachen aus, so daß die Energie voll fließt und dich tief befriedigt. Wenn es einem Paar gelingt, diese Art der sexuellen Vereinigung zu erreichen, stellen sie fest, daß sie viel liebevoller miteinander umgehen und auch im Alltag auf ganz natürliche Weise viel besser zusammenarbeiten.

Werde dir bewußt, wie dein Partner auf deine Berührungen und Zärtlichkeiten reagiert. Vermeide die Stellen, die deinen Geliebten zu sehr erregen, oder versuche sie auf eine andere Art zu berühren. Da beim Vorspiel seit langem und fälschlicherweise hauptsächlich Vagina und Klitoris beachtet und stimuliert wurden, ist es besser, sie nicht zu kräftig, sondern sanft und voller Anerkennung zu behandeln. Wenn zum Beispiel die Klitoris mit schnellen Bewegungen gestreichelt wird, so erzeugt das große Erregung. Versuche einmal, einfach deine Finger darauf zu legen und nichts zu tun, sie nur zu berühren. Oder wenn du die Finger bewegst, dann nur langsam. Oder versuche Folgendes: Lege deine ganze Hand über das Schambein und laß sie einfach ein paar Minuten lang sehr leicht dort liegen, ohne irgend etwas Aktives zu tun. Schicke Energie und Liebe durch die Hand. Was auch angenehm antörnend wirkt, ist sanftes Anfassen, Ziehen und Spielen mit den Schamhaaren, oder auch ein leichtes Klopfen auf das Schambein. Alles in allem läßt sanftes, einfühlsames Berühren und Anfassen die Körperenergie sich ausdehnen und macht euch empfindungsfähiger, es wirkt augenblicklich antörnend, wohingegen sich der Körper bei Druck oder grobem, forderndem Anfassen klein macht, zusammenzieht und in Abwehr verhärtet, wodurch er weniger empfänglich wird.

Oraler Sex beim Vorspiel

An dieser Stelle fragt ihr vielleicht, was es denn mit den Wundern des oralen Sex beim Vorspiel auf sich hat. Viele Leute haben sich daran gewöhnt, ihn als unerläßlichen Teil des Sexakts zu verstehen, da ihnen die Wechselwirkung von „Penis in Vagina" keine tiefe Befriedigung bringt, ihnen ihr ekstatisches Potential noch unbekannt ist. Die orale Stimulierung von Penis und Klitoris produziert eine Menge Erregung und reduziert das Bewußtsein auf die Genitalien. Beide, Männer wie Frauen, haben festgestellt, daß oraler Sex den Penis und die Vagina abstumpfen läßt und die tiefgehende Wirkung von simplem bewußten Eindringen ruiniert. Und da wir jetzt über die positive and negative Polarität informiert sind, wird uns klar, daß es praktisch keine bio-elektrische Verbindung zwischen Mund und Genitalien gibt. Obwohl oraler Sex sicher erregend ist, werden doch keine tieferen Energien geweckt, und sobald man erst einmal die ekstatische magnetische Funktion von Penis und Vagina erfahren hat, wird der orale Sex auf die Dauer nicht mehr interessant oder nur noch gelegentlich eine vergnügliche kleine Abwechslung sein.

Für die Frau stellt sich in Bezug auf das Vorspiel auch die Frage der Feuchtigkeit und Gleitfähigkeit. Normalerweise wird die Frau ja durch Stimulieren feucht. Da wir das jedoch vermeiden, ist es besser, eine Gleitflüssigkeit oder Spucke anzuwenden. Gib etwas davon auf den Eingang der Vagina und auch auf den Penis. Es kann Spaß machen, die Flüssigkeit langsam und sinnlich vom Kopf bis zur Wurzel des Penis zu streichen und es zu einem Teil des Vorspiels zu machen. Du brauchst dich als Frau also nicht zu genieren, es ihm vorzuschlagen. Die Männer sind meist sehr bereit, eine Gleitcreme zu benutzen, weil sie ihnen hilft, mühelos in die Frau hineinzugleiten und sie das Auftragen außerordentlich genießen! Und denk dran, sie so aufzutragen, daß es den Penis lebendig und nicht hungrig macht. Sie soll feucht und nicht geil machen.

Nachdem eine Frau für einige Zeit auf entspannte Weise Liebe gemacht hat, wird sie bemerken, daß ihre Vagina ganz von selbst leichter feucht wird. Wenn die Vagina und das sie umgebende Gewebe entspannen und empfindungsfähiger und reaktionsbereiter werden, ist immer weniger Stimulierung erforderlich. Eine entspannte Vagina ist im allgemeinen geschmeidig und feucht und man braucht, um das Eindringen zu erleichtern, für sie und für die Spitze des Penis also nur ganz wenig Gleitcreme.

Die weibliche und die männliche Brust streicheln

Die meisten Frauen sehnen sich danach, daß ihre Brüste berührt und geliebt werden, weil es ihren Ober- und Unterkörper vereint und große sexuelle Erfüllung bringt. Wenn die Brüste gestreichelt werden, fließt Wärme und Energie über in die Vagina. Wenn aber die Brüste stark gequetscht, an ihnen gesaugt und sie überreizt werden, kann das die gegenteilige Wirkung haben: daß die Frau nämlich schnellstens erregt wird und auf einen Orgasmus hindrängt. Dabei besteht die Tendenz, daß sie ausflippt und in Nullkommanix statt zu fühlen in Raserei gerät! In diesem Fall ist die Reaktion der Brustwarzen nicht echt, sondern eher ein den Umständen entsprechender Reflex, der Spannung, Wollust und sexuelle Gier mit sich bringt. Die authentische Reaktion der Brüste und Brustwarzen bewirkt, daß die Körperenergie expandiert, das Herz warm wird und ein Strom heißen Lebens in die Vagina fließt. Dabei geht es nicht darum, daß man etwas „kriegt"; es hilft einfach nur, immer mehr „hier", leidenschaftlicher und präsenter zu sein.

Sage deinem Geliebten, wie er deine Brüste und Brustwarzen berühren soll, das wird euch beiden enorm helfen. Die Frau sollte ihren Partner ermutigen, ihre Brüste so zu streicheln, daß sie fähig ist, seine Berührungen an- und in sich aufzunehmen. Je mehr Gefühl sie in ihren Brüsten hat, desto offener ist ihr Herz, und die sexuelle Energie antwortet darauf. Eine Frau sollte nicht allein von ihrem Partner abhängig sein, um ihren positiven Pol zu erwecken. Ich empfehle ihr sehr, auch eine Bewußtheit ihrer Brüste aus ihrem eigenen Innern heraus zu pflegen. Ich möchte sie ermutigen, während des Liebemachens und auch zu anderen Zeiten ihre Brüste im Vordergrund ihres Bewußtseins zu „halten" (beide Brustwarzen gleichzeitig), sie mit Energie zu füllen und mit ihnen zu verschmelzen, um so ihre eigene Körperelektrizität zu aktivieren. Die Frau kann auch während des Liebemachens ihre eigenen Brüste berühren, um ihre Bewußtheit zu erhöhen.

Auch viele Männer haben sehr empfindsame Brustwarzen und lassen sich gerne dort anfassen. Schließe die ganze Brust und auch die Herzgegend mit ein, wenn du seine Brustwarzen streichelst, fühle den Brustkorb, seine behaarte oder glatte Oberfläche. Berühre auch einen wichtigen Akupressurpunkt in der Mitte der Brust, der manchmal Liebespunkt genannt wird; er befindet sich auf dem Brustbein in einer Linie mit den Brustwarzen. Massiere diesen Punkt fest mit kreisförmigen Bewegungen. Das stimuliert die Thymusdrüse und das Immunsystem und gleichzeitig erwärmt und öffnet es das Herz. Wenn der Brustkorb des Mannes durch liebevolle Berührung oder seine eigene Bewußtheit aktiviert wurde, unterstützt ihn das dabei, beim Liebemachen einfühlsamer und bewußter zu sein, und auch sein Herz fühlt sich erkannt. Wenn die weibliche und die männliche Brust sich treffen, kann der Mann sich vorstellen, die Energie der Frau durch sein Herz zu empfangen, und er kann es zulassen, daß sein Herz von Liebe durchdrungen wird.

Atmen und küssen

Wenn man bewußt, langsam und tief atmet, während man seinem Geliebten beim Vorspiel näherkommt, so trägt das zu einer ungeheuren Sinnlichkeit bei. Wenn man durch den Mund ein- und ausatmet, kommt man in Einklang mit dem eigenen Körper und in Harmonie mit seinem Partner. Atme tief in deine Hände, während du berührst und berührt wirst, und fühle, wie der Atem sich um die Zellen legt und sie mit Bewußtsein erfüllt. Laß dein Atmen zu einem Abenteuer werden, das die Lebensenergie aktiviert und dich ermutigt, in deinem Körper voll präsent zu sein.

Küssen ist eine wahrhaft wundervolle und sinnliche Kunst, ja es kann sogar zu einer Sprache werden, was ein wichtiger Aspekt beim Vorspiel und Liebemachen ist. Es beschwört eine sexuelle Antwort auf einer sehr tiefen Ebene herauf. Küssen, durch den Mund verbunden sein, ist die höchste Intimität des Auge in Auge und von Angesicht zu Angesicht. Es ist eine extrem intime Gebärde, und man mag einmal darüber nachdenken, ob man mit einer Person Liebe machen will, aber man wird es sich zweimal überlegen, ob man sie küßt. Es ist fast so, als ob wir das Küssen für etwas Geheiligteres halten als den Sex. Wenn wir die Person lieben, mit der wir Sex haben, dann haben wir das unwiderstehliche Verlangen, sie zu küssen. Die Liebenden tauschen so ganz tief ihre Energie aus, sie trinken sie durch die Sinnlichkeit des Mundes in sich hinein, und so verbinden sich ihre Körper zu einem vollen intimen Kreis.

Jedoch genau wie beim Liebemachen tun wir auch beim Küssen oft des Guten zu viel. Entspannung ist die größte Hilfe beim Küssen. Entspanne Mund und Unterkiefer und ganz besonders die Lippen; laß sie ganz weich und empfänglich werden. Für gewöhnlich spitzen wir beim Küssen die Lippen zu einer dicht geschlossenen Rosenknospe und dann küssen wir die andere Person schnell auf ihre verspannten Lippen. Das ist kein echter Kuß, bei dem ein Energieaustausch durch den Mund stattfinden könnte, weil die Lippen zu angespannt sind. Lippen müssen relaxt und weich, hingebungsvoll und willig sein. Bringt eure Lippen ganz, ganz langsam zusammen, wenn ihr euch küßt, laßt sie sich sanft treffen, seid schmiegsam und verschmelzt miteinander. Haltet diesen sinnlichen Kontakt aufrecht, laßt die Lippen einander antworten bei diesem sukkulenten Tanz.

Es wird heutzutage viel Wert auf den Zungenkuß gelegt. Beim Tantra bleibt das jedoch den Gelegenheiten vorbehalten, wenn die Sexenergie sehr stark fließt. Wenn der Mann beim anfänglichen Küssen der Frau die Zunge in den Mund schiebt, so wird sie das leicht abtörnen. Es ist zu früh zu viel, er muß sich ihr langsamer nähern. Zungenküsse fördern auch wieder die schnelle Erregung, besonders beim Mann. Darauf müßt ihr also beim Vorspiel und beim Liebemachen achten, wenn ihr die sexuelle Temperatur niedrig halten wollt. Die in den Mund gesteckte Zunge wird vom

Mann oft als Ersatz für den Penis benutzt, besonders wenn es gerade nicht möglich ist, in die Frau einzudringen, oder auch wenn er spürt, daß sein Penis nicht ausreicht.

Anfangs wird es uns vielleicht ein wenig merkwürdig oder unvollständig vorkommen, wenn wir uns küssen, ohne daß die Zunge ins Spiel kommt. Aber bald schon werdet ihr in der Lage sein, das prickelnde Gefühl und die Sinnlichkeit der saftigen Lippen an sich zu spüren. Durchdringe deine Lippen mit deiner Präsenz und Bewußtheit, und du wirst dich über die Wirkung auf deinen Körper und die Reaktionen deines Partners wundern. Bringt Humor ins Spiel, seid unwissend und frisch und entdeckt wieder die Unschuld der Kinder, wenn ihr euch der Liebe nähert. Liegt zusammen, knuddelt und küßt euch und reibt sogar die Nasen aneinander!

Sich bewußt voneinander lösen

Es ist gut, sich klar zu machen, daß es genau so wichtig ist, sich ebenso langsam und voller Hochachtung wieder zu trennen, wie man langsam und voller Hochachtung zusammengekommen ist. Vorspiel und Nachspiel sind ein und dasselbe. Bewußtes Liebemachen erschafft um das Paar herum ein sehr kraftvolles Energiefeld. Wenn das plötzlich durchbrochen wird, kann es zu einer ernsthaften Störung kommen, dann entsteht genau der entgegengesetzte Effekt. Der intime Austausch hat eine tiefe Bindung geschaffen, die nährt und heilt. Wenn aber zum Beispiel der Mann plötzlich und unerwartet seinen Penis aus der Vagina zieht, kann das ein physischer und psychologischer Schock sein, der in der Frau das Gefühl hinterläßt, plötzlich entwurzelt oder von ihrem Liebsten im Stich gelassen worden zu sein. All das Schöne und Gute, das beim Liebemachen geschaffen wurde, kann dadurch leicht zunichte gemacht werden. Die Energiefelder sind eins geworden, man darf sie also auf keinen Fall plötzlich trennen. Teile deinem Partner mit, wenn du deinen Körper von seinem lösen möchtest, und mache es ganz langsam und bewußt.

Nach dem Liebemachen ist es wirklich lohnend, noch eine Weile in Bewußtheit Seite an Seite zu liegen und nach der sexuellen Vereinigung in Stille zu entspannen. Halte dabei deine Aufmerksamkeit auf dein Inneres gerichtet, bevor die Energie durch Reden oder Lachen zerstreut wird, und genieße die strömenden Empfindungen im ganzen Körper. Das erhöht deine Empfindungsfähigkeit ganz enorm und übt eine transformierende Wirkung aus.

Schlüsselpunkte

- Der Körper einer Frau erwärmt sich langsam und braucht ein liebevolles Vorspiel.
- Haltet die sexuelle Temperatur niedrig. Es geht nicht darum, was wir tun, sondern wie wir es tun.
- Bezieht die positiven Pole ein, besonders die Brüste.
- Atmen, küssen und berühren erweckt die Sinne.

Gefallen wollen und Leistung bringen

Wir alle fragen uns, ob wir gute Liebhaber sind. Wir stellen uns Fragen wie: „Stelle ich meinen Partner auch zufrieden?“ und „Bin ich gut genug oder bin ich ihm zu viel?“ Wir wollen ihm gefallen und hoffen, daß er uns schätzt und gern mit uns zusammen ist. Und das erzeugt Druck im Bett. Wir wollen alles gut und richtig machen, wir wollen, daß es klappt. Aber da wir so sehr auf das Ergebnis erpicht sind, auf das, was dabei herauskommen soll, sind wir dazu übergegangen, alles zu tun, um nur ja zu gefallen; dafür schauspielern wir sogar. Wenn wie eine feste Vorstellung davon haben, was geschehen sollte, und alles daransetzen, um es genauso hinzukriegen, dann haben wir den Kontakt zu unserem Wesenskern verloren, zur Quelle unserer Sexenergie. Anstatt daß sich die Energie in unserm Innern erwärmt und ausdehnt, wird sie in bestimmte Bahnen gelenkt oder sie rinnt durch ein Leck nach außen in gefallen wollen und Leistung bringen.

Gemäß unseren körperlichen Unterschieden muß der Mann die Hauptlast des Leistungsdrucks tragen. Da er jedesmal eine volle Erektion aufrecht zu erhalten hat, damit der Verkehr stattfinden kann, trägt er eine schwere Last. Wenn Männer unter sich darüber sprechen, wie in verzweifelten Nächten alle Versuche scheiterten, doch noch eine Erektion zu bekommen, fühlt man ihren ungeheuren Schmerz. Und so ist es nicht verwunderlich, wenn Männer unter Potenzängsten leiden, denn ohne das wunderbare Phänomen der Erektion gibt es keine Penetration und kein Liebemachen, was das Leistungskonzept nur noch verstärkt.

Dieses Konzept besagt, daß der Mann Leistung bringen und eine gute Show liefern muß: Er muß es ihr besorgen. Diese Haltung legt nahe, daß der Mann, um ein guter Liebhaber zu sein, eine gute Maschine zu sein hat, was dazu führt, daß der Mann sich auf „Tun“ ausrichtet, darauf, etwas geschehen zu machen, und das hat ihn mechanisch werden lassen. Er glaubt, daß er so bald wie möglich so steif wie möglich werden muß, und so lenkt er seine Energie in dem Verlangen nach der äußeren Projektion seines Penis nach außen. Das entfremdet ihn von seinem Körperbewußtsein und der Fähigkeit zu entspannen und seinem Körper zu vertrauen. Es herrscht die Überzeugung, daß ein Mann sich auf eine ganz bestimmte Art und Weise verhalten muß, damit die Liebe stattfinden kann. Aber um uns einem neuen Stil des Liebemachens zuwenden zu können, müssen wir eine grundsätzliche Kehrtwendung vollziehen, indem wir die Aufmerksamkeit zu uns selbst zurücknehmen. Der Nachdruck, der darauf gelegt wird, daß der Penis für die Liebe steif zu sein hat, ist eines der fundamentalsten Mißverständnisse unter Liebenden. In Wirklichkeit wird der Penis, wenn ihn eine liebevolle, entspannte sexuelle Atmosphäre umgibt, ganz von selbst steif, zumindest steif genug, um in die Frau eindringen zu können. Und ihr kennt jetzt die wonnevolle Möglichkeit der weichen Penetration, bei der überhaupt keine Erektion nötig ist. In einer meiner Gruppen sagte ein Mann: „Wenn mein Penis nicht steif ist, betrachte ich ihn nicht einmal als Penis.“ Aber so ist es nicht. Hart oder weich, der Penis ist immer mit Energie erfüllt.

Vergiß die Potenz, sei in deiner Bewußtheit

Für den Mann ist der Sex so stark zu einem mentalen Aspekt geworden und er ist so sehr damit beschäftigt, seine Leistung zu überwachen oder sie in seinen Fantasien zu verbessern, daß er kaum je Gelegenheit hat, wahrhaftig hinunter in seinen Penis zu fühlen. Er nimmt ihn sozusagen von außen wahr und benutzt ihn, aber er ist nie wirklich in ihm. Mit unserer Neuorientierung, bei der Leistung gar nicht mehr gefragt ist, kann er seiner Energie jetzt eine neue Richtung geben, so daß er das Wunder zwischen seinen Beinen wirklich spüren kann. Er kann anfangen zu fühlen, daß sein Penis in der Vagina ist, und zwar in der Tat und nicht in der Fantasie. Wenn er seinen Penis mit seinem Bewußtsein eins werden läßt, wird er unglaublich feinfühlig und wahrnehmungsfähig, und das hat nichts mit Potenz und schon gar nichts mit seiner Größe zu tun. Wenn man die Genitalien als eine Einheit betrachtet und als energieerzeugende Organe erlebt, dann ist nicht ihre Größe ihr Kapital, sondern ihre Empfindungsfähigkeit. Männer berichten, daß viele ihrer gewöhnlichen Konkurrenzgefühle mit andern Männern und das Zurschaustellen ihrer körperlichen Überlegenheit wegfiel, nachdem sie sich die neue Art des Liebemachens zu eigen gemacht hatten.

Da die Frau keine Erektion braucht, unterliegt sie nicht dem gleichen Leistungsdruck wie der Mann. Sie weiß, sie muß feucht werden, aber Trockenheit läßt sich leicht beheben. Gleitcreme oder Spucke genügen. Daher steht die Frau lange nicht so unter Druck wie der Mann. Da sie jedoch weiß, daß sie ihren Mann ohne Erektion nicht haben kann, beginnt sie ihm etwas vorzumachen, um ihm zu gefallen. Ihre vorgetäuschten Orgasmen sind berüchtigt. Vielleicht will sie ihrem Mann auch durch Laute oder Gesten zeigen, daß sie genießt, wie er sie anfaßt oder in ihr zustößt, sogar wenn das gar nicht der Fall ist, einfach nur in der Hoffnung, ihn dadurch anzutörnen, so daß er noch länger steif bleibt. Die meisten Frauen kennen das, und einige haben sogar Schmerzen beim Verkehr und ignorieren es. Stattdessen sind sie nur darauf konzentriert, ihrem Mann alles zu Gefallen zu tun, was ihn unterstützt, und sie verlieren alle Bewußtheit für die Vorgänge in ihrem eigenen Körper. Ist meine Vagina entspannt? Was wäre, wenn ich aufhören würde mich vor und zurück zu bewegen? Wie würde es sich anfühlen, wenn ich ihn tiefer hineinlassen würde? Das Becken anders anwinkeln würde? Wenn die Frau beim Sex mit ihrem Bewußtsein bei sich selbst ist, wird sie feststellen, daß viele ihrer Bewegungen nur darauf abzielen, dem Mann und seinem Penis Vergnügen zu bereiten, und nicht etwa ihr selbst oder der Aufnahmebereitschaft ihre Vagina dienen. Tantra lehrt uns: Wenn die Vagina einer Frau entspannt ist, wird der Penis eine natürliche Erektion haben. Bei einer hingebungsvollen und durchlässigen Atmosphäre ist die Wahrscheinlichkeit der Anziehung und einer positiven Reaktion viel größer.

Wenn die Energie der Frau sich durch „gefallen wollen" von ihr selbst abwendet, und die Energie des Mannes durch „Leistung bringen" nach außen projiziert wird, kann es zwischen den entgegengesetzten Polen zu keinem echten Austausch von sexueller Energie kommen. Beide sind nicht in ihrer Mitte und nicht bei sich, und vielleicht erleben sie einen explosiven kurzen Bums, aber nicht das langandauernde, langsame, sinnliche Feuer, das Tantra für uns vorgesehen hat.

Wir alle wissen, daß ein Feuer, das zu viel Holz und Wind bekommt, zu schnell niederbrennt. Genauso wissen wir, daß es ohne Holz und Wind nicht brennen kann. Das Feuer braucht genau die richtige Menge Holz und Wind, damit es bis in die frühen Morgenstunden weiterglüht. Wenn wir es mit dem Liebemachen vergleichen, können wir erkennen, wie viel Liebe und Verständnis notwendig sind, um unsere Bewußtheit kontinuierlich auf dem richtigen Maß an Holz und Luft zu halten.

Man hat uns beigebracht, die Erregung zu benutzen, um dahin zu kommen, wo wir hinwollen. Diese „Hitze" schürt unser Feuer noch vor der Vereinigung an. Wenn der Penis einmal in der Vagina ist, brauchen wir sogar noch mehr Hitze, um die Erektion aufrechtzuerhalten. Wenn wir ein schnelles Feuer entzünden, und es so hoch wie möglich schüren, dann wird es um so heftiger abbrennen. Aber was noch viel wichtiger ist: Wenn wir die Hitze im Körper eines anderen entfachen, bevor wir sie in uns selbst entzünden, haben wir ein Strohfeuer geschaffen.

Laß dich deinen Körper von innen heraus erfahren

Wenn man seine Projektion langsam zurücknimmt, aufhört an den andern zu denken und zu sich selbst zurückkommt, wird die Beziehung zum eigenen Körper extrem wichtig. Dann kann man sich darauf konzentrieren zu entspannen, zu atmen und den Körper von innen zu erfahren. Wenn du aufhörst, dich auf jemand anders zu konzentrieren, auf den du sowieso keinen echten Einfluß hast, und die Aufmerksamkeit zu dir selbst zurücknimmst, beginnst du dein eigenes Feuer zu schüren. Du mußt dich zuerst einmal um dich kümmern, bevor du das Feuer hegst, das zu jemand anderem gehört. Und dann erlebst du eine große Überraschung! Wenn dein Feuer entzündet ist, dann wende dich deinem Geliebten zu. Fache dein eigenes Feuer an, während du dich ihm näherst, und wenn auch seine Flammen lodern, dann ist da ein Potential für golden leuchtende Glut. Stellt euch immer wieder die Frage: „Mache ich das hier für mich oder aufgrund einer Vorstellung, die ich von mir habe?" Das wird euch unschätzbare

Antworten liefern. Fallt in dem Moment in eure Mitte zurück, in dem ihr merkt, daß ihr euch nach außen projizierst, indem ihr zu gefallen versucht oder Leistung bringen müßt, und ihr werdet beide fühlen, wie eine Welle sexueller Energie sich durch eure Körper ergießt.

Der Zeitpunkt der Penetration ist immer ein delikater Moment, und der Druck zu gefallen oder sich zu beweisen kann dabei nur allzu leicht im Vordergrund stehen. Während sich Körper und Energien auf das Eindringen vorbereiten, ist der Verstand oft mit allerlei Bedenken beschäftigt. Ist es vielleicht zu früh? Wird es überhaupt passieren? Wird es auch klappen? Wird sie mich reinlassen? Häufig dringt der Mann in seine Partnerin ein, bevor sie überhaupt physisch und psychologisch bereit ist, was dazu führen kann, daß die Frau sich bedrängt fühlt und daher einen Widerstand gegen das Liebemachen aufbaut. Um diesen Druck abzubauen und das Bewußtsein zu stärken, ist es wesentlich, daß die Frau sich den Koitus wünscht. Ich schlage Paaren vor, daß die Frau, sobald sie sich bereit fühlt, ihren Partner einlädt in sie hereinzukommen. Wenn der Mann eine Erektion hat, ist das leicht, und wenn nicht, braucht er mehr Zeit und die Frau kann warten. Oder vielleicht einigt ihr euch darauf, die weiche Penetration zu versuchen. Wahrscheinlich ist aber der Mann mit seinem aktiven positiven Liebespol natürlicherweise eher bereit, während die Frau sexuell passiver ist und meistens mehr Zeit braucht als der Mann. Wenn die Frau den Mann auffordert, in sie einzudringen, läßt sie sich als willige und verantwortliche Partnerin ein. Wir müssen jedoch hinzufügen, daß die Frau ihrem Mann das Eindringen keinesfalls als Teil eines Machtspielchens verweigern darf. Das würde ein mentales Element und Kontrollgelüste über den andern hineinbringen, was absolut keinen Platz in der tantrischen Einstellung zur Liebe hat. Partner, die eine neue Basis für ihre Liebe schaffen wollen, sollten an das Liebemachen mit Aufrichtigkeit und Wahrhaftigkeit herangehen.

Frauen und Männer finden den Vorschlag, daß die Frau den Mann auffordert, in sie hereinzukommen, äußerst hilfreich. Die Männer mögen es, weil dann die Frau die Verantwortung übernimmt und er sich entspannen kann und sich keine Sorge um den perfekten Augenblick machen muß. Auch die Frauen schätzen es sehr. Die Frau kann endlich entspannen, sie muß sich nicht zur Bereitschaft zwingen. Es ist klar, daß die Entscheidung über sein Eindringen in sie bei ihr liegt, und daß ein Überschreiten ihrer Grenzen damit ausgeschlossen ist. Wenn eine Frau den Mann in ihrer Vagina willkommen heißt, so fühlt er, was für einen Unterschied das macht und daß sich das Warten gelohnt hat.

Ihr werdet feststellen, daß Penis und Vagina sich bald an diese neue Vorgehensweise gewöhnen, daß dadurch die Feinfühligkeit gesteigert wird und der Druck wegfällt, gefallen oder sich beweisen zu wollen. Liegt ein paar Minuten zusammen, schaut euch in die Augen, atmet zusammen, entspannt euch und schon seid ihr beide bereit. Es ist, als ob die Sexualorgane verständen, daß ihnen hier Liebe übergeben wird. Ihre natürliche Reaktion aufeinander wird aktiviert, da sie spüren, daß sie jetzt die Verantwortung für die Liebe tragen. Unter normalen Umständen wird diese natürliche Reaktion durch mentalen Druck verhindert. Aber allmählich sind ganz subtile Phänomene mehr als genug, um die sexuelle Energie zu erwecken, ohne dem andern gefallen oder sich durch Leistung beweisen zu müssen.

Gefallen wollen und die äußere Erscheinung

Tragischerweise sind wir heutzutage Teil einer „Gut-Aussehen-Gesellschaft", und insbesondere Frauen stehen unter dem bedrückenden Zwang, sich den strengen Forderungen dieser Gesellschaft zu unterwerfen. Auch das bringt uns wieder zu einer objektiven und äußeren Betrachtungsweise unserer selbst, und so verlieren wir die Verbindung zu unserer inneren Welt, unserer Subjektivität, dem Ursprung unserer Schönheit. Eine echte leuchtende Schönheit hat wenig mit äußerlichen Merkmalen zu tun. Es ist eine Eigenschaft, die von innen her nach außen strahlt. Wenn eine Frau in ihrer Liebe Erfüllung findet, ist sie außerordentlich schön, ja sie ist leuchtend vor Liebe. Die Liebe erfüllt die physische Form mit Licht. Die inspirierenden Kurven femininer Anmut finden sich in jedem Frauenkörper. Bewußtheit und eine liebevolle Einstellung zum eigenen Körper sind die Wurzeln für echte Schönheit, Eleganz und Würde. Dennoch verurteilen oder vergleichen sich die meisten von uns, anstatt daß wir unsere Körper lieben. Vergiß die Idealmaße und beginne deinen Körper von innen heraus zu lieben, während du gleichzeitig die Form und das Aussehen anderer wertschätzt. Akzeptieren und Entspannen üben eine tiefgreifende Wirkung auf die Körperenergie aus, was eine einzigartige feminine Schönheit erschafft.

Schlüsselpunkte

- Gib die Idee auf, ein perfekter Liebhaber sein zu wollen – ohne dieses Ziel gibt es nichts zu beweisen.
- Leite genau diese Energie dahin, deinen Körper von innen her zu fühlen.
- Wenn der Mann und die Frau entspannt sind, ist Lieben einfach.
- Das Leuchten der Liebe ist der wahre Ursprung weiblicher Schönheit.

Orgasmus und Ejakulation

Im Zusammenhang mit Tantra ist der Orgasmus ein wichtiges Thema, das leicht zu hitzigen Diskussionen führen kann. Beim konventionellen Sex besteht kaum ein Zweifel, daß Ejakulation und Orgasmus die Hauptgründe sind, warum man Liebe macht. Beide sind äußerst angenehme Empfindungen, sie entspannen, bauen Druck ab und lassen uns besser schlafen. Wenn man sie abschafft, scheint sich das Liebemachen kaum noch zu lohnen, weil es dann kein Vergnügen mehr gibt. Für viele Männer und auch Frauen ist Sex ohne Ejakulation einfach undenkbar.

Aber wenn der Mann ejakuliert hat, ist es mit dem Sex vorbei. Die Chance, sich nahe zu sein und Energie miteinander zu teilen, ist vorüber, sie ist einfach verpufft. Genau aus diesem Grund sagt Tantra: „Warum hier aufhören?" Warum soll der Mann jedesmal kommen und aus Gewohnheit sein Sperma hinauswerfen? Es ist pure Energie, es ist durchdrungen von der Potenz der Lebenskraft, also behalte es in dir. Der Körper wird ejakulieren, wenn er wirklich ejakulieren muß; da muß man gar nicht nachhelfen.

Viele Männer berichten, daß sie sich nach dem Ejakulieren wie ausgepumpt fühlen. Die Witze, die in unserer Gesellschaft über Männer gemacht werden, die sich, nachdem sie gekommen sind, umdrehen und schnarchen, sind traurig aber wahr. Und dennoch streben wir immer wieder zielsicher auf das Ende des Sexaktes zu. Es besteht kaum ein Zweifel, daß unser Liebemachen durch unsere Konditionierung die Tendenz hat, resultatorientiert zu sein. Die Dringlichkeit ruheloser Erregung motiviert und erfüllt uns mit dem Wunsch, die innere Spannung loszuwerden. Wenn wir beim Sex keinen Orgasmus bekommen oder nicht ejakulieren, haben wir das Gefühl, das nichts passiert ist. Dann war es keine befriedigende oder richtige sexuelle Erfahrung. Danach bist du vielleicht unzufrieden, gereizt oder streitlustig, fühlst dich betrogen, oder glaubst, von den Wünschen und Launen deines Geliebten abhängig zu sein, besonders wenn dein Partner im Gegensatz zu dir gekommen ist.

Wir werden süchtig nach Orgasmus und Ejakulation, denn durch sie verringern wir unseren inneren Druck, und das fühlt sich gut an. Aber hast du dich jemals gefragt, ob du neben dem reinen Vergnügen auch wirklich ein Bedürfnis nach einem Orgasmus fühlst? Mußt du wirklich unbedingt kommen? Hast du, auch wenn du nicht kommst, das Gefühl Liebe gemacht zu haben? Die Identifizierung mit dem Erlebnis des „Kommens“ und unser Festhalten daran macht es uns schwer, uns auf den tantrischen Weg zu begeben, da wir daran gewöhnt sind, uns mit einer festen Vorstellung auf ein Ziel zuzubewegen. Laut den Prinzipien von Tantra gilt es weder etwas zu tun, noch irgendwo hinzugehen. Innerhalb dieser Orientierung kann sich die tantrische Erfahrung am ehesten ergeben.

Zum Gipfel kommen – ein Kreis von Verlangen und Entladung

Orgasmus und Ejakulation sind Gipfelerfahrungen. Sie entstehen dadurch, daß die sexuelle Energie absichtlich auf eine Entladung hin hochgeschraubt wird, was jedes Mal auf mehr oder weniger gleiche Weise vor sich geht. Kreativität ist bei dieser Art des Liebemachens nicht gefragt, denn wenn das intensive Verlangen oder der Drang nach dem Orgasmus wächst, werden wir allein schon durch den Gedanken daran mächtig vorangetrieben. Vorsätzlich erklimmen wir die Leiter der Erregung, wobei jede Zelle im Körper, jeder Gedanke im Kopf nur auf mehr und immer mehr ausgerichtet ist. Wir beachten dabei nur die genitalen Empfindungen, und benutzen Reibung, um sie zu steigern und zu intensivieren. Es ist eine harte und zielgerichtete Arbeit auf einen kurzfristigen Himmel zu, während sexuelle Spannung den Körper auffrißt, überkocht und sich entlädt. Es ist eben dieser unbewußte Drang zum Orgasmus, der die sexuelle Erfahrung eng und hohl bleiben läßt und ein unüberwindliches Hindernis für mehr Freude und Ekstase bildet. Dieser starke Orgasmuszwang kommt uns völlig natürlich vor, aber nur weil wir uns nicht darüber im klaren sind, wie ausgeprägt unsere sexuelle Konditionierung ist.

Die Konditionierung (der Verstand), die unser Verlangen nach dem Höhepunkt geschaffen hat, schaltet die Intelligenz (den Körper) unserer wahren sexuellen Natur aus, die auf der fest verwurzelten Polarität beruht. Werde dir der Spannung und Enge in deinem Körper bewußt, wenn er einem Orgasmus nachjagt. Werde dir bewußt, wie deine Pobacken sich verspannen und Bauch und Beckenboden sich zusammenziehen. Und oft fühlst du dich, nachdem du gekommen bist, weiter von deinem Geliebten entfernt, als wenn ihr plötzlich getrennt worden wäret. Die Funken, die anfangs durch die Luft flogen, sind verschwunden und es liegt ein Schatten über euch. „Was soll das alles?" fragt ihr euch vielleicht. In Wahrheit hat die Vorstellung, daß wir kommen, den Effekt, daß wir gehen und unseren Geliebten frustriert und unglücklich zurücklassen. Immer wieder kommen wir zurück, denn wir fühlen uns unerfüllt und leer, und genau dadurch entsteht neues Verlangen. Wir befinden uns in dem rastlosen Teufelskreis von Verlangen und Entladung, was kaum etwas mit dem Privileg einer echten sexuellen Vereinigung zu tun hat.

Für gewöhnlich ist es einer Frau nicht möglich, in kurzer Zeit zu einem befriedigenden Höhepunkt zu kommen. Sie ist langsamer als der Mann, und zwar deshalb, weil ihre Sexualität total ist, und sich über ihren ganzen Körper, einschließlich der Brüste, verteilt. Wenn sie sich beim Liebemachen nicht auf einen sexuellen Tanz einlassen kann, kann sie keinen natürlichen Orgasmus erleben. Dazu braucht sie Zeit und muß sich entspannen. Viele Frauen leben in der lebenslangen traurigen Illusion, daß sie nicht orgasmusfähig sind. Das Phantom des Orgasmus hängt über ihren Köpfen. Viele Frauen haben ihren Männern den Orgasmus nur vorgespielt und nie wirklich einen, geschweige denn mehrere, gehabt. Frauenzeitschriften sind voll von Artikeln über Orgasmusschwierigkeiten. Die Wurzel des Übels ist, daß die Frauen zu verspannt sind, wenn sie Liebe machen, und das wird durch den Versuch, unbedingt zu kommen und das Konzentrieren auf die Klitoris nur noch verschlimmert. Die ekstatischen Wellen des Orgasmus, die den Körper überspülen, die erhöhte vaginale Sensibilität, die wir dadurch erreichen, daß wir in unseren Brüsten dahinschmelzen, Empfindungen, bei denen es keine Anstrengung gibt und wir fast vergehen, können nicht erzwungen oder erjagt werden. Das einzig Erforderliche ist Präsenz. Ein Orgasmus, den wir durch Erregung aufgrund von Reibung und Stimulierung der Klitoris erreichen, verursacht nur eine Entladung von sexuellen Spannungen und läßt uns nicht die sexuelle Ekstase erleben, die durch den Kontakt der Vagina mit dem Penis ausgelöst wird. Einige von uns verspannen sich leichter als andere, einigen von uns fällt es sogar leichter, sich mit den Verspannungen zu entspannen. Aber was wir für einen Orgasmus halten, ist wirklich nicht das Wahre!

Wenn Frauen älter werden, wird der Wunsch, eine sexuelle Entladung zu erzwingen, schwächer, denn meist lohnt es die Mühe gar nicht. Das hält man dann fälschlicherweise für mangelndes sexuelles Interesse. Wenn Frauen dann hören, daß sie keinen Orgasmus zu bekommen brauchen, ja daß sie nicht einmal daran zu denken brauchen, sind sie ungeheuer erleichtert. Das bedeutet nämlich, daß sie ihr Sexleben fortsetzen können, weil sie sich endlich entspannen können. Viele sagen dann, daß sie intuitiv schon immer gewußt haben, daß der Orgasmus nicht alles sein kann. Es ist auch eine Wohltat für die Frau, sich nicht weiter um ihre Klitoris zu kümmern und sie nur ins Spiel kommen zu lassen, wenn sie durch den natürlichen Kontakt zwischen den zwei Körpern stimuliert wird. Wenn wir gar nicht an den Orgasmus als Ziel denken, haben wir einen sehr viel leichteren Zugang zu unserer essentiellen orgasmischen Natur.

Bei den Männern ist meist genau das Gegenteil das Problem, da sie oft zu früh ejakulieren, ganz gleich ob das nun nach fünfzehn, zwanzig oder fünfundzwanzig Minuten der Fall ist. Frühzeitige Ejakulation, fünf Sekunden oder dreißig Minuten nach der Penetration, ist und bleibt zu früh. Es ist ganz einfach nicht lange genug, um die exquisiten sexuellen Energien der Frau anzuzapfen und zu aktivieren oder den Mann wirklich sexuell zu befriedigen. In Wahrheit sind die Körper ja dafür gemacht, stundenlang ohne Maß und Ziel Liebe zu machen, und dabei können Orgasmus und Ejakulation passieren oder auch nicht. Es ist nicht einfach nur eine Gewohnheit, sondern wir haben die Wahl.

Entspanne und bleibe im Jetzt

Im Tantra reduzieren wir die Erregung und schauen nicht auf Ergebnisse, im Vertrauen darauf, daß der Sex mehr zu bieten hat als momentanes Vergnügen. Und das ist sicherlich so. Vielleicht gehört das noch nicht zu deinem Erfahrungsbereich, aber wenn wir in die sexuelle Energie hineinentspannen, dann entscheiden wir uns dafür, die Energie in unserem Körper zu behalten. Stelle dir, um aus dem Mechanismus von Orgasmus und Ejakulation auszubrechen, folgende Fragen: „Wo bin ich gerade? Bin ich gerade auf diesen Moment konzentriert oder auf den nächsten? Bin ich fähig, dieses Streicheln, dieses Eindringen zu fühlen, oder denke ich dabei an das nächste, und das übernächste und das danach?" Die Antwort kommt blitzartig!

Stelle dir diese Fragen während des Liebemachens immer wieder und nimm dabei wahr, wie deine Aufmerksamkeit entweder auf das Vergnügen deines Partners gerichtet ist oder darauf, daß du zum Orgasmus kommst. Laß dich auch wahrnehmen, daß dir selber immer einen Schritt voraus zu sein nicht dasselbe ist, wie jetzt in diesem Moment zu sein; und wenn man lernt, daß es etwas anderes ist, so hat man viel gelernt. Richte deinen Blick nach innen und unten in deine Mitte und kehre zur Bewußtheit zurück. Laß dieses Bewußtsein jetzt aus deinem Tiefinneren nach außen strahlen, und bring dich dadurch ins Hier und Jetzt, daß dein Körper deinen Geliebten trifft.

Man mag sich fragen, warum in aller Welt eine Frau nicht kommen soll, wo sie doch keinen lebenspendenden Samen zu verlieren hat? Falls sie vollkommen entspannt ist, ist das in Ordnung. Ansonsten ist es wesentlich, die Art der Beziehung zwischen den Partnern, wie sie Liebe machen, zu verstehen. Wenn das Sinnen und Trachten einer Frau ganz darauf gerichtet ist, durch Erregung einen Orgasmus zu erlangen, ist es für den Mann ziemlich schwierig, nicht ejakulieren zu wollen. Es ist ein grundsätzlicher Interessenkonflikt innerhalb der Genitalien. Die Intensität der Erregung (Spannung) der Frau wird die Entspannung des Mannes überwältigen und plötzlich ist auch er erregt und bereit zur Ejakulation. Wenn die Atmosphäre in der Vagina angespannt ist, dann wird der Penis es auch. Sogar wenn ein Mann fähig ist während des Höhepunktes seiner Partnerin entspannt zu bleiben, wird sie danach wahrscheinlich weniger interessiert und nicht mehr so engagiert sein wie noch einige Augenblicke vorher. Plötzlich ist da ein Vergeuden, ein Wegsickern von Energie, und das Feuer verläuft im Sande. Und was noch wichtiger ist, wenn eine Frau ganz auf den Orgasmus konzentriert ist, ist sie abwesend und nicht wirklich präsent und empfänglich.

Das Geheimnis von Tantra ist wie immer Entspannung. Denke darüber nach, was passieren würde, wenn du den Gipfel nicht erreichst, sondern dich im Tal entspannst und zu einer Welle im Ozean würdest. Wenn du deinen Körper entspannen läßt, gelangst du an die Quelle deiner Sexenergie, wo du anfängst von deinen Polaritäten auszugehen. Da kann viel mehr geschehen. An einer sexuellen Entladung ist nichts falsch, sie ist biologisch, aber wenn wir ihr erlauben, uns davonzutragen und zu überwältigen, vergessen wir die Liebesreise, die damit einhergeht. Wenn wir den Gipfel ansteuern, vergessen wir die Reise auszudehnen. Es ist der gleiche Unterschied wie der zwischen einem Sportwagen, mit dem man durch den Wald röhrt und außer dem eigenen Tempo, nichts wahrnimmt, und einem langsamen, entspannten, zufriedenen Spaziergang durch die Natur, bei dem man alles am Weg riecht, schmeckt und fühlt. Wenn wir den kleinsten Schritten Beachtung schenken, aus denen die ganze Reise besteht, dann vertiefen wir uns in den Weg und lassen das Ziel außer acht. Dann ist es jedesmal etwas Neues.

Wählt einen neuen Weg, um Liebe zu machen

Tantra gibt uns die Gelegenheit, mit Lebensenergie zu experimentieren. Es geht nicht darum, Regeln aufzustellen und Dinge zu verbieten. Vielmehr sagt Tantra; „So habt ihr es schon so oft gemacht. Warum versucht ihr nicht mal ein paar Monate lang etwas Neues? Wenn es euch nicht gefällt, habt ihr nichts verloren. Laßt uns mittlerweile ein bißchen spielen und sehen, was passiert. Vielleicht wußten die Liebenden der alten Zeiten, die Tantra lebten und überlieferten etwas, was ihr nicht wißt."

Tantra gibt euch die Gelegenheit, euch einen neuen Weg zum Liebemachen auszusuchen, der auf dem Verständnis basiert, daß die gewohnheitsmäßige Ejakulation einem Mann abverlangt, außerhalb seiner männlichen Polarität zu agieren. Das unterminiert seine Männlichkeit, da er seine Sexenergie ständig zum Höhepunkt zwingen muß und damit eine übermäßig positive innere Atmosphäre schafft, die in einem Ungleichgewicht resultiert. Das macht ihn in der Mehrzahl der Fälle auf die Dauer kraft- und lieblos. Einige Männer akzeptieren das, weil sie glauben, daß Müdigkeit und ein Gefühl von Getrenntheit zum Sex dazugehören. Anderen macht es zu schaffen, was ihnen den Antrieb verleiht, das verborgene Potential zu erforschen. Wenn ein Mann fähig ist, seine Intelligenz dazu zu bringen, sich mit seinem sexuellen Verhalten zu beschäftigen, öffnet sich ihm und seiner Partnerin eine wohltuende Welt, die weit über einen üblichen Zeitvertreib und das Erfüllen von Ambitionen hinausgeht. Männer haben mir erzählt, daß ihre Lebenslust größer wird, wenn die Häufigkeit ihrer Ejakulationen abnimmt und ihr sexuelles Interesse dementsprechend zunimmt. Es ist durchaus nicht umgekehrt. Die Anziehung nimmt nicht etwa wie sonst meistens ab, sondern sie bleibt und nimmt zu. Der Mann fühlt sich geerdet, voller Lebenskraft, Selbstvertrauen und einer neuen Art von liebevoller Männlichkeit.

Die Ejakulation des Mannes ist kein richtiger Orgasmus, obwohl man bei Männern die Worte Orgasmus und Ejakulation fast synonym benutzt, um ihre Erfahrung zu beschreiben. Das Sperma ist ja nur der physische Teil. Der psychische und spirituelle Teil des Orgasmus werden dabei vollkommen übergangen. Und gerade hier liegt das höchste Potential von Sex. Orgasmus ist ein Zustand, in dem man den Körper nicht mehr als Materie fühlt. Er vibriert wie Energie, wie Elektrizität und ist von Licht erfüllt. Ihr seid eine tanzende, pulsierende Energie ohne physikalische Grenzen, vom Göttlichen durchdrungen. Der Körper wird durchlässig, vibriert in Harmonie mit dem Geliebten, die Herzen schlagen im Gleichklang, und der Orgasmus geschieht – zwei werden eins – ein gemeinsam pulsierender Kreis. Das ist das uralte Symbol von Yin und Yang, Yin geht in Yang über und Yang geht in Yin über. Eben diesen spirituellen Zustand suchen wir, ohne es zu wissen, in unserem konventionellen Hunger nach dem Orgasmus, denn in den wenigen Sekunden des Orgasmus, die wir haben, können wir uns einer höheren Macht hingeben.

Ein inneres ekstatisches Phänomen

Tantra schenkt uns einen Orgasmus, der ein Zustand und kein Ereignis ist. Tantra ist interessiert daran, daß du orgasmisch bist, und nicht daran, daß du einen Orgasmus hast. Das erstere ist zeitlos und das zweite dauert einige wenige Sekunden. Dieser ekstatische Zustand ist ein inneres Phänomen, das uns große Freude und Erfüllung verleiht. Es ist die Erfahrung des Talorgasmus, bei dem wir in die ekstatischen Tiefen der Entspannung fallen. Und vielleicht kann sich aus diesen Tiefen heraus ein Gipfel erheben, der einen Strudel bildend sich eine Bahn nach oben bricht und orgasmisch zu seinem Zenit erhebt. In diesem Tal der Entspannung kann ein Mann einen Orgasmus ohne Ejakulation erleben. Die orgasmische Energie durchflutet seinen Körper in Wellen, aber es ist nicht physisch – das Sperma bleibt im Körper. Und von den Frauen weiß man, daß sie in Augenblicken der Ekstase große Mengen einer Flüssigkeit freisetzen, einen göttlichen Nektar, der „Amrita“ genannt wird.

Einen Talorgasmus kann man nicht aktiv suchen, das ist das Schöne daran. Er ist nicht etwas, das man tun kann, er ist eine Nebenwirkung der Intensität deines Seins, deiner tiefen Entspanntheit. Er geschieht dir, du kannst ihn nicht geschehen machen. Wir können aktive Schritte unternehmen, um uns im Sex durch die Schlüssel zur Liebe zu entspannen. Dadurch machen wir es möglich, daß uns eine solche Erfahrung widerfährt. Der Gewohnheit zu widerstehen, ständig für einen Orgasmus oder eine Ejakulation zu gehen, ist der einfachste Weg, um dieser Erfahrung näherzukommen. Entspannt euch, bleibt präsent und schaut, was stattdessen passiert. Es bedeutet nicht, daß ihr gar nicht mehr kommt. Es bedeutet, daß ihr das Liebemachen ausdehnt und die Ejakulation für sehr viel später aufhebt. Oder es bedeutet, daß ihr nicht mehr so oft kommt, nach und nach vielleicht immer seltener. Viele verschiedene bereichernde und erfüllende Erfahrungen beginnen euch in ihren Bann zu schlagen und das Liebemachen auszufüllen, und in gleichem Maß geht euer Interesse oder eure Abhängigkeit vom Höhepunkt zurück. Es liegt ganz bei euch. Ihr wißt ja, daß wir uns im wahrsten Sinne des Wortes ermächtigen, wenn wir unsere Sexenergie nicht entladen.

Wenn ihr in der Lage seid, den exakten Moment zu fühlen, wenn das Verlangen nach einem Orgasmus oder einer Ejakulation einsetzt, dann ist das ein bedeutsamer und inspirierender Schritt. Wenn du den Augenblick beobachten kannst, in dem dich die

Erregung plötzlich durchflutet und überwältigt, fast wie eine Droge, die du im Körper spürst und die dich antreibt, dann kannst du wirklich beginnen mit deiner sexuellen Energie zu spielen. Wenn man diesen Punkt präzise erkennt, hat man beim Liebemachen die freie Wahl. Die offensichtliche Wahl wäre, mit der Begierde zu gehen und sie zu verstärken. Wenn ihr das wollt, dann macht es so bewußt wie möglich ganz bis zum Ende. Die weniger offensichtliche Wahl ist zu entspannen, und das ist nicht so leicht. Es ist eine Konfrontation mit deiner Biologie und mit deiner Konditionierung, aber es verleiht eine neue Freiheit. Entspanne genau in dem Augenblick, in dem du das Verlangen spürst! Zögere auch nicht eine Sekunde! Wenn du dem Trieb auch nur dreißig Sekunden nachgibst, treibt dich die Begierde auf eine Entladung hin und es wird schwierig deine Präsenz zu finden, denn die Wollust setzt immer wieder ein.

Um den vollen Nutzen aus diesen mächtigen tantrischen Richtlinien ziehen zu können, müßt ihr stattdessen dem Verlangen genau in dem Moment, wenn ihr es fühlt, mit vollem Bewußtsein und eurer gesammelten Kraft gegenübertreten und es dann und dort aufgeben. Laßt euch in euren Körper fallen, indem ihr alle Spannungen auflöst – Kiefer, Schultern, Bauch, Füße, ganz gleich wo, laßt sie gehen! Und euer Körper wird von Entspannung überschwemmt. Für Männer ist es hilfreich, die Bewußtheit entweder auf das dritte Auge oder den Solarplexus zu richten und so die Energie umzuleiten. Durch diese innere Entspannung und dadurch, daß die Sexenergie nicht mehr unter Druck steht, kehrt diese sich um. Und nur Augenblicke später steigt sie in deinem Innern wieder an, eine bewegende Kraft, die dich mit Energie durchflutet. Je tiefer du dich entspannst, desto höher steigt sie. Die Erregung verwandelt sich in eine hinreißende Energie. Auf diesen Energiewellen zu reiten und sich gleichzeitig zu entspannen ist die Kunst des Tantra. Es wird zu einer Inspiration, einer Meditation, einem Grund zu leben und zu lieben. Wenn ihr also mit dieser Bewußtheit anfangen könnt Liebe zu machen und den Moment erwischt, wenn der Körper sein eingefahrenes Programm startet, und genau dann total entspannt, beginnt die sexuelle Energie von ihrem üblichen Kurs abzuweichen. Sie macht sich in der Talsohle breit und expandiert, und ihr erlebt eine herrliche Überraschung.

Entspannt euch immer aufs neue, und ihr werdet feststellen, daß die Entspannung das Allererregendste überhaupt ist!

Wenn du doch ejakulierst, dann experimentiere mit den „Schlüsseln zur Liebe“, es lohnt sich. Die Qualität der Erfahrung wird vom Bewußtsein beeinflußt. Sage zu deiner Partnerin: „Ich werde jetzt kommen.“ Diese bewußte Aussage bringt augenblickliches Gewahrwerden in das Geschehen. Schau ihr in die Augen. Gib ihr deine Energie durch die Augen. Behalte sie nicht für dich. Entspanne deine Pobacken, die Muskeln an der Peniswurzel, verlangsame deine Bewegungen, versuch es sogar mit Stillhalten. Wenn du all das probierst, weitet sich deine Erfahrung aus. Trennt euch danach nicht sofort, sondern bleibt in der sexuellen Umarmung, Penis in Vagina, zusammen liegen. Bleibt mit eurer Bewußtheit bei euren Genitalien und laßt sie immer noch weiter Energie austauschen, während ihr ruht. Wenn der Mann anfängt zu kommen, wird die Frau oft ihre Bemühungen intensivieren gleichzeitig auch einen Orgasmus zu haben, aber das funktioniert fast nie, es fehlen fast immer ein paar Takte. Für die Frau ist es also besser sich zu entspannen und liebevoll zu sein und sich darauf zu konzentrieren, die männliche Energie in sich aufzunehmen. Wenn ihre Vagina weich und empfänglich ist, verändert es das Erleben auch für den Mann. In einer entspannten und nicht fordernden Atmosphäre, fühlt sich der Penis durch das erhöhte Empfinden lebendiger.

Entdeckt die Freude, nirgendwo hin zu müssen

Nach einer Weile wird es leichter Liebe zu machen, ohne den Trieben zu folgen. Ihr werdet bemerken, daß das Liebemachen um so zauberhafter wird, je mehr ihr „hier“ seid. Und nach noch einer Weile kommt es uns natürlicher vor „hier“ zu sein, und die Vorstellung zu kommen erscheint uns als große Anstrengung. An einem bestimmten Punkt fühlt es sich so an, als unterliefe man seine Konditionierung, als ginge man unterhalb der oberflächlichen Elemente des Sex hindurch, um einen entspannteren und doch höchst lebendigen Zustand zu erreichen. Es wird auch leichter, das Liebemachen den Körpern zu überlassen, ohne daß der Verstand bestimmte Richtungsanweisungen gibt. Die Fähigkeit zur Erregung und einen konventionellen Orgasmus zu haben und zu ejakulieren verliert ihr dabei keineswegs. Ihr könnt jederzeit angetörnt werden, wenn ihr das wollt. Das daraus resultierende Gipfelerlebnis voller Erregung ist auch eine natürliche Ausdrucksform des Körpers. Es gibt aber noch weitere Möglichkeiten und man kann etwas anderes wählen. Aber diese zeichnen sich nur klar ab, wenn wir anfangen, uns in die sexuelle Energie hinein zu entspannen und ihr die Gelegenheit geben zu machen, was sie will. Wenn unser Sexzentrum erst einmal zu seinem unschuldigen, natürlichen Zustand zurückgekehrt ist, dann ist es gereinigt und „dekonditioniert". Die sexuelle Energie wird nicht mehr nach außen zu einer Entladung getrieben, sondern hat sich gewendet und fließt jetzt nach innen und oben. Man bekommt das Gefühl, daß das Sexzentrum von einer Macht oder Begrenzung befreit ist, die es am Boden gehalten hatte. Einmal befreit, kennt die Sexenergie keine Regeln und keine Beschränkungen. Die Körper wählen den Stil des Liebemachens aus, der zu ihrem Maß an Präsenz und zu der Menge der ihnen zur Verfügung stehenden Sexenergie paßt. Manchmal geht es still und klar zu, und im nächsten Augenblick erhebt sich aus der Mitte dieser Stille heraus eine Bewegung, die Expansion schafft. Jedes Streicheln, jeder Stoß, jedes Eindringen hat seine eigene Berechtigung und wird in totaler Entspanntheit empfangen. Es ist wild und leidenschaftlich und führt nirgendwo hin.

Wahre Leidenschaft ist ein herrliches Feiern des Körpers, bei dem alles in den gegenwärtigen Moment eingebettet ist. Wenn wir dabei wild sein können, ohne unbewußt zu sein, ist Wildheit wunderschön. Wahre Wildheit hat keine Richtung und kein Ziel, sie ist einfach nur hier und hier und hier! Trennung verschwindet, die Körper gleiten aus der Zeit heraus und begeben sich in eine orgasmische Einheit – dank der Präsenz.

Schlüsselpunkte

- Sex hat viel mehr zu bieten als nur Orgasmus und Ejakulation.
- Die männliche Ejakulation ist kein echter Orgasmus.
- Das orgasmische Potential einer Frau expandiert durch Empfänglichkeit und nicht durch Spannung.
- Die Energie der Begierde kann umgekehrt werden und hat dann eine hinreißende Wirkung.
- Vergeßt den Orgasmus und werdet durch Entspannung orgasmisch.

Nichtejakulieren

Eine der Unklarheiten bei der Ejakulation ist, daß sie als eine Form von Entspannung gewertet wird. Dabei ist sie in Wirklichkeit eine Energieverschwendung und ein gewaltiger Energieverlust, der in Erschöpfung oder Gereiztheit endet und nicht in einer für Entspannung typischen Erfrischung. Eines der uralten taoistischen Prinzipien, nach denen ein Mensch dadurch einen guten Gesundheitszustand erlangt, daß er in Harmonie mit dem Universum lebt, beschreibt auch das Phänomen des Nichtejakulierens, wobei das Sperma im Körper zurückgehalten und die Lebenskraft in Langlebigkeit resorbiert wird.

Auch Tantra interessiert sich für das Nichtejakulieren, was man nicht mit Ejakulationskontrolle verwechseln darf. Nichtejakulieren bedeutet, daß die Frage des Ejakulierens sich kaum stellt. Es ist nicht einmal ein Problem, denn man entspannt sich einfach. Das ermöglicht, daß das Liebemachen ein ausgedehnter und befriedigender Austausch ist. Im andern Fall, wenn man seine Ejakulation kontrolliert, läßt das darauf schließen, daß ein starker Drang zu ejakulieren besteht und unterdrückt werden muß. So wird es zum reinen Willensakt, bei dem die Sexenergie zuerst absichtlich fast bis zum Höhepunkt aufgeheizt und dann einer mentalen Kontrolle unterzogen wird, um die Ejakulation zu verhindern. Die Frau ist ihrem Partner völlig ausgeliefert, wenn er ausruft: „Stop! Beweg dich nicht!“ Wenn alles, was sie braucht, dieser eine letzte Stoß ist, um zu kommen, ist sie danach am Boden zerstört, um es gelinde auszudrücken!

Im Namen von Tantra werden heute fälschlicherweise viele Techniken gehandelt, die auf der Vorstellung basieren, daß man am Rande des Vulkans tanzen, mit dem Feuer spielen und die Ejakulation immer wieder kontrollieren muß. Doch was dabei herauskommt, ist alles andere als erfreulich, da die Männer sich über Gefühle von Stauungen, Schmerzen und Ziehen in den Lenden und Hoden beklagen. Das tritt ein, weil das gesamte System auf Entladung eingestellt ist, man es dann aber abschalten muß, vielleicht sogar mehrmals. Die Energie wird ein- und wieder ausgeschaltet, ein und aus. Während dieses Mit-der-Gefahr-Spielen vielleicht ein momentanes Lustgefühl bereitet, ein Gefühl von Vitalität, ein Hoch, so kommt später häufig das dazugehörige Tief. Es bleibt ein angestauter Bodensatz von Spannungen in der Genital- und Bauchgegend. Dieser Stil des Liebemachens kann schließlich die Prostata unter Streß setzen und körperliches Unbehagen und Probleme bereiten.

Allein das Wort „Kontrolle" beinhaltet Spannung, die Ejakulationskontrolle kann also keine entspannende Erfahrung sein. Die Spannung der drängenden Ejakulation und die Spannung der Verstandeskontrolle ergeben eine doppelte Spannung. Die Wonnen des tantrischen Liebemachens stammen daher, daß man sich in die Sexenergie hineinentspannen läßt, in einen Zustand des Akzeptierens kommt, wo man zu nichts gezwungen ist. Man achtet auf eine gemächliche, sanfte Ausdehnung der sexuellen Energie durch Entspannung und Sinnlichkeit; Erregung und Spannung haben dabei nichts zu suchen. Aufgrund ihrer eigenen Intelligenz, der positiven und negativen Polaritäten, fordern sich die Genitalien gegenseitig heraus, was eine natürliche sexuelle Ekstase hervorruft. Die Sexualorgane beginnen unterhalb der Erregungsgrenze zu funktionieren. Und nichts ist vorher festgelegt, nichts ist garantiert. An manchen Tagen ist das Liebesspiel elektrisch oder total fesselnd in seiner Intensität, und an anderen Tagen hat es eine zeitlose oder schwebende Qualität. Bei dieser Art von Erfahrungen scheint eine Ejakulation Lichtjahre entfernt zu sein.

Orgasmus und Ego

Unglücklicherweise sind sowohl Männer wie Frauen so programmiert, daß sie den Orgasmus ihres Partners als ein Vergnügen identifizieren, für das sie verantwortlich sind. Und speziell der Mann glaubt, daß der Orgasmus der Frau ein Beweis seiner Männlichkeit ist, wodurch sein sexuelles Ego gestärkt wird. Aber wenn er die Frau auf der oberflächlichen Ebene ihrer sexuellen Energie sich im

Kreis drehen läßt, indem er darauf besteht, daß sie kommt, um ihn zu befriedigen, dann schränkt er sein eigenes sexuelles Potential sehr stark ein. Das Tor zur großen Transformation bleibt verschlossen.

Umgekehrt wollen die Frauen wirklich, daß ihr Mann ejakuliert, sogar wenn es ihnen nicht gelingt zu kommen. Ich habe Frauen sagen hören, daß sie sich hintergangen fühlen, wenn der Mann nicht ejakuliert, sie haben dann das Gefühl, daß er ihnen etwas vorenthält. Oder, was am weitesten verbreitet ist, sie benutzen es, um den Sexakt zu beenden, denn jede Frau weiß ganz genau, wie sie ihren Mann zum Ejakulieren bringt. In dieser Haltung spiegelt sich der Wunsch der Frau, ihren Mann zu kontrollieren, ihn dazu zu bringen, seinen lebenspendenden Samen und damit seine Autorität zu verlieren. Ihre Konditionierung und die Unwissenheit um ihre göttliche feminine Macht läßt sie versuchen, die Herrschaft an sich zu ziehen. In Wahrheit hat die Frau, wenn der Mann sich mit seiner Ejakulation weniger identifiziert und diese für ihn weniger wichtig geworden ist, die langerwartete Gelegenheit, mit femininer Empfänglichkeit und innerhalb ihrer eigenen Polarität Liebe zu machen. Sie ist von Natur aus entspannt und anmutig, und sie entdeckt eine ganz neue sexuelle Welt, die sehr viel lustvoller ist als die der Orgasmusjagd. Wenn die Frau authentisch ist, wird sie orgasmisch und leuchtet, sie wird zu einer Quelle der Liebe. Das kann ihr eigenes Leben und auch das ihres Partners verändern.

Natürlich wird der Wunsch zu ejakulieren beim Liebemachen immer wieder auftauchen, aber ein Wunsch ist etwas anderes als ein unbezwingbarer Trieb. Ein Wunsch ist immer noch ein Gedanke im Kopf, und ein Trieb ist ein Bedürfnis im Körper. Wenn du dich in jener Grauzone befindest, in der du während des Liebemachens aufgrund eines anhaltenden oder sehr starken Drangs zu ejakulieren nicht entspannen kannst, dann laß es auf alle Fälle zu. Ejakuliere und bleibe während der Ejakulation präsent. Genieße es, fühle jeden Augenblick davon. Tantra rät dem Mann, der mit sich kämpft, um seinen Trieb unter Kontrolle zu bekommen, zu ejakulieren, weil es gesünder ist, als ihn zu bekämpfen, da das eine doppelte Spannung verursacht. Diese Spannung wird höchstwahrscheinlich nach dem Liebemachen als Ruhelosigkeit weiterbestehen, und sie wird auch beim nächsten Mal auftreten und so einen ganzen Zyklus von Spannung erzeugen. Tantra ermutigt uns, Kopf und Körper zu entspannen. Wenn also der Mann ejakulieren muß, ist es am besten, daß er es auch tut. Dann kann er bald neu beginnen.

Wenn der Mann lernt, seinen Penis auf neue Art und Weise wahrzunehmen, wird er manches Mal intensive, unverfälschte Lust verspüren, besonders während der tiefen, anhaltenden Penetration. Wenn die Wände der Vagina mit Liebe und Bewußtsein erfüllt sind, ist die Intensität des Erlebens so überwältigend, daß es sich fast wie Erregung anfühlt, und er wird versucht sein, damit zu gehen und sich hinreißen zu lassen. Die Männer haben jedoch herausgefunden, daß, wenn sie wirklich in ihren Penis hineinfühlen, die Empfindungen unter der Schicht der Erregung von einer deutlich anderen Qualität sind. Sie sind der Ursprung der ungeheuren Befriedigung, die da ist, wenn die männliche positive Energie zum ersten Mal durch die Frau zu fließen beginnt. Wenn also der Mann versucht ist zu ejakulieren, lohnt es sich oft viel mehr, entspannt und bei der Nichtejakulation zu bleiben.

Wie fühlt ihr euch danach?

Wenn ihr anfangt, mit oder ohne Orgasmus und Ejakulation zu experimentieren, dann laßt euch von dem Gefühl leiten, das ihr in den Minuten und Stunden danach habt. Als ich anfing, mit meinem Orgasmus und der Ejakulation meines Geliebtens zu experimentieren, indem ich manchmal dafür ging und manchmal auch nicht, begann ich zu beobachten, wie ich mich nicht nur währenddessen, sondern auch danach fühlte, später, sogar sehr viel später. Das gab mir wertvolle Informationen an die Hand und ich fand heraus, daß ich mich viel wohler fühlte, wenn ich mich zu keinem Orgasmus gezwungen hatte und wenn anscheinend nichts passiert war. Auch für die Männer sind diese Fragen wichtige Richtlinien: „Wie fühlst du dich, wenn du ejakuliert hast?" und „Wie fühlst du dich, wenn du nicht ejakuliert hast?" Eure Erfahrungen werden euch alle Antworten liefern. Sie sind euer bedeutendster Lehrer.

Schlüsselpunkte

- Sowie der Mann sich entspannt, nimmt der machtvolle Trieb zu ejakulieren schrittweise ab.

- Nichtejakulieren darf nicht mit Ejakulationskontrolle verwechselt werden.

- Wenn man den Drang nach Ejakulation kontrolliert, unterdrückt das die Energie, was eine hemmende Wirkung nach sich ziehen kann.

- Nichtejakulieren erhöht die Vitalität und Kreativität.

Vorzeitige Ejakulation

Vorzeitige Ejakulation wird normalerweise definiert als Ejakulation, die vor der gegenseitigen Befriedigung passiert. Das kann so simpel sein wie ein sofortiges Ejakulieren beim Eindringen oder eine unerwartete, unkontrollierbare Ejakulation. Sie kann nach zehn, fünfzehn, oder sogar zwanzig Minuten passieren – die Zeitspanne ist für jeden verschieden. Sie beendet den Sexakt, auch wenn er noch nicht zu Ende war. Es ist einfach der falsche Moment, die Zeit war noch nicht abgelaufen. Zahllose Männer leiden in unsäglicher Einsamkeit an ihren Ängsten vor einer vorzeitigen Ejakulation, und gleichzeitig ist es ein weitverbreitetes Phänomen. Es ist wichtig, daß der Mann begreift, daß es sich dabei um ein weitgehend psychologisches Problem handelt. Das Unterdrücken von Sex und all die damit verbundenen Spannungen, sowie mangelnde Aufklärung sind die hier zugrunde liegenden Probleme, und nicht der Körper. Diese Spannungen und Ängste beeinflussen die Gedanken des Mannes und versetzen ihn in eine enorm starke vorsexuelle Erregung. Wenn sich die Situation dann schließlich ergibt, sind der innere Streß, der Druck und die Befürchtungen bereits so groß und die sexuelle Stimulierung so überwältigend, daß der Mann zu keiner Kontrolle mehr fähig ist und ejakuliert.

Um zu verstehen, wann und wie das passieren kann, müßt ihr einen Moment über das Grundkonzept der Polarität nachdenken. Die positive Energie des Mannes fließt aus seinem Penis und wird von der Frau in ihrer Vagina, dem negativen Pol, empfangen. Da die Frau sich bisher auf Bewegungen und Stimulierung ihrer Klitoris für ihr sexuelles Erleben verlassen hat, hat sich eine Störung in ihrer Vagina ergeben, die diese begierig und fordernd macht. Man muß auch in Betracht ziehen, daß wir viele Spannungen aus unserer kollektiven Vergangenheit in uns tragen, die sich dem Bewußtsein entziehen. Wenn wir die Erregung und den Kitzel des Vorspiels zusammennehmen, so zeigt sich die Störung als Spannung und Enge in den Wänden der Vagina, was eine Art Heißhunger in ihr verursacht. Der kann manchmal so heftig werden, daß es geradezu weh tut, und der ganze Bereich sich so anfühlt, als wäre er verengt und zusammengezogen. Und wenn der Mann dann eindringt, ist die Frau nicht aufnahmefähig, sondern fast überdrüssig abwehrend, und der Stromkreis der Energie ist unterbrochen.

Die sexuelle Erregung verstehen

Der Mann (die von Natur aus positive Ladung) mit seinen eigenen gesellschaftlichen Spannungen und seiner Erregung und heutzutage allzu positiv, kommt in die gestörte vaginale Atmosphäre der Frau. Hier trifft er unerwartet auf eine andere erregte oder gestörte Ladung. Jetzt weiß die männliche Energie nicht wohin, sie findet keinen Weg, um in die Vagina zu fließen. Irgendwo muß sie aber hin, also trifft sie auf Widerstand und explodiert, indem sie sich in einer vorzeitigen Ejakulation ergießt.

Es ist wesentlich, daß man versteht, wie auch die Frau versehentlich oder bewußt zu der vorzeitigen Ejakulation beiträgt. Jederzeit während des Verkehrs kann ein sexuelles Bild oder eine intensive Stimulation diese hocherregbare Ladung in der Frau in Bewegung setzen, was die Energie dazu bringt, in einer Welle der Erregung nach unten zu stürzen. Und das resultiert in der plötzlichen und unerwarteten Ejakulation des Mannes; es ist, als würde sie geradezu aus ihm herausgesogen. Oder die Frau kann absichtlich jederzeit genug sexuelle Spannung in ihrer Vagina erzeugen, um den Sex zwangsweise zum Erliegen zu bringen. Natürlich hat das Rückwirkungen auf sie, da diese Art Handlung die potentielle Verbindung zu ihrer Weiblichkeit verletzt.

Wenn der Mann in die Frau eindringt, gibt der Zustand der Vagina dem Penis sofort die Information, wie er sich zu verhalten hat. Wenn die Vagina erregt ist, ist sie eng und abwehrend, was den Mann ruhelos und angespannt werden läßt und es sehr viel wahrscheinlicher macht, daß er kommt. Wenn sie ruhig und entspannt, seidenweich und empfangsbereit ist, antwortet der Penis auf diese Einladung mit begeisterter Lebenskraft, das Positive fließt in das

Negative. Man kann gar nicht genug betonen, wie wichtig es ist, die sexuelle Erregung zu verstehen. Wenn du einmal die Fähigkeit entwickelt hast, sie zu identifizieren, sobald sie auftritt, dann bist du nicht mehr in ihrer unbewußten Gewalt. Stattdessen kannst du mit ihr spielen, so daß sie deinen Bedürfnissen am besten dient, und du kannst Licht und Verständnis dahin bringen, wo vorher nur Zwang oder Verwirrung war.

Die Hauptrichtlinie, um eine vorzeitige Ejakulation zu vermeiden, ist völlig unkompliziert. Männer wie Frauen sollten vor dem Liebemachen nicht allzu viel Erregung entwickeln. Wir empfehlen auch, mit dem weichen Eindringen zu beginnen. Wenn zwei Menschen den inneren Druck und die Erwartungen im Sex losgeworden sind, nimmt auch ihre Angst ab und ebenso die Spannung. Auch hilft es sich zu verabreden, um Liebe zu machen, denn so wird eine der Hauptursachen für die Ängste des Mannes abgeschwächt, wenn er nämlich weiß, daß er Liebe machen wird. Er ist nicht so besorgt und unsicher, wenn er weiß, daß er die Frau nicht „rumkriegen" muß. Es sind genau diese Spannungen, Ängste und Bedenken, die zur Übererregung und damit vorzeitigen Ejakulation führen. Wenn es kein Rumkriegen gibt, wenn wir den andern nicht verführen und antörnen müssen, können wir bewußt und mit einer sehr viel entspannteren Geisteshaltung ans Liebemachen herangehen. So können sich unsere störenden Muster der Vergangenheit allmählich auflösen. Wenn es keine Ängste gibt, kann das Liebemachen allmählich über Stunden hin ausgedehnt werden.

Bleibt entspannt und sprecht miteinander

Wie bereits im Kapitel über das Vorspiel gesagt wurde, müßt ihr beide so entspannt wie möglich bleiben und auf einfachen Kontakt, Sinnlichkeit und Berührung achten. Berührt die Brüste und die Genitalien auf eine Weise, die sie würdigen und warm begrüßen, anstatt sie zu stimulieren. Erregt sie nicht, sondern erweckt sie, und aus diesem entspannten Zustand wird sich eine sexuelle Aufwallung ganz natürlich und schön ergeben. Dringe in deine Frau ein, sobald eine sexuelle Wirkung eintritt, und sage ihr vorher, daß du eine Erektion hast. Frag sie auch, ob sie bereit ist. Und sage deinem Mann, daß du ihn in dir haben möchtest, sobald du bereit bist.

Es hilft euch beiden, euch auf diese Weise zu verständigen, anstatt daß jeder für sich rät, wie weit der andere gerade ist. Wartet nicht, bis ihr beide total erregt seid; es ist viel besser, sehr viel früher einzudringen. Dadurch, daß ihr nicht erregt seid, bleiben die Genitalien cool und eine Ejakulation ist weniger wahrscheinlich. Dringt ineinander ein, sobald es sich richtig anfühlt, so daß ihr nicht zu lange im Vorstadium des Liebemachens bleiben müßt. Und laßt die erste Penetration so langsam wie möglich geschehen, schaut euch dabei an, um euch präsent zu halten. Für den Mann ist es ratsam, sein Bewußtsein auf und in seinem Penis zu halten und nicht darüber nachzudenken, wohin er ihn steckt. Wenn er mit seinen Gedanken bei der Vagina ist, wird er von all seinen mentalen sexuellen Assoziationen und sexuellen Fantasien überschwemmt, die ihn wiederum an den Rand des Ejakulierens bringen.

Einigen Männern ist aufgefallen, daß sie mit einer Frau sehr leicht ejakulieren, mit einer andern jedoch die Erektion lange Zeit halten können, ohne zu ejakulieren. Das ist verwirrend, und sie fragen sich zurecht, wieso das so ist. In den meisten Fällen hat es mit der Frau zu tun, und nicht mit dem Mann. Es hängt sehr stark von der Atmosphäre ab, in die der Penis gerät. Wenn eine Frau entspannt und nicht an Erregung oder Orgasmus interessiert ist, dann ist ihre Vagina gelassen, warm und ruhig, und das Liebemachen kann Stunden dauern. Wenn eine Frau dagegen zu Erregbarkeit neigt, ist eine vorzeitige Ejakulation nur zu wahrscheinlich.

Wie man sieht, trägt die Frau sehr stark zu der Tendenz des Mannes bei, zu früh zu ejakulieren, darum ist es wirklich bedeutungsvoll, den Mann nicht zu sehr zu erregen. Dann ist der Mann ein viel potenterer Geliebter, und die Frau wird voll befriedigt. So viel mehr ist für uns drin, wenn wir entspannt in die sexuelle Energie eintauchen, anstatt sie zu aktivieren. Unglücklicherweise ist den Frauen beigebracht worden, daß Liebemachen bedeutet, sich zu bewegen und die Klitoris zu stimulieren und erhitzt und aktiv zu werden und einem Orgasmus nachzujagen. Sie glauben, daß es das ist, was auch der Mann möchte. Der Gedanke, sich in ihre femininere, rezeptive Dimension sexuellen Erlebens zu entspannen, scheint allem zu widersprechen, was sie je über sexuelles Vergnügen gehört hat. Aber wenn wir lernen, im Sex cool zu bleiben und damit auch dem Mann ermöglichen cool zu sein, beginnt sich das Tor zur Ekstase mit Leichtigkeit zu öffnen.

Laß den Mann so bald wie möglich in deine Vagina hinein, damit er in Gedanken nicht allzu sehr vorgreifen kann. So schaffst du die Möglichkeit einer länger währenden sexuellen Vereinigung. Lade ihn ein, sobald du dich geistig und körperlich zur Penetration bereit fühlst. Verständigt euch. Bitte ihn, in dich einzudringen. Laßt besonders das erste Eindringen ganz langsam geschehen, und entspanne, wenn er in dir ist, immer wieder die Muskeln der Vagina, indem du dir vorstellst, wie weich und empfangsbereit sie sind. Bewege dich nicht mehr als nötig. Sei körperlich passiv und rezeptiv (was nicht leblos oder zurückgenommen bedeutet, sondern nicht nach außen gehend, eher präsent in deinem Körper, dich nicht beweisend, sondern auf ihn eingehend), laß deine Wahrnehmung ganz in deinem Körper und dem, was dort geschieht – bei diesem ganzen wundersamen Phänomen. Du wirst staunen, aber diese Innenschau ist viel mehr wert als die Wirkung aller Beckenbewegungen zusammengenommen. Wenn euer Bewußtsein ins Spiel kommt, werden eure Körper von Entspannung und Sinnlichkeit durchflutet. Laßt euch Zeit, überstürzt nichts, ihr braucht euch nicht zu beeilen, und versucht nicht, eure Energie zu entflammen. Seid einfach angetörnt genug, daß der Mann in die Frau eindringen kann, und dann bleibt bei dieser anfänglichen Anziehung und haltet euch in der Gegenwart, seid in eurem Körper verwurzelt und benutzt einen oder mehrere der „Schlüssel zur Liebe".

Schlüsselpunkte

- Der Grund für eine vorzeitige Ejakulation sind sexuelle Spannungen und Ängste.
- Reduziert das im Geiste Vorausnehmen des Sexakts und die Erregung vor dem Eindringen.
- Die Frau trägt unbewußt zum vorzeitigen Ejakulieren bei.
- Wenn man sich um eine bewußte und entspannte Annäherung bemüht, kann das Problem beseitigt werden.

Erektion und Impotenz

Manche Männer haben Schwierigkeiten mit ihrer Erektion, andere nicht. Manche müssen ein paar Anläufe nehmen, bevor sie eine Erektion zustande bringen, und andere bekommen eine Erektion, wenn sie nur daran denken. Manche Männer haben bei der einen Frau ganz leicht eine Erektion, und bei der anderen klappt es überhaupt nicht. Es ist ein verwirrendes, mißverstandenes Phänomen und die Quelle so mancher Schmerzen und Qualen für den Mann wie für die Frau.

Der verheerendste Teil dieser Verwirrung ist, daß viele Männer, wenn nicht gar alle, ihre Männlichkeit daran messen, wie fähig sie zur Erektion und zur Befriedigung der Frau sind. Und die Frauen beurteilen die Männer meist genau so. Wie groß ist sein Penis und wie lange kann er die Erektion halten? All das wirkt wie eine enorme Bürde für den Mann; es frißt ihn innerlich auf, während sein Verstand Selbstzweifel an seiner Fähigkeit, eine Frau zu lieben, aufwirft. Er beginnt sogar an der Frau zu zweifeln. Die Natürlichkeit und Integrität seines sexuellen Verhaltens werden langsam von seiner Psychologie überlagert. Ein immenser Druck und eine enorme Spannung bauen sich allmählich in ihm auf. Doch ironischerweise ist es in Wahrheit so, daß die Frau für die Erektion des Mannes mitverantwortlich ist.

Die Macht des sexuellen Magnetismus ohne Erregung

Wenn wir anfangen, den Penis und die Vagina als eine Einheit zu betrachten, als gegenseitige Ergänzungen und Teile eines Ganzen mit einer magnetischen Intelligenz, beginnt unser Verständnis von Sex sich zu verwandeln. Anstatt daß sich im Mann ein mentaler Druck anstaut, der ihm diktiert, daß er beim Liebemachen etwas tun muß, wäre es viel richtiger, wenn er seinen Penis als ein Instrument der Liebe betrachten würde, das auf die Liebe in seiner Ergänzung, der Vagina, antwortet. Das bedeutet, daß er keine Erektion dadurch erzwingen muß, daß er etwas tut, sondern daß er der Liebe vertraut und wartet, bis eine Erektion entweder innerhalb oder außerhalb der Vagina anschwillt und wächst. Wenn die Vagina mit Bewußtsein und Liebe durchtränkt ist, passiert eine Erektion sehr leicht und von alleine. Der Penis spürt die Tiefen der Vagina mit erstaunlicher Bereitwilligkeit auf. Eine Frau weiß, wie sie sexy oder provokativ sein muß, um dem Mann zu helfen eine Erektion zu bekommen, und sie macht es bereitwillig, so daß der Sex passieren kann. Aber wenn sich die Wahrnehmung der Frau dabei nach außen und auf den Mann richtet, und nicht nach innen auf sich selbst, werden ihre Versuche häufig vergeblich sein. Wenn eine Frau versucht, den Mann zum Beispiel mit der Hand oder dem Mund zu einer Erektion zu stimulieren, übersieht sie eine wichtige Tatsache. Es ist ihre Vagina, dieser nukleare Teil von ihr, der eine Erektion möglich oder unmöglich macht, und der Mann ist nur eine Hälfte dieses wunderbaren Phänomens. Es ist die empfangsbereite flüssige Qualität der vaginalen Höhle mit ihrer den Penis umfangenden samtweichen Sanftheit, die ihn sich aufrichten läßt.

Männer, die Erfahrungen mit beiden Arten des Liebemachens haben, Erregung oder Entspannung, sagen, daß es möglich ist, den Unterschied zwischen einer potenten und einer erregten Erektion zu fühlen. Die erste, so sagen sie, fühlt sich elastisch und leicht und empfindsam an, während die zweite sich spröde, hart und unbeständig anfühlt. Es ist wie der Unterschied zwischen der pulsierenden Kraft einer Schlange und der Leblosigkeit eines Stocks. Ich erinnere mich an die scharfsinnige Beobachtung eines Mannes, der mit den „Schlüsseln zur Liebe“ experimentiert hatte: „Ich kenne zwei verschiedene Arten der Erektion bei mir. Die eine ist: Ich gehe in Entspannung und Nichttun, und nach einer Weile setzt sich die Energie in Bewegung und ich habe eine Erektion. Diese Art Erektion erschlafft auch ohne Bewegung nicht. Die andere Art ist: Ich gehe in Erregung und Anspannung und bekomme eine Erektion, die sich hohl anfühlt, weil sie nicht mit meinem Innern verbunden ist. Diese Art Erektion fällt ohne Bewegung in sich zusammen.“ Viele Männer werden das gleiche an sich beobachtet haben.

In einem meiner Workshops sagte ein Mann: „Wenn ich mich bewußt um eine Erektion bemühe, indem ich das Perineum und die Analgegend anspanne, konzentriert sich die Energie in meinem Becken. Wenn ich jedoch entspannt bleibe und mir meiner gesamten Beckenpartie bewußt bin, fällt die Energie auf natürliche Weise zurück und das Perineum macht alles von alleine. Trotzdem fühlt es sich genauso an, was mich zuerst verwirrte. Aber wenn ich es geschehen lasse, kommt es mir vor, als stünde ich für dieses Geschehen zur Verfügung, anstatt es aktiv zu erzwingen. Ich fühle, wie sich das Perineum zusammenzieht und die Peniswurzel nach oben drückt, es ist mehr ein Drücken und kein Zucken. Dieses Gefühl ist absolut wundervoll und gleichzeitig entspannt, denn ich strenge mich in keiner Weise an. Es geschieht einfach."

Ein elektrischer Stromstoß an Inspiration

Die Gestalt der Sexualorgane – der Penis der genau in die Vagina paßt – macht es möglich, daß die Energie natürlich fließt, und die Erektion ist dabei eine Nebenwirkung der Anziehung. Die Erektion kann auch kurz vor der Vagina und nicht unbedingt in ihr passieren. Das natürliche Stoßen und Vorwärtsdrängen des Penis, wenn er in die Nähe der Vagina kommt, ist die positive Energie, die ihr ergänzendes Gegenstück sucht, um Vollendung zu erfahren. Diese Polarisierung des Penis, wenn er auf die Polarität reagiert, ist mir von Männern als eine Reise von der Spitze des Penis zu seiner Wurzel beschrieben worden. Der gesamte Penis wird potent und das erhöht seinen Magnetismus. Wenn der Mann sich seinen Penis als einen Bewußtseinsstrahl oder einen Lichtstrom, der aus der Wurzel seines Körpers dringt, vorstellen kann, wird er seiner gesamten Länge immer mehr gewahr und spürt total seine Lebendigkeit.

Der Penis reagiert extrem feinfühlig auf Veränderungen der Atmosphäre. Er fühlt, wann die Vagina präsent und entspannt ist, und wann nicht. Er weiß, wann die Vagina aus der Polarität fällt, wenn nämlich die Frau zum Beispiel anfängt, sich um einen Orgasmus zu bemühen. Wenn die offene, relaxte Umgebung in der Vagina eng und begrenzt wird und von einer empfangsbereiten zu einer fordernden Haltung übergeht, wird der Mann häufig urplötzlich seine Erektion verlieren. Die Feinfühligkeit eines bewußten Penis kann einer solchen Forderung nicht nachkommen und wird davor zurückweichen, während die Erektion zusammenfällt. Oder der Penis verliert plötzlich das Interesse und rutscht seitwärts raus, obwohl er noch voll erigiert ist.

Wenn der Penis erigiert in der Frau liegt, wird der Mann normalerweise genau in dem Moment seine Erektion verlieren, in dem das Bewußtsein der Frau ihre Vagina verläßt. So sensitiv ist der Penis. Schon aufgrund eines einzigen Gedankens kann die Erektion verlorengehen. Ich bin jedesmal von neuem schockiert, daß in der gleichen Sekunde, in der ich mein Bewußtsein abschweifen lasse, der Penis augenblicklich schrumpft. Es ist völlig logisch; sein elektrisches Gegenstück ist nicht mehr da, hat sich davongemacht. Wenn ich dann wieder Verbindung zu meinem Körper aufnehmen kann, mich wieder in ihn versenke und aufhöre zu denken, streckt der Penis sich wieder aus, windet sich langsam in der Vagina hoch und gewinnt wieder an Boden.

Der Penis reagiert besonders sensitiv auf die Energie in den Brüsten, ein Phänomen, das beide, Mann und Frau, fühlen können. Wenn die Brüste aktiviert sind, reagiert der Penis sofort. Das geschieht deshalb, weil die Vagina empfangsbereit und empfindsam wird, wenn die Brüste sich mit Leben füllen, positiver werden. Das wiederum ermöglicht, daß die Energie des Mannes aus dem Penis in die Vagina gezogen wird. Während die Frau ihre Aufmerksamkeit auf ihre Brüste konzentriert und den Mann in sich empfängt, fühlt sie, wie der Penis plötzlich mit mehr Leben darauf antwortet und sich die Elektrizität innen bewegt. Wenn diese Intensivierung der Polarität auch nur für wenige Augenblicke besteht, wird sie vom Penis wie ein Stromschlag empfunden, wie ein aufwallendes Feuer, eine Inspiration. Wenn die Brüste wahrhaft offen und voller Liebe sind, fühlt die Frau, wie sie durch ihre Brüste, ihren Bruskorb und ihr Herz mit Liebe in den Mann eindringt und dadurch sein Herz und seine Liebe aktiviert.

Das zeigt uns, daß das Leben im Penis vom Leben innerhalb der Vagina abhängt, und daß Mann und Frau eine umso größere Ekstase erfahren werden, je mehr beide in der Lage sind, beim Liebemachen präsent und bewußt zu sein. Wenn sich euer Liebemachen ein bißchen tot anfühlt, ist das wahrscheinlich ein Zeichen dafür, daß ihr nicht richtig „hier" seid. Vielleicht bist du müde oder mit etwas anderem beschäftigt, aber nicht wirklich im Geiste der Liebe bei deinem Geliebten. Je geübter ihr darin werdet, ins „Hier" zu treten, desto lebendiger werden eure Genitalien füreinander.

Psychologie und Impotenz

Impotenz ist die größte Angst des Mannes. Es ist ein Schock für den Mann, wenn sein Penis ihn im Stich läßt, wenn alle Stimulation versagt und auch keine Erregung hilft. Und auf die Dauer helfen auch keine Videos, sexy Kleidung oder andere Hilfsmittel. Darüber wundert sich ein Mann, besonders wenn er in seinen jungen Jahren als Don Juan galt. Aber genau in diesen Fällen tritt Impotenz am häufigsten auf. Das Problem ist, daß der Penis aufgrund einer Überdosis an Erregung nicht mehr reaktionsfähig und unsensibel geworden ist. Und wenn ein Mann seine Sexualität nicht von innen her erforscht hat, gewinnt Impotenz leicht die Oberhand. Er ist auf traurige Weise immun gegen seine eigene Sexenergie geworden. Selbstzweifel schleichen sich ein, Frustration und Ärger nehmen zu. Millionen von Männern leiden heutzutage an Impotenz, einem Problem, das genau so chronisch ist wie vorzeitige Ejakulation.

Oft wird die Partnerin für die Impotenz verantwortlich gemacht, die vielen Jahre, die man schon miteinander verbracht hat, das ewige Einerlei alter Gewohnheiten, die Schichten emotionaler Barrieren und der Schmerz unausgesprochener Wunden, der schwer auf dem Herzen lastet. Die Liebe, die zwei Menschen vor vielen Jahren einmal miteinander verband, ist in weite Ferne gerückt, und es gibt zwischen ihnen keinen Anreiz und keine Anziehung mehr. Es wird auch weitgehend angenommen, daß ältere Männer sich dadurch aufpeppen müssen, daß sie ihre Ehefrauen für jüngere Gespielinnen verlassen. Aber das Problem der Impotenz hat nichts mit dem Partner zu tun, sondern mit der Gefühllosigkeit des Penis und mit der Psychologie des Mannes.

Wenn es im Sex einfach nicht mehr klappt

Im Falle von Impotenz funktioniert der Penis nicht mehr als authentischer positiver männlicher Pol, so lehrt uns Tantra. Er ist schlaff geworden und reagiert nicht mehr, er hat das ihm eigene

Interesse und seine Empfindungsfähigkeit verloren. Er wurzelt nicht mehr in dem unbegrenzten Vorrat sexueller Energie. Stattdessen haben die zahlreichen Jahre, in denen sexuelles Mißverstehen und Mißbrauch gang und gäbe waren, die Genitalien gefühllos und taub gemacht. Sensationsgier hat Sensibilität schon vor langer Zeit abgelöst, denn dem Mann wurde nie beigebracht, wie sich der Penis natürlich und authentisch in der Vagina verhält und wie er die ihm innewohnenden magnetischen Eigenschaften so entwickeln kann, daß er sich und seiner Partnerin dauerhaft Liebe und Befriedigung schenken kann.

Ein impotenter Mann hat keine Wahl mehr. Er hat keinen Zugang zu seiner Ekstase und seine Lust ist auf gelegentliche oberflächliche und flüchtige Augenblicke von Spannungsentladung beschränkt. Seine Erektionsfähigkeit, zum Großteil eine Funktion des Verstands, seine sexuelle Vorstellungskraft und Fantasie sind verkümmert. Seine Empfindungsfähigkeit bezieht sich nicht auf das, was wirklich in ihm passiert, sondern auf das, was er glaubt, das passiert.

Es wird heute von der Gesellschaft akzeptiert, wenn man verkündet, daß es im Sex einfach nicht mehr klappt. Der Sex wird als scheinbar unwichtig abgetan. Aber das Fehlen einer bereitwilligen Sexenergie, die sich betätigen möchte, wird bald zum Ursprung von Selbstzweifeln und ist der tiefere Grund für Auseinandersetzungen und emotionale Unzufriedenheit bei Paaren. Wenn ein Mann sich nicht mehr sexuell betätigt, wird er bald die ätzende Wirkung seiner stagnierenden Energie fühlen, er wird ruhelos, gelangweilt, kritisch, schlechtgelaunt und reizbar. Wenn Männer den fehlenden Sex dadurch kompensieren, daß sie ihre sexuelle Energie in Arbeit und berufliche Leistungen stecken und darum keine Zeit mehr für die Liebe haben, bleibt ein zentraler Teil von ihnen unbeachtet und unterversorgt. Später dann wundern sie sich, daß sie inmitten ihres materiellen Wohlstands unglücklich sind, zu dick werden, zu viel Alkohol trinken und impotent sind. Für wie wichtig sie das Geld auch hielten, plötzlich erkennen sie, daß sie ihre Prioritäten falsch gesetzt haben.

Gemeinsam den Gefühlsmangel überwinden

Tantra lehrt, daß beide, Männer wie Frauen, für die männliche Impotenz verantwortlich sind. Nach langen Jahren reibungsorientierten Liebemachens sind sowohl die männlichen wie die weiblichen Genitalien immer gefühlloser geworden, das Gewebe der Muskeln ist hart und angespannt. Wenn der Penis ohne Bewegung in der Vagina liegt, ist da kein Prickeln, Vibrieren oder Feinfühligkeit, kein feines Wahrnehmen. Nach Jahren groben Kontaktes wird der Penis wahrscheinlich nur durch Reibung erigiert, ohne Reibung hat er keine Gefühle, keine zarten Empfindungen, keine eigene Vitalität. Die Erektionsfähigkeit durch den Polaritätseffekt ist abgestorben und unerreichbar, die Bioenergie ist gestört.

Glücklicherweise können Paare das Problem der Impotenz gemeinsam überwinden. Das erfordert Geduld, Sensibilität und Selbstachtung. Achte dich selbst, achte deine Energie, achte deine Genitalien und laß ihnen Zeit zu heilen und wieder ins Gleichgewicht zu kommen. Verabredet euch häufig, um Liebe zu machen. Laßt euch dabei sehr viel Zeit, tauscht Massagen aus, massiert die Brüste, den Penis und die Hoden. Macht es langsam und bewußt, entspannt euch zusammen. Wenn ihr beide bereit seid, dann legt euch ins Bett und probiert das Eindringen ohne Erektion aus (siehe Kapitel 12). Wenn der Penis erfolgreich eingeführt ist – schon die Spitze reicht –, dann haltet das Bewußtsein im Penis und in der Vagina und tauscht eure Energie durch Augenkontakt aus. Die Frau muß auch daran denken, ihre Bewußtheit in den Brüsten zu halten, und der Mann muß ihre Bewußtheit dadurch verstärken, daß er ihre Brüste berührt. Versucht diese Art des Liebemachens immer und immer wieder, und von diesem neutralen Ort aus wird es bestimmt gelingen, daß der Penis mit einer Erektion auf die Vagina reagiert. Wenn es anfangs vielleicht auch nur kurz ist, so wird es euch doch einen inspirierenden Einblick in das wundervolle Phänomen der Erektion geben und den Ausweg aus der Impotenz zeigen. Hört auf, nach sofortiger Zufriedenstellung oder schnellen Resultaten zu suchen, denn ihr müßt es vielleicht sehr oft probieren, bevor das Positive und das Negative aufeinander reagieren und nach ihrem Originalmuster zu funktionieren beginnen. Aber wenn der Mann sich mit seiner Partnerin in einer Atmosphäre von Liebe entspannen kann und sich auf seinen Penis zu verlassen beginnt, dann kann die natürliche Intelligenz der Sexualorgane wieder zurückgewonnen werden. Die Erektion wird dann endlich wieder eine natürliche Reaktion.

Es ist eine Katastrophe, daß die Pharmaindustrie eine „Pille gegen Impotenz“ auf den Markt gebracht hat. Sie hat eine erstaunliche Wirkung – der Mann braucht die übliche sexuelle Stimulierung oder Aufreizung (sie ist also kein Aphrodisiakum), dann bekommt er eine volle Erektion! Auf die Schnelle kann das ein Trost sein, aber im Zusammenhang mit der männlichen Polarität, die der Fähigkeit des Mannes zur erigieren zugrunde liegt, ist die nackte Wahrheit, daß ein medizinisches Eingreifen eine bereits verfahrene Situation nur noch verschlimmert und daß dadurch absolut keine Erkenntnisse der energetischen Realität vermittelt werden. Der Mann ist ja bereits chronisch gefühllos und nimmt sich selber nicht wahr. Diese Pille macht ihn endgültig zu einer Erektionsmaschine, indem sie seine Empfindungslosigkeit sich selbst und natürlich auch der Frau gegenüber verstärkt. Selbst wenn beide dankbar dafür sind, endlich einmal wieder ein sexuelles Zusammensein zu erleben, so erlaubt die Abgestumpftheit des Penis keinerlei Erwachen ihrer ekstatischen sexuellen Energien. Liebe wird dadurch nicht kreiert.

Gefühllosigkeit, die aus Spannungen und Ängsten resultiert

Ich höre manchmal von Männern, daß es eine „sexuelle Verfassung“ gibt, in der die Erektion extrem funktioniert, die aber praktisch ohne sexuelle Empfindungen stattfindet. Das heißt, daß eine Erektion zwar sehr lange Zeit hindurch aufrechterhalten werden kann, der Penis jedoch so abgestumpft ist, daß er unmöglich genug Empfindungen haben kann, um eine Ejakulation auszulösen. Und so pumpen diese Männer unaufhörlich drauflos und landen in tiefer Frustration, da sie nicht einmal einige wenige Sekunden wahres Vergnügen verspüren. Gewissermaßen kann man auch das als Impotenz einstufen, obwohl es wie das Gegenteil aussieht. Wenn ein Mann eine stahlharte Erektion hat, die aber keinerlei Bewußtsein in sich trägt, ist er tatsächlich impotent. Wenn er kein Gespür für seinen männlichen Pol und dessen Reaktion auf eine Frau hat, fühlt er sich wenig männlich. Einer meiner Freunde, der seit seinen frühsten sexuellen Erfahrungen unter Gefühllosigkeit und unerträglichen emotionalen Schmerzen litt, hatte das Glück, zwanzig Jahre später eine Frau zu treffen, die interessiert daran war, mit ihm zu experimentieren. Nach einem Zeitraum von acht

Monaten, in dem sie ohne die Spannungen und Ängste, die durch seine Gefühllosigkeit hervorgerufen worden waren, Liebe machten, stellte er dankbar fest, daß sein Penis anfing, seine angeborene Feinfühligkeit wiederzuerlangen. Der Penis war fähig, die ihn umgebende Atmosphäre zu spüren und darauf zu reagieren. Mein Freund fing an, seinen Penis als ein Instrument göttlicher Energie zu erleben, der in der Lage war, die Liebe aufrechtzuerhalten und die Frau tief in ihrem Innern zu erwecken. Die organische Intelligenz, die dem Körper innewohnt, ist eine so stark integrierende Macht, daß sogar die geringste Bewußtseinsveränderung (die den Druck unserer sexuellen Konditionierung reduziert) durch die Vitalität unseres erneuerten Lebens und unserer erneuerten Empfindungsfähigkeit belohnt wird. Der Körper an sich ist bereit, ja, er sehnt sich danach, zu einer organischen Einheit zurückzukehren.

Schlüsselpunkte

- Eine Erektion ist keine mechanische Funktion, sondern eine Reaktion der Polarität auf die Frau.
- Die Frau beeinflußt die Erektion durch Bewußtsein in der Vagina und den Brüsten.
- Eine Erektion ist ein natürliches Ergebnis in der Gegenwart von Bewußtsein und Liebe.
- Impotenz spiegelt die extreme Gefühllosigkeit des Mannes sich selbst und seiner Partnerin gegenüber wider.
- Weiche Penetration ist äußerst hilfreich, um das Vertrauen des Mannes in sich selbst und die Feinfühligkeit in seinem Penis wiederherzustellen.

Gefühle und Emotionen

Tantra ist eine Reise vom Verstand in den Körper, vom Denken zum Fühlen. Wenn wir in die Welt der Gefühle eintauchen, wird uns bewußt, daß es dort zwei verschiedene Kategorien gibt. Es gibt Gefühle, die einen emotionalen Inhalt haben, wie zum Beispiel Traurigkeit oder Ärger, und dann gibt es das Empfinden der Energiebewegung innerhalb des Körpers. Wenn Paare mit den Schlüsseln zur Liebe experimentieren, werden sie beide Arten von Gefühlen entdecken. Während ihr Bewußtsein beim Liebemachen allmählich zunimmt, wird sich auch ihre körperliche Empfindungsfähigkeit und Bewußtheit entsprechend erhöhen. Das bringt eine ganze neue Palette von inneren Empfindungen und Gefühlen mit sich, wie Glätte, Samt, seidige Weichheit, Hitze und Wärme, Reiz, Prickeln, Sprudeln, Leichtigkeit, Flauschigkeit, Kühle, geschmolzenes Gold, verströmender Glanz und die Auflösung aller physischen Grenzen. Indem wir unser Bedürfnis nach starken Empfindungen im Sex reduzieren, entdecken wir die uns angeborene Feinfühligkeit und nehmen eine ganze Welt von unbekannten Empfindungen in uns wahr. Es bereitet uns sexuelle Wonne, wenn die Energie anfängt, sich entlang innerer Stromkreisläufe zu bewegen. Die sexuelle Erfahrung wird vollkommen anders, und zuerst beschreiben die Paare sie als nicht wirklich sexuell. Kürzlich sagte ein Mann in einem Workshop nach einer ersten Kostprobe: „Es berührt mich zutiefst, und es ist ganz anders als alles, was ich je im Kino gesehen habe!"

Unsere Gefühle unterscheiden sich von unseren Emotionen
Gefühle, die einen emotionalen Inhalt haben, sind eine vollkommen andere Angelegenheit und bringen viele Leute durcheinander, weil sie uns scheinbar in Himmel und Hölle bringen. Streit

und Liebe mischen sich immer wieder, und es scheint, als gäbe es kein Durchkommen zu friedlichen Zeiten. Unsere Gefühle und Emotionen stören unentwegt die Ruhe. Diesen Aspekt von uns, diese subtile und normalerweise unbewußte Ebene, müssen wir uns bewußt machen. Den Körper wahrnehmen und die Gedanken wahrnehmen sind die beiden ersten Schritte. Verglichen mit dem dritten Schritt ist das relativ einfach, der Bewußtmachung unserer wechselnden Launen, Temperamentsumschwünge und komplexen Emotionen.

Obwohl umgangssprachlich die Wörter „Emotion" und „Gefühl" gleichwertig benutzt werden, ist das ein üblicher Fehler. Es besteht ein himmelweiter Unterschied zwischen der Erfahrung einer Emotion und der Erfahrung eines Gefühls. Es ist wichtig, diesen Unterschied zu verstehen, besonders in der Welt der Liebe, denn wir gewinnen dadurch Einsicht in unsere Psychologie, und es wird uns möglich, wirklich Verantwortung für uns selbst zu übernehmen. Wenn man den Unterschied kennt, ist man in der Lage zu verstehen, was gerade geschieht.

Gefühle sind ein Ausdruck dessen, was gerade jetzt bewußt im gegenwärtigen Moment vor sich geht, und Emotionen sind ein unbewußtes Verhalten aus der Vergangenheit, etwas, das bereits geschehen ist. Gefühle sind bewußt, während Emotionen auf einer unbewußten Ebene funktionieren. Gefühle werden frisch und unschuldig ausgedrückt, während wir es vermeiden oder aufschieben, unsere Emotionen auszudrücken. Oder wir verdrängen sie, und wenn sie dann doch endlich zum Ausdruck kommen, ist das oft überwältigend, zerstörerisch oder unfreundlich. Emotionen beschuldigen gern und sagen: „Immer machst du…", „du bist schuld, daß…", während Gefühle Verantwortung übernehmen und sagen: „Ich fühle…", „ich brauche…". Gefühle stärken das Herz, während Emotionen das Ego verhärten. Gefühle bringen dich dem Menschen näher, den du liebst, während Emotionen dich von ihm trennen. Es ist klar, daß Gefühle und Emotionen von völlig unterschiedlicher Qualität sind und uns fast entgegengesetzte Erfahrungen der Realität vermitteln. Durch Gefühle expandiert unsere Energie, wir fühlen uns leicht und gekräftigt. Wir fühlen uns dem Menschen näher, den wir lieben, und vom Leben getragen. Durch Emotionen ziehen wir uns zusammen und spannen uns an, wir erleben Schwere, Hoffnungslosigkeit und Schmerz. Wir werden erschöpft. Wir fühlen uns ausgeschlossen von der Welt und fern dem Menschen, den wir lieben.

Wie verdrängte Gefühle zu emotionalen Monstern werden
In unserer Gesellschaft, wo Rationalität und Vernunft an erster Stelle stehen, sind unsere Gefühle, wie auch immer sie sein mögen, fast völlig ohne Belang für uns selbst oder andere. Unglücklicherweise versuchen wir sie in den meisten Fällen zu unterdrücken, um nur ja nicht unsere Verletzlichkeit und Schwäche zu zeigen. Schon in früher Kindheit beginnen wir unsere wahren Gefühle zu verleugnen, indem wir lernen uns zusammenzunehmen. Das gilt ganz besonders für Männer, denn Gefühle werden als etwas typisch Weibliches betrachtet. Der Ausdruck „die Zähne zusammenbeißen" ist nicht nur eine Redensart, denn wenn wir mit unseren Gefühlen, Unsicherheiten und Schwächen in Berührung kommen, zittern Lippen und Kinn schamlos. Wenn Gefühle wie Traurigkeit oder Frustration, sogar Freude und Liebe nicht ausgedrückt werden können, sammeln sie sich allmählich an und werden zu einem Speicher von Emotionen, die die Harmonie von Geist und Körper beeinträchtigen. Eifersucht, Ärger, Haß, Angst und Wut beginnen sich schon in jungen Jahren zu bilden (oft aufgrund sexueller Behinderungen), und ganz gleich, wie sehr wir sie verdrängen, es ist nicht leicht, diese vergangenen Emotionen im Körper einfach zu ignorieren. Der Mangel an aufrechtem Verhalten in unserer Gesellschaft hat uns zu Härte, Reizbarkeit und Abwehr gezwungen. Wir speichern den Schmerz und die Enttäuschungen in uns, die uns weinen und klagen lassen würden, und so verbergen sie sich in unserem Unbewußten als Emotionen, die unseren Körper entstellen und unsere Psyche lädieren.

Diese unausgedrückten Gefühle leben in uns weiter und kehren früher oder später als destruktive Emotionen zurück. Die Geister der Vergangenheit trüben unaufhörlich die Einfachheit der Gegenwart. Das erklärt auch, wieso ein scheinbar friedfertiger und vernünftiger Mensch eines Tages beim geringsten Anlaß ausrastet und ohne ersichtlichen Grund einen Tobsuchtsanfall bekommt. Er macht dem aufgestauten Druck vergangener Gefühle Luft, die sich nicht mehr unterdrücken lassen. Und die Giftigkeit eines solchen Ausbruchs steht in keinem Verhältnis zu dem Vorfall, der ihn auslöste. Die Ansammlung gespeicherter und unausgedrückter Gefühle wird mit der Gewalt des Drucks, der dahintersteht, entladen. Darum sieht es so aus, als handle die betreffende Person völlig „unvernünftig", aber in Wirklichkeit handelt sie nur „unbewußt". Wenn wir uns den Einfluß der Vergangenheit auf den gegenwärtigen Moment bewußt machen können, können wir beginnen, Emotionen und echte Gefühle auseinanderzuhalten.

Unsere Gefühle in dem Moment ausdrücken, in dem wir sie fühlen

Gefühle dagegen werden in dem Moment ausgedrückt, wenn wir sie wirklich fühlen. Sie werden nicht gespeichert oder unterdrückt, sondern sie werden gezeigt. Wenn wir wütend oder enttäuscht sind, kann ein sekundenlanges gesundes Brüllen aus dem Bauch heraus eine wahrhaft befreiende Wirkung haben. Die Wut löst sich sofort auf, und kein Groll hängt dir nach und nagt an dir. Im Gegenteil, du empfindest ein Hochgefühl und bist voll herzerfrischender Lebendigkeit. Wenn es um ein schmerzendes, gebrochenes Herz geht, kann ein tierischer Schmerzenslaut heulenden Elends das Ganze erträglicher machen. Der innere Druck wird abgelassen. Traurigkeit drückt sich durch tiefempfundene Tränen aus. Wenn wir unsere tiefsten Gefühle genau so zeigen, wie wir sie in unserem Innern erleben, werden sie in lebendige Energie verwandelt und wir sind von ihren zersetzenden Wirkungen befreit. Sogar unausgedrückte Liebe oder Freude führt zu Depressionen oder Schwermut.

Um es auf den Punkt zu bringen: Unsere bewußten Gefühle tragen den Himmel in sich, während unsere unbewußten Emotionen die Hölle bedeuten, und wir schaffen uns unsere eigene Hölle, wenn wir unserem Himmel keinen Ausdruck verleihen. Eine Emotion ist eine Abwehr gegen den Schmerz, während das Gefühl ihn in sich aufnimmt und ihn als Heilmittel benutzt. Manchmal mag uns der Himmel wie die Hölle erscheinen, in Form einer Tragödie, als Verlust oder Katastrophe, aber wenn wir die echten Gefühle aufsteigen lassen, die Qual, die Pein, den Schmerz, fühlen wir uns viel besser, ja es gibt uns sogar Auftrieb. Wenn wir dagegen unsere Gefühle unterdrückt halten, erdrücken sie uns und schnüren uns das Herz ab. Dann liegen sie als Emotionen im Unbewußten auf der Lauer, bis irgendein Ereignis die Erinnerung an sie wachruft. Am besten lernen wir, unsere Gefühle sofort mitzuteilen und dadurch Emotionen zu vermeiden.

Gefühle im Körper speichern

Der Körper funktioniert als ein unschuldiges „Zuhause" für diese unausgedrückten Gefühle. Das schafft einen inneren Druck, von dem ein solcher Streß ausgeht, daß er den Körperbau und die Muskelbewegungen beeinflussen kann. Wenn Gefühle verdrängt werden, speichert der Körper sie in seinem Gewebe. In welchem Winkel ein Mensch seinen Kiefer hält und wie er seinen Kopf trägt, wie er die Schultern benutzt und sein Becken bewegt, sind alles Faktoren, die durch den inneren emotionalen Druck festgelegt werden. Wenn das Sexzentrum durch die Spannungen unserer Emotionen verzerrt ist, wie es bei uns allen der Fall ist, dann zeigt sich das auch in der Art wie wir gehen, dem Winkel des Beckens, der Form unserer Beine und der Ausrichtung unserer Knie. Die meisten unserer verdrängten Emotionen werden jedoch im Solarplexus gespeichert, und sie fügen unserer physischen und energetischen Struktur Schaden zu.

Wenn wir emotional sind und dabei unseren Solarplexus beobachten, werden wir dort ein nagendes Unbehagen voller Unruhe feststellen, ja ein unaufhörliches Sich-Drehen-und-Wenden. Bewußtheit und Entspannung des Solarplexus während des Liebemachens haben wir bereits als einen der „Schlüssel zur Liebe" vorgeschlagen, weil es die Präsenz und die sexuelle Energie intensiviert. Auf die gleiche Art und Weise kann der Solarplexus im täglichen Leben als Monitor für die Emotionen genutzt werden. Das gibt uns große Einsichten. Sobald du im Solarplexus ein körperliches Gefühl beobachtest, ein Kneifen oder Ziehen, weißt du, daß die Ruhe gestört wurde und etwas im Gange ist. Du bist emotional! Der Solarplexus deutet die Situation nie falsch. Es muß auch kein besonders dramatisches Ereignis sein. Es kann etwas so Belangloses sein wie Freunde, die dich im Cafe übersehen, ein Nachbar, der etwas Ablehnendes über deine Kinder oder den Hund sagt, oder dein geistesabwesender Partner, der vergißt, dich zum Abschied zu küssen. Du stellst vielleicht erst später, besonders in der Magengegend fest, daß du gestört bist, und dich vielleicht einsam oder unglücklich fühlst.

Bewußtheit, Akzeptanz und Entspannung

Anstatt dieses emotionale Unbehagen den ganzen Tag mit dir herumzutragen, kannst du dir eingestehen, was genau du fühlst – im Stich gelassen worden oder unsicher zu sein – und es einfach fühlen. Laß dich dabei auch den körperlichen Aspekt dieses Gefühls wahrnehmen. Gehe mit deiner Bewußtheit in den Solarplexus und lasse dich in das Gefühl dort sinken. Bleibe eine Weile darin und stell dir vor, daß Flammen auf dem Grund deines Bauches es verbrennen. Prüfe nach einiger Zeit, wie du dich fühlst. Fühlst du dich wieder wohl? Da du deine Emotion dadurch anerkannt hast, daß du sie dir in ihrem Ursprung bewußt gemacht hast, wirst du wahrscheinlich Erleichterung verspüren, eine Leichtigkeit des Geistes, die körperliche Last hat sich aufgelöst. Daß du sie akzeptiert hast, hat die Spannung aufgehoben, und du bist wieder fest in deinem Sein verwurzelt. In diesem Fall gibt es nichts weiteres zu tun, und du kannst deinen Tag mit freudigem Herzen fortsetzen.

Du mußt aber vielleicht deinen Partner anrufen und ihm mitteilen, daß du ihn vermißt, oder mit deinen Freunden sprechen, um herauszufinden, was los ist, und ihnen sagen, wie es dir ergangen ist. Vielleicht stellt sich dabei heraus, daß sie dich in dem Cafe gar nicht gesehen haben, da sie noch in ihrer eigenen Morgentrance waren. Plötzlich löst sich die ganze Szene in Luft auf. In Wahrheit war es deine eigene Unsicherheit, dein Bedürfnis nach Anerkennung und Wertschätzung, das verletzt wurde. Und das hat dann die Emotionen hochkommen lassen, die ständig in dir brodeln. Solltest du aber feststellen, daß es nicht allein genügt, die Emotionen einfach bewußt wahrzunehmen, dann mußt du vielleicht mehr tun, um dein Unbehagen loszuwerden. Versuche einmal für ein paar Minuten etwas Körperliches wie auf- und abspringen, mit den Füßen auf den Boden stampfen oder ein Kissen mit den Fäusten bearbeiten. Auch laut in Kauderwelsch vor dich hinbrabbeln hilft. All diese Bewegungen und Laute helfen ungemein, die zersetzende Wirkung der Emotionen im Körper aufzuheben.

Mit etwas mehr intensiver Bewußtheit können wir anfangen, unsere Emotionen, Launen und momentanen Auf und Abs wie in einem Spiegel wahrzunehmen. Das ist schwierig und erfordert echte Wachheit, denn die Emotionen bilden in der Tat eine Schicht in unserem Körper. Wie erleben sie als einen integralen Aspekt unserer selbst, wir glauben, das sind wir. Die Bewußtheit im Solarplexus zu halten hilft subtile Emotionen aufzuspüren, und es ist wichtig die damit verbundenen Spannungen im Solarplexus durch Bewußtheit aufzulösen. Sonst stauen sie sich an und erfüllen unsere Psyche. Wenn man eine Emotion ausdrückt, ist das immer von Nutzen, denn dadurch wird innerer Druck aus dem System getilgt. Dennoch ist es nicht die Emotion selbst, sondern das Wahrnehmen der Emotion, das anfängt die Fäden aufzulösen, die uns an unsere unbewußten Aspekte binden. Durch das Beobachten verlieren die Emotionen allmählich ihre Triebkraft. Die Vergangenheit ist und bleibt die Vergangenheit. Wenn Gefühle in der Gegenwart entstehen, sind sie nicht durch unvollständige Erfahrungen der Vergangenheit verseucht und können in ihrer Frische und Reinheit ausgedrückt werden. Wenn das geschieht, beginnen die Liebe und das Leben eine kindliche Einfachheit anzunehmen.

Liebe, Emotionen und sexuelle Heilung

Wenn wir mit dem Sexakt anfangen, geschieht das mit all den Spannungen aus unseren unausgedrückten Gefühlen, den heiklen Emotionen in uns. Im sexuellen Bereich werden unsere Emotionen unerwartet aktiviert, sie kommen ins Spiel und werfen Schatten auf unser Leben, ohne daß wir etwas davon merken. Das führt zu entsetzlichen Folgen in der Liebe, und wir landen immer wieder beim gleichen Streit oder bei der gleichen Unzufriedenheit mit unserem Geliebten, als ob wir uns immer nur im Kreise drehten. Oder du trennst dich wegen desselben Problems von einer Reihe von Partnern, die du liebst und dann verläßt, weil das Thema sich jedesmal wiederholt. Es scheint einfach nicht zu klappen. Und so sind wir in unserer Unwissenheit dessen, was die Liebe wirklich ist, soweit gekommen, die Hoch und Tiefs für einen wesentlichen Teil der Liebe zu halten. Wenn wir uns der Wirkungen und besonders auch des Ursprungs unserer

Emotionen in der Vergangenheit bewußt werden, können wir anfangen, mehr Verantwortung für unsere Liebe zu übernehmen und sie vom emotionalen Bereich zu trennen. Wir können die Liebe neu erschaffen, indem wir Intelligenz und Bewußtheit in den Liebesakt bringen, und wir können Gefühle ausdrücken, da wir aufhören, uns mit unseren Emotionen zu identifizieren.

Obwohl es sich bei Männern und Frauen verschieden äußert, sind die Genitalien beider Geschlechter mit Scham und einer Ansammlung negativer Emotionen überladen, die die natürliche Polarität stören. Wenn wir erst einmal den Druck von Penis und Vagina genommen haben, indem wir den Antrieb dazu entfernen, im Sex unbedingt etwas tun zu müssen, beginnen die genitalen Pole mit dem Entspannungsprozeß. Während dieses Entspannens beginnen die eingekapselten Emotionen, sich auf verschiedene Weise zu entladen. Der Mann sollte seine Gefühle zeigen, sich nicht schämen, wenn er weinen muß. In der Tat besteht seine Aufgabe darin, so ehrlich und aufrichtig zu sein, wie er nur eben kann. Seine Partnerin wird ihm dankbar sein, daß er seine Verletzlichkeit zeigt, ganz besonders weil seit dem Augenblick, als ihm die Tränen kamen, sein Penis sehr viel feinfühliger und bewußter geworden ist.

Einer meiner Freunde bemerkte in der Pubertät, daß sich Flecken auf seinem Penis gebildet hatten. Das beunruhigte ihn zutiefst, weil er glaubte, daß etwas mit ihm nicht stimmte. Er konnte mit niemandem darüber sprechen. Und da er niemals einen anderen Penis als seinen eigenen gesehen hatte, konnte er nicht wissen, daß die Flecken ganz und gar normal waren. Er wollte einen Arzt aufsuchen, aber das hätte bedeutet, es zuerst seinen Eltern zu sagen, was undenkbar war. Stattdessen begrub er seine Beschämung und seine Demütigung, und trug, bis er fast vierzig war, das unbewußte Gefühl mit sich herum, daß sein Penis „krank" sei. Erst als er anfing bewußt Liebe zu machen, traten die Scham und der Schmerz aus seinem Körper hervor. Als das geschah, wurde ihm klar, wie diese Emotionen all seine sexuellen Begegnungen mit Frauen überschattet hatten. Wenn man sich zu fühlen erlaubt, was man vor vielen Jahren nicht zu fühlen wagte, geschieht Heilung, die sich bis ins genitale Gewebe erstreckt. Mit dem Einsetzen der Tränen, die die Schmerzen hinwegwaschen und den Körper von seinem inneren Streß und von Giften befreien, wird eine neue Feinfühligkeit in den Sexualorganen geboren. Die Pole entleeren sich langsam, verlieren die Störungen (negatives Bewußtsein) und nehmen wieder ihre wahre Polarität an. Auf diese Art und Weise wird der Mann maskuliner und die Frau femininer.

Wie die Vergangenheit bis in die Gegenwart störend wirken kann

In meiner Arbeit mit Menschen finde ich es immer wieder bedrückend, wieviele Frauen als kleine Mädchen sexuell mißbraucht wurden. Sexueller Mißbrauch kommt auch bei Männern vor, wenn auch in geringerem Maße. Diese Menschen nehmen den Schmerz und die Verwirrung der schockierenden frühen sexuellen Vorkommnisse in ihr Erwachsenenleben mit. Sie waren als Kinder ausnahmslos nicht in der Lage, sich irgendjemand anzuvertrauen und ihre Gefühle, die Angst und das Entsetzen, auszudrücken. Oft waren der eigene Vater, Großvater, Onkel, Bruder, Nachbar oder sogar der Priester beteiligt. Es ist auch bekannt, daß Mütter ihre kleinen Töchter beschuldigen, sexuell provokativ zu sein. Lieber beschuldigen sie das Kind, als seiner Erzählung über sexuelle Belästigungen zu glauben. Diese übermächtigen Erlebnisse hinterlassen ihre Prägungen in Geist und Verstand und bilden den Hintergrund für alle weiteren Begegnungen. Jahre nach dem Ereignis sind die verdrängten Gefühle zu Emotionen geworden, die an die Oberfläche drängen und in dem Versuch, die geheimgehaltene dunkle Vergangenheit zurückzulassen, freigesetzt werden wollen.

Die Grundlage für eine sexuelle Heilung ist, daß die vergangenen Gefühle wie Wut, Schmerz und Enttäuschung, die den Sexualorganen ihren Stempel aufgedrückt haben, wieder auftauchen und freigesetzt werden. Die Entspannung, die wir suchen, kann und wird quälende Erinnerungen hochspülen, in dem Bemühen, die im Wege stehenden Spannungen aus einem ansonsten frei fließenden Energiesystem zu entfernen. Wenn wir das verstehen, können wir uns für alte Kindheitswunden und im Körper gespeicherte negative Erfahrungen öffnen, die aufzutauchen beginnen, wenn die Genitalien bewußter werden und ihren Heilungsprozeß beginnen.

Als mein eigener Schmerz ausgelöst wurde, vergoß ich bittere Tränen, manchmal von heftigen und unkontrollierbaren Zuckungen begleitet, es schüttelte mich, ich zitterte und schwitzte. Ich weiß bis heute nicht, welche Ereignisse diesen Schmerz in mir verursacht haben, aber ich hielt die Befreiung davon, und nicht seinen Ursprung für bedeutsam. Dadurch, daß ich lange zurückgehaltene Gefühle freisetzen konnte, entstand ein Empfinden von Schmelzen und Süße in meiner Vagina. Die Heilung fand statt.

Ich war und bin der Ansicht, daß das Bett nicht der richtige Ort für eine Analyse ist; es geht hier um Liebe, nicht um Therapie. Für mich war es am besten, nicht darüber zu sprechen und auch nicht nach einer Erklärung dafür zu suchen, was sich gerade abspielte, sondern weiter Liebe zu machen, während die Tränen flossen, und mich weiter für den Penis zu öffnen, der diese vergangenen Gefühle wieder ans Tageslicht brachte. Wenn ich mich wegdrehte und zu einem Häufchen Elend zusammenrollte oder darüber zu sprechen versuchte, versiegten die Tränen sofort, und es blieb ein schales oder unfertiges Gefühl zurück. Wenn ich aber bei meinem Liebemachen in der Gegenwart blieb, mich meinem Partner zuwandte und die Intensität meiner Gefühle zuließ, tief atmete und mir meine Verletzlichkeit und Tränen erlaubte, wurde mir die nächste Schicht verdrängter Emotionen zugänglich. Als eine Schicht nach der anderen entfernt wurde, bekam ich mehr Gefühl und eine klarere Wahrnehmung in meiner Vagina, und mein Geliebter fühlte seinen Penis darauf reagieren.

Die Emotionen in dem Moment wahrnehmen, in dem sie auftauchen

Es ist wichtig zu erkennen, wann die Vergangenheit und das Unbewußte ins Spiel kommen und wann genau die Emotionen an die Tür klopfen. Es ist ganz entscheidend, wie man damit umgeht. Wenn dich zum Beispiel dein Liebster beim Liebemachen grob und unsensibel anfaßt, dann erinnert dich das vielleicht an einen lieblosen Onkel, der dich genauso angefaßt hat, als du noch klein warst, und eine alte Emotion wird ausgelöst. Selbst die kleinste Bewegung kann das bewirken. Plötzlich brechen die Verwirrung und die Sichtweise der Kindheitssituation über dich hinein, und du fühlst Ekel, Neugier, Angst, Schuld, sexuelle Anziehung oder

Schmerz. Die Vergangenheit hat ihren häßlichen, entstellenden Fuß in die Schönheit deiner gegenwärtigen Liebe gesetzt, und plötzlich, ganz ohne Vorwarnung, bist du von deinem Liebsten durch Welten getrennt, und zwar vollständig. Kommunikation scheint praktisch unmöglich, fast fühlt es sich so an, als wärest du in eine andere Person verwandelt worden. Du kennst dich selbst nicht mehr, geschweige denn deinen Geliebten. Noch vor wenigen Augenblicken war er hier bei dir, aber jetzt kannst du ihm nicht einmal mehr in die Augen sehen, es ist, als sähest du ihn aus weiter Ferne. Eine zu große Last von verdrängten Gefühlen ist aktiviert worden. Vielleicht ist dir jetzt nur noch nach einem Streit zumute, bei dem du deinen Partner dafür beschuldigen kannst, daß du so unglücklich bist.

Das ist ein unmittelbares Zeichen, daß Emotionen aus der Vergangenheit aufgetreten sind und vorübergehend deinen gegenwärtigen Moment beherrschen. Obwohl du dich dabei vielleicht absolut scheußlich fühlst, ist es in Wahrheit jedoch sehr förderlich, sich solchen Emotionen zu stellen, denn die Erfahrung bedeutet letztlich eine Reinigung. Ich möchte dir vorschlagen, sobald du erkennst, was gerade passiert (und es wird von mal zu mal leichter), zu versuchen, an das wahre Gefühl heranzukommen, das sich hinter der Emotion versteckt. Wenn es Angst ist, die du fühlst, findest du dahinter vielleicht ein Gefühl äußerster Verlassenheit und Einsamkeit; wenn du Ärger fühlst, findest du vielleicht unermeßliche Traurigkeit. Erlaube, daß der Ausdruck dieses alten vergrabenen Gefühls dich überwältigt.

Wenn du dich nicht sofort wieder zurechtfinden kannst, dann gestehe dir selbst und deinem Partner ein, wo du gerade bist, indem du zum Beispiel sagst: „Ich bin gerade total emotional, ich fühle mich dir fern." Aber verwickle dich nicht in Anschuldigungen oder Vermutungen, daß er etwas falsch gemacht hat. Wenn es die Situation zum Guten wendet, dann ist es hilfreich darüber zu sprechen. Aber wenn ihr euch dadurch nur noch fremder werdet, ist es besser, eine Zeitlang allein zu sein.

Was fühlt ihr wirklich?

Einer der quälenden Aspekte der Emotionalität ist, daß es nicht lange dauert, wenn der eine Partner emotional wird, der andere auch einen Wutanfall bekommt und den anderen gleichfalls für zahllose Enttäuschungen verantwortlich macht! Das verschlimmert die Situation nur noch. Die Emotionalität des einen findet Resonanz im andern und vibriert mit der in ihm latent vorhandenen Emotionalität, und so verwickeln sie sich unbeabsichtigt in einem Konflikt. Die verdrängten Emotionen kommen sozusagen aus allen Poren raus, und sie geben sich gegenseitig die Schuld daran! Kommunikation kann absolut unmöglich werden, denn beide sind weder klar noch bewußt. Es ist nicht ratsam, in diesem äußerst emotionalen Zustand miteinander zu sprechen, denn das kann zu nichts Gutem führen. Verwirrung und Entfremdung nehmen nur zu. Erst wenn ihr bereit seid, eure Verletzlichkeit zuzugeben und zu zeigen, solltet ihr weiterreden. Ansonsten zeugt es von viel mehr Achtung, wenn ihr zugeben könnt, wie es gerade um euch steht. Und dann geht jeder für eine kleine Weile seiner eigenen Wege.

Ihr könnt zum Beispiel spazierengehen, vielleicht genügt schon eine Stunde. Manchmal braucht ihr vielleicht länger, einen ganzen Abend oder zwei, drei Tage, um die alten Emotionen für euch zu verarbeiten, vielleicht indem Tränen euer Herz erleichtern oder ihr Wut und Frust dadurch abbaut, daß ihr auf ein Kissen eindrescht. Es ist wichtig, euren Körper zu benutzen, wenn ihr emotional seid. Dabei helfen alle körperlichen Übungen, auch joggen, tanzen oder turnen.

Hab keine Angst, dir so viel Zeit zu lassen, wie du brauchst. Während dieses Alleinseins wird dir vielleicht klar, daß nicht dieser oder diese spezielle Geliebte dafür verantwortlich ist, was du gerade durchmachst, dafür daß du dich isoliert, im Stich gelassen, abgelehnt oder verraten und verkauft fühlst. Wenn du dir selbst gegenüber ehrlich bist, wirst du herausfinden, daß du diese Gefühle schon vorher hattest. Sie sind nicht neu, nur der Schauplatz hat sich verändert. Vielleicht wird dir sogar klar, daß es ein Muster ist, daß jedesmal dann auftritt, wenn du jemandem wirklich nahe kommst.

Es ist eine qualvolle Erfahrung, daß das Herz nur darauf wartet, sich zu öffnen, aber die Verletzungen aus früheren Zeiten, als du liebtest, deine Liebe aber nicht erwidert wurde, dich immer noch verfolgen und dich verschlossen bleiben lassen. Wir alle machen die Vergangenheit in unserer Gegenwart noch einmal durch, und unser jetziger Partner ist nicht direkt verantwortlich für das, was wir gerade durchmachen. Wenn man die volle Verantwortung für seine Emotionen übernimmt, wird die Liebe nicht von vergangenem Elend infiziert. Wenn ihr euch für diese Trennung lange genug Zeit laßt, könnt ihr euch ohne ein Wort darüber zu verlieren wieder vereinigen und in die Gegenwart zurückkommen.

Wenn du diese Emotionen von den Genitalien durch den Solarplexus zum Herzen filtern läßt, können sie als echte Gefühle wiedererlebt und freigesetzt werden. Die Emotion wird auf der physischen Ebene manchmal als ein dichter Fremdkörper erlebt, der im Innern auf unangenehme Weise herumwirbelt, sich dreht und durch das Muskelgewebe fließt, das im gesamten Körper ein verwobenes Labyrinth bildet. Die Emotion klebt an Stolz und Schutz und ist keinesfalls bereit, zum Ursprung des Schmerzes zu gehen. Wenn du aber den Mut hast, hinter die Emotion zu schauen, dann wird dein Herz zu rasen beginnen, dein Atem wird sich beschleunigen und du wirst zittern und schwitzen, wenn du in die Wirklichkeit dessen eintrittst, was du vor so langer Zeit gefühlt hast. Dann wird dein Herz von sich erzählen, von seiner Zerbrechlichkeit und seiner Zärtlichkeit. Die Mauer zwischen dir und deinem Geliebten wird im gleichen Moment in sich zusammenfallen. Genau so plötzlich wie die Emotion zwischen euch trat und euch trennte, ist sie wieder weg. Dann kannst du deinem Liebsten wieder in die Augen schauen, und das Gefühl, daß ihr in zwei verschiedenen Welten lebt, verschwindet. Mitten in diesen Emotionen befindet sich der Kern für die Wiedergewinnung unserer Essenz, der Liebe, die wir sind.

Bedenke, du bist mehr als nur deine Emotionen

Wenn du dich in einem emotionalen Zustand befindest, ist es höchst bedeutsam, dir klar zu machen, daß du nicht deine Emotionen bist, damit du dich nicht mit deinem Schmerz oder deiner Qual überidentifizierst, obwohl sie die Hölle sein können. Vertraue auch nicht deinen Worten oder Taten. Emotionen lieben es, Rache zu nehmen, und du mußt aufpassen, daß du dich nicht in ihnen verlierst, denn das bist nicht du. Tue nichts Impulsives oder potentiell Gefährliches. Paß auf, was du sagst. Laß dich verstehen, was geschieht, daß du nämlich von einer dunklen Wolke von (vergangenen) Emotionen überrollt wirst. Du mußt dir über das Potential von Mann und Frau im klaren sein. Wenn du den Schmerz und die Traurigkeit in dir nach oben und aus dem Körper heraus kommen läßt, so versuche eine Haltung einzunehmen, die dich diese Gefühle begrüßen läßt, denn du verstehst, daß du damit dein Herz von einer großen Last befreist. Das macht dich frisch und neu, du wirst lebendiger und kommst dir und deinem Liebsten näher.

Wenn wir das Liebemachen mit einer neuen Intelligenz angehen, wächst in uns das Verständnis für die Fluktuation zwischen guten und schlechten Zeiten. Wenn uns der Unterschied zwischen Emotionen und Gefühlen klar ist, hilft uns das, eine Menge potentieller Schwierigkeiten zu vermeiden, denn wir erkennen jetzt, wie verdrängte Emotionen Störungen verursachen, Streit vom Zaun brechen, und Zänkischkeit und sogar körperliche Erregung erzeugen. Der springende Punkt ist zu verstehen, daß Emotionen Erregung hervorrufen. Darum ist Sex so heiß und aufregend, wenn ihr euch streitet; die Dramatik törnt euch an! Viele Paare benutzen Sex als letztes Mittel, um sich wieder zu versöhnen, um den Schmerz des Getrenntseins zu überbrücken. Aber Tantra lehrt, niemals Liebe zu machen, wenn man in Kampfstimmung ist. Das führt nur zu noch mehr Emotionen und der damit verbundenen Unbewußtheit im Sex. Wartet, bis die Emotionen vorüber sind, bevor ihr Liebe macht. Sonst fällt es euch nicht leicht, beim Liebemachen bewußt zu sein, und es wird schwierig, euch in der liebevollen und heilenden Atmosphäre zu begegnen, die die Gegenwart bietet.

Da die Heilung ein Prozeß ist, können die Emotionen jeden Moment wieder unerwartet hochschießen, und wenn ihr dann nicht aufpaßt, seid ihr wieder reingefallen, und dieselbe Geschichte mit denselben Problemen beginnt von vorn.

Nehmt jede Gelegenheit zur Expansion wahr

Wenn die Gefühle sehr stark sind, kann der Verstand zum Verschwörer werden, der dich davon abhält, dem Partner deine Gefühle mitzuteilen, damit du dich nur ja nicht verletzlich machst. Als ich einmal, von ekstatischer Liebe verzehrt, ein einfaches tiefempfundenes „ich liebe dich" sagen wollte, konnte ich die Worte einfach nicht über die Lippen bringen. Zwangsläufig schluckte ich sie runter. Ich war zu schüchtern, zu sehr im Moment, das jedenfalls versuchte mein Verstand mir weiszumachen, es wäre nicht klug, meine Liebe, Verletzlichkeit und Abhängigkeit offen zu zeigen. Einige Sekunden später spürte ich, wie mein Körper sich zusammenzog und meine Präsenz in sich zusammenfiel. Ich wurde von einer unermeßlichen Traurigkeit überfallen. Ich schluchzte und fühlte, wie meine sexuelle Energie und Feinfühligkeit dahinschwanden. Zusammengesunken und vollkommen in mich zurückgezogen lag ich da mit meiner Sammlung von Erinnerungen an vergangene Augenblicke, als ich meine Liebe auch nicht ausgedrückt hatte. Inmitten dieser durch mein Zurückhalten entstandenen Qual und Pein sah ich, wie viele Gelegenheiten ich verpaßt hatte, die Tore zu einer ungeheuren Ausdehnung in Körper, Herz und Geist hätten werden können. Jetzt nutze ich die Gelegenheiten, diese kostbaren Gaben, und mein Herz erhebt sich auf den Schwingen der Liebe.

Auf unserer Reise von der Persönlichkeit zum Sein treffen wir immer wieder auf neue Schichten von Schutz, Abwehr und Schmerz, die dazu dienen, uns von unserer Essenz fernzuhalten. Wir müssen ihnen jedoch begegnen und sie freisetzen, wenn wir uns schrittweise unserem innersten Kern nähern wollen.

Das Folgende ist ein zuverlässiger Führer durch die verschiedenen Eigenschaften der Emotionen und Gefühle, obwohl mancher von Emotionen so gefangen sein mag, daß er keinen Unterschied spürt.

- Bei Emotionen fühlt man sich entfremdet; bei Gefühlen empfindet man Nähe.
- Emotionen werden unbewußt ausgedrückt; Gefühle werden bewußt ausgedrückt.
- Emotionen beziehen sich auf die Vergangenheit; Gefühle werden in der Gegenwart erlebt.
- Emotionen machen Vorwürfe und projizieren: „Immer/nie machst/bist du…"; Gefühle geben zu: „Ich fühle/brauche…"
- Emotionen sagen jahrein, jahraus immer wieder das gleiche; Gefühle äußern sich frisch und neu.

- Emotionen machen dich fix und fertig; Gefühle, die ausgedrückt werden, verleihen dir Kraft und Leben.
- Emotionen repräsentieren das Ego, während Gefühle das Herz repräsentieren.
- Emotionen stehen tagelang im Raum; Gefühle, die ausgedrückt werden, vergehen sofort.

Schlüsselpunkte

- Gefühle machen uns weit und verbinden uns, während Emotionen uns eng machen und trennen.

- Emotionen beziehen sich auf unsere unausgedrückte Vergangenheit, Gefühle entstehen bewußt in der Gegenwart.

- Dadurch, daß man seine Gefühle tagtäglich zum Ausdruck bringt, verhindert man eine emotionale Überlastung.

- Wenn man lernt, die Emotion als solche zu erkennen, bekommt man einen sehr tiefen Einblick in seine Beziehungsmuster. Bedenkt, wir sind nicht unsere Emotionen.

- Alte, verdrängte Emotionen werden beim Liebemachen durch Bewußtheit ersetzt, begrüßt sie.

Frauen, Emotionen und das Herz

Frauen sind bekannt für ihre scheinbar überwältigenden Emotionen. Die Tatsache, daß ständig Emotionen im Spiel sind, sogar wenn alles wunderbar zu funktionieren scheint, bringt den Mann oft genug zur Verzweiflung. Wie kann er seine Frau lieben und verstehen, wenn die Harmonie plötzlich in Depressionen umschlägt oder ohne ersichtlichen Grund ein Streit entbrennt? Die irrationalen Launen der Frau, ihr Streiten und Schimpfen, ihre Fragerei und ihr Sticheln sind ein Alptraum für ihn. Es sieht fast so aus, als wäre die Frau, die er liebt, von Zeit zu Zeit besessen.

Der Grund für diese emotionalen Schwankungen liegt im Sex. Tantra lehrt uns, daß der Mann die emotionalen Eigenschaften, die ihn an der Frau am meisten stören, dadurch selbst erzeugt, daß er auf Erregung und Orgasmus besteht. Dadurch hält er die Frau auf dem niedrigsten Stand ihrer sexuellen Ausdrucksmöglichkeiten und hindert sie, ihr wahres weibliches Potential zu erfüllen. Sie ist jahrhundertelang als Sexobjekt benutzt worden, als Mittel zur Befriedigung des Mannes. Das schmerzt sie und macht sie wütend. Mit der Zeit sind ihre ungenutzten göttlichen Energien immer mehr eingeschlafen und stagnieren jetzt, so daß eine tiefgreifende Unzufriedenheit, Enttäuschung und ein Mangel an Liebe jede Zelle ihres Körpers erfüllt und sie emotional instabil macht. Konventioneller Sex bringt diese Emotionen im Innern zum Kochen, weil er hektisch und darauf aus ist, das eigene Selbst zu befriedigen. Und diese Art sexueller Erregung hindert die Frau daran, empfänglich zu sein.

Emotionaler Sex und Labilität

Durch die Erregung lagert sich ein Rückstand an Spannungen im Körper der Frau ab, der sowohl ihren physischen wie psychologischen Zustand beeinflußt, indem er sie in ihrer Labilität so explosiv und unstet macht, daß man leicht begreift, warum sich Paare kurz nach dem Sex oft heftig streiten. Die sexuelle Spannung wird über kurz oder lang genau wie atmosphärische Elektrizität entladen und Beziehungskrisen folgen. In der Tat haben die meisten Beziehungsprobleme ihren Ursprung in sexueller Unzufriedenheit.

Während emotionaler Sex, wie er manchmal genannt wird, zwar äußerst lustvoll sein mag, dauert er doch nur wenige Sekunden und erschöpft letztlich die Lebenskräfte. Er kann dich total unzufrieden machen und so isoliert sein lassen, daß du alles Interesse an deinem Geliebten verlierst. Im Tiefinnersten wissen wir ja, daß wir den andern nur benutzt und nicht wirklich Liebe gemacht haben, und das bedrückt uns. Es erhöht noch unseren Vorrat an Emotionen und macht uns unfähig, in der Gegenwart Liebe zu teilen, da wir ja im Schatten der Vergangenheit leben.

Diese emotionalen Muster und die Labilität sind so tief in der Frau verwurzelt, daß sie zu glauben beginnt, diese zu sein, das heißt sie identifiziert sich mit ihrer emotionalen Seite. Die Frauen glauben irrigerweise, daß eine gewisse Menge an Emotionen ihrem Leben Gestalt, Form und Bedeutung gibt. Sie glauben, wenn sie Streit haben, ist es ein Zeichen dafür, daß Liebe im Spiel ist. Umgekehrt und ebenso irrig glauben Frauen oft, daß die Liebe im Schwinden begriffen sein muß, wenn es einmal eine ruhige und ausgeglichene Phase zwischen ihnen und ihrem Partner gibt. Oft konzentriert sich die Frau immer wieder auf ein und dasselbe Thema ihrer Unzufriedenheit, nur um ein wenig Aufmerksamkeit zu bekommen und wieder etwas Leben in die Beziehung zu bringen. Sie schafft damit ein Komm-her-geh-weg-Spielchen, eine Art Tauziehen, um zu fühlen, daß sich noch etwas bewegt, daß noch Liebe da ist.

Wenn Frauen emotional sind, werden sie sexuell leichter erregbar, und das macht es für Männer und Frauen schwierig, beim Liebemachen zu entspannen. Der Orgasmus wird zu einer ständigen Verlockung, was das Paar von der spirituell nährenden Phase abbringt. Wenn die sexuelle Energie entspannen darf, anstatt zu einem Höhepunkt gezwungen zu werden, läßt die entsprechende Emotionalität der Frau allmählich nach. Sie ist erfüllt, heiter und zufrieden. Das ist der Schritt vom linearen (die Sexenergie wird entladen) zum kreisförmigen (die Sexenergie wird bewahrt) Sex, bei dem die Frau viel femininer, leuchtend und liebevoll sein kann. Hier, in dieser Kreisbewegung, findet die Vereinigung von Sex und Herz statt, wo sich die wahre Quelle der weiblichen sexuellen Energie und Ekstase befindet. Leider erreichen die Frauen selten ihr feminines Potential, denn die entscheidende weibliche Polarität – das Erwecken der Sexenergie durch die Brüste und das Herz – im Sex wird weder von ihr noch ihrem Geliebten erkannt oder genutzt. In ihrem Innern weiß sie intuitiv, daß durch Liebe und Sex viel möglich ist. Sie ahnt, daß es einen orgasmischen, glückseligen Zustand göttlicher Vereinigung gibt, in dem nur die Liebe regiert, und sie sehnt sich danach. Aber sie bleibt grundsätzlich unbefriedigt, und schließlich wird ihre Qual zu Emotionalität.

Wenn erregungs- und zielorientierter Sex in ihrem Leben andauert, entwickelt die Frau eine emotionale Persönlichkeitsstruktur, die ständig Liebe fordert, aber niemals die Zufriedenheit der Liebe in sich selbst findet. Das ist im tiefsten Grund eine Tragödie, denn damit hat sie ihre natürliche Liebesquelle verloren. Erregender, am Mann orientierter Sex bringt die Frau niemals in einen Zustand wahrer orgasmischer Seligkeit, in der ihr Körper mit der Liebesenergie pulsiert und sie sich wie die Liebe selbst fühlt. Außerdem zeigt es sich im Körper. Die sexuelle Erregung bildet einen Ring von Spannungen, der sich um die Eierstöcke und die Gebärmutter legt. Es ist den meisten Frauen nicht bewußt, aber nach Jahren voll grobem Sex und erzwungener Orgasmen, werden die Eierstöcke und der Unterleib blockiert und verspannt. Das macht die Frau gesundheitlich anfällig. Vielleicht hat sie öfter vaginale Infektionen, Reizungen oder Ausfluß, und vielleicht sind auch Blase und Harnwege in Mitleidenschaft gezogen. Oft erkranken auch die Brüste, wenn sie nicht im Sinne der Polarität verstanden werden. Auch der Hormonhaushalt und der Menstruationszyklus geraten durcheinander, das heißt, ihre gesamte Persönlichkeit ist betroffen. Die Auswirkungen der Emotionen sind zerstörerisch und können die Frau und ihren Partner tagelang durcheinander bringen und erschöpfen. Liebe wird dann mit der Labilität konstanter Stimmungsschwankungen und einem Wirbelwind an Emotionen gleichgesetzt.

Von emotionalen Mustern Abstand nehmen

Tantra lehrt uns ganz klar, daß die Liebe keine Emotion ist. Die Liebe ist vielmehr ein Seinszustand, eine uns innewohnende Eigenschaft. Sie ist cool und nicht heiß, sie akzeptiert und stellt keine Anforderungen, sie ist entspannt und nicht erregt oder verspannt, sie ist zufrieden und nicht depressiv. Sie ist weder eine Forderung, noch eine Erwartung, noch eine Verrenkung des Herzens. Die Liebe verleiht Glanz, ist im Überfluß vorhanden und leuchtet aus unserm Innern heraus. Es ist von höchstem Wert, wenn eine Frau erkennen kann, daß sie emotional ist, ganz gleich wie enttäuscht, wütend oder eifersüchtig sie in dem Moment sein mag. Erst dann kann sie von der Intensität ihrer übermächtigen Emotionen Abstand nehmen, von dieser gestörten Seite ihrer Persönlichkeit, und anfangen eine neue Realität für sich selbst zu schaffen, in der sie nicht mehr die Besiegte, sondern Sieger ist. Sie kann ihrem Geliebten sagen, daß sie gerade emotional ist und sich in dem Moment weder zuverlässig noch klar fühlt. Was auch immer sie braucht – eine liebevolle Umarmung oder eine Zeitlang mit sich allein sein – sie kann sich verletzlich machen und danach fragen. Das Erkennen ihrer Emotionalität kann zum konstanten Bezugspunkt werden, den sie als Signal nehmen kann, um die Gefahr zu erkennen und, bevor sie sich darin verfängt, das Ganze zu wenden,. Das bedeutet, Verantwortung für die Liebe zu übernehmen. Wenn die Frau bewußt Schritte unternimmt, die von den Emotionen wegführen, und wenn sie dadurch die unbewußten Muster aufgibt, die ihren Ursprung in der Vergangenheit haben, kann sie ihre tiefere innere Natur erfahren.

Wenn ein Mann genug Mut hat, seine sexuelle Temperatur auf eine kühl brennende Flamme zu reduzieren und kein verzehrendes Feuer zu unterhalten, dann erblüht die Frau in ihrer femininen sexuellen Verhaltensweise. Wenn die Liebe keine Eile kennt und sich durch Polarität manifestieren darf, können Mann und Frau ganz frisch und neu Liebe machen. Aber das geschieht nicht einfach von ungefähr; es bedarf visionärer Kraft, Intelligenz und einem sich der Liebe verpflichtet Fühlen von Seiten des Mannes. Dann kann er dazu beitragen, seine Liebste mit dem göttlichen Ursprung der Liebe in ihrem Körper zu vereinen. Erst wenn ein Mann sieht, wie seine Frau durch diese Vereinigung ihrer göttlichen Energien knospt, erblüht und seine Liebe zu ihm zurückbringt, wird er wirklich befriedigt sein vom Sex. Endlich fühlt er in sich wahre männliche Autorität. Auf die gleiche Art kann die Frau für sich Verantwortung übernehmen, indem sie darauf besteht, daß ein Mann mit ihr Liebe macht und nicht nur Sex hat. Mit dieser Klarheit bringt sie die Liebe in ihr Leben zurück und verhindert, daß noch weitere schwächende Emotionen kommen. Unglücklicherweise kann das schwierig sein, denn die Frau sehnt sich so sehr nach Liebe, daß sie alle Aufmerksamkeiten dankbar begrüßt, die sich für Liebe ausgeben.

In Bewußtheit Liebe machen

Es ist gut sich der Tatsache bewußt zu sein, daß die Emotionen in Wellen kommen und gehen, wenn wir in Bewußtheit Liebe machen. Laß sie einfach durch dich durchlaufen, halte sie nicht fest. Es ist ein Teil des inneren Prozesses, der das Gleichgewicht wiederherstellt. Wir Frauen haben aufgrund unserer körperlichen Verletzlichkeit mehr sexuelle Wunden, daher ist es nur natürlich, daß wir viel öfter schmerzlichen Emotionen begegnen. Sogar nach bewußtem Liebemachen kommt es bei Frauen häufig vor, daß sie von einem wilden, irrationalen Zorn überwältigt werden, den sie versucht sind, an ihrem Geliebten auszulassen, an demselben Mann, den sie noch kurz zuvor so sehr liebten. In den Körper gebrachte Bewußtheit muß und wird die aufgestauten unbewußten Aspekte in uns freisetzen. An die Stelle der Emotionen tritt dann Stille, die durch Bewußtheit in den Körper gebracht wird. Laß diese Emotion frei durch deinen Körper fließen, aber richte sie nicht auf oder gegen deinen Partner, laß ihn einfach außen vor. Nimm alles zu dir zurück und laß dich das Leidenschaftliche daran genießen. Geh in ein anderes Zimmer und schlage mit den Fäusten ein riesiges Kissen zu Mus. Spring herum, tanze, beweg dich! Benutze deinen ganzen Körper, aber paß auf, daß du dir nicht weh tust.

Denke während des Heilungsprozesses zwischen Penis und Vagina daran, daß es ein läuternder Vorgang ist, der da abläuft. Die Liebesorgane füllen sich mit Bewußtsein. Durch eine meditative Haltung im Sex kann der Mann in der Frau Sex und Herz miteinander vereinen und ihre essentiell liebende Natur offenbaren.

Schlüsselpunkte

- Der Mann ist weitgehend verantwortlich für die emotionalen Schwankungen der Frau.
- Die Emotionen werden durch die Spannungen des konventionellen Sexakts gespeist.
- Bewußter Sex reduziert die Emotionalität der Frau und das Gefühl der Trennung zwischen Sex und Liebe.
- Emotionen als solche zu erkennen ist ein wesentlicher Schritt, um das Gleichgewicht wiederherzustellen.
- Wenn ein Mann eine Frau bewußt liebt, kann er ihr eine neue Welt der Liebe offenbaren.

Lebenszyklen und Safe Sex

Alles in der Natur basiert auf Zyklen von Rückzug und Erneuerung, Stirb und Werde, Dunkel und Licht, Tod und Geburt. Von dem dramatischen Vorgang der Geburt läßt Sex sich nicht trennen, und gleichzeitig assoziiert man ihn mit einem friedlichen Sterben. Geburt umschließt Fortpflanzungszyklen und Fruchtbarkeitszyklen, und beide üben einen tiefgreifenden Einfluß auf das Leben einer Frau aus. Tatsächlich wären wir ohne diese Zyklen nicht hier, um den Ruhm und die Ehre des Lebens und der Liebe zu feiern. Auf dem Schauplatz der Liebe richten Fortpflanzung und Fruchtbarkeit Verwüstungen an. Gerade wenn in der Liebe alles wunderbar kreativ zugeht, gibt es eine Unterbrechung durch Menstruation oder Schwangerschaft.

Verhütet ungewollte Schwangerschaften

Es ist wesentlich, daß alle Frauen und alle Männer hinreichend Sorge tragen, daß sie nicht zufällig einen neuen Zyklus von Geburt und Tod erschaffen. Das verändert Leben! Wir sind heutzutage in der glücklichen Lage, eine Schwangerschaft durch die verschiedensten Methoden verhüten zu können, und jeder sollte sich gründlich über alle zur Verfügung stehenden Mittel informieren und dabei professionelle Hilfe in Anspruch nehmen. Die unterschwellige Angst, die jede Frau in sich trägt – die Möglichkeit, schwanger zu werden – erzeugt eine tiefe und dauerhafte Spannung, die es ihr schwermacht, sich in ihrem sexuellen Erleben voll zu entspannen. Viele Frauen berichten, nachdem sie sich haben sterilisieren lassen, daß die Sterilisation ihre eindrucksvollste Befreiung war und sich ihr Leben danach schlagartig veränderte. Sie empfanden eine unglaubliche Erleichterung, obwohl die meisten von ihnen sich der Spannung, die sie in sich trugen, gar nicht bewußt waren. Und das gleiche gilt für den Fall, daß ihr Partner sich sterilisieren ließ.

Wenn die Häufigkeit der Ejakulation reduziert ist, nimmt auch die Gefahr einer Schwangerschaft ab. Damit soll aber auf keinen Fall gesagt werden, daß ein Nichtejakulieren ein Ersatz für Verhütung ist, denn Samenflüssigkeit enthält bekanntlich agile Spermien. Nichtsdestoweniger kommt man an der Frage nicht vorbei, ob die Bevölkerungsexplosion heute nicht ein Resultat der Sucht des Mannes nach Ejakulation ist. Ein Kondom ist oft die einfachste Vorsichtsmaßnahme für die Liebenden. Das gilt für kurze wie für langfristige Beziehungen.

Safe Sex

Wenn man mit einem neuen Partner Liebe macht, sind beim Safe Sex Kondome absolut wichtig – dadurch wird verhindert, daß man sich mit sexuell übertragbaren Krankheiten, einschließlich AIDS, infiziert. Um einen sicheren Schutz zu gewährleisten, darf kein Kontakt mit den genitalen Körperflüssigkeiten des Partners entstehen, ein genitaler Kontakt ohne Kondome ist also ausgeschlossen. Dabei mußt du dich voll und ganz auf dich selbst verlassen, du kannst die Verantwortung nicht an den anderen abgeben. Das stünde in keinem Verhältnis zu dem Risiko und Ungemach, das das nach sich ziehen kann. Sei immer bereit, mit deinem Partner darüber zu sprechen, ein Kondom zu benutzen, ganz gleich, ob du ein Mann oder eine Frau bist. Habe immer welche bei dir. Es ist auch gut und empfehlenswert, einen HIV-Test zu machen, um alle Ängste auszuschalten, die ihr vielleicht in Bezug auf AIDS habt. Wenn sich eine neue Beziehung zu einer langfristigeren Partnerschaft entwickelt, dann sollten sich beide auf HIV testen lassen. Die offensichtliche Lösung für uns heutzutage ist, dazu überzugehen, nur noch mit einem Partner Liebe zu machen. Und indem wir die wahre Kunst des Liebens entdecken, lernen wir die Entspannung schätzen, die durch Intimität entsteht.

Kondome

Kondome stellen jedoch im natürlichen Ablauf des Geschehens ein Hindernis dar, wenn statt des Penis, ein abgerutschtes Kondom in der Vagina landet. Es bedeutet einfach, daß Paare und Liebende im voraus darüber sprechen müssen, damit eine solch unglückselige Situation gar nicht erst eintritt. Besonders wenn ihr experimentiert, ist eine derartige Kommunikation essentiell. Es läßt einen jedesmal aufatmen, wenn über Sex klar gesprochen werden kann und Ängste sich auflösen, so daß Entspannung und Harmonie entstehen.

Teile deinem Partner also genaue Informationen über dich mit, sag ihm, was für dich funktioniert. Bitte ihn um jegliche Hilfestellung, die du vielleicht brauchst, und biete ihm jede Unterstützung an, die er nötig hat. Wenn es für euch nicht stimmt, Liebe zu machen, dann wartet lieber und macht es ein anderes Mal. Es kann sein, daß du deine Erektion verlierst, während du das Kondom überziehst, aber verliere nicht den Mut. Fange nach ein paar Minuten von neuem an und ziehe das Kondom über den unerigierten Penis. Wenn ihr mit eurem Vorspiel weitermacht und euch weiter sexuell füreinander öffnet, wird dein Penis bestimmt darauf reagieren und steif werden, und dann könnt ihr weitermachen.

Im allgemeinen ist es besser, das Kondom ganz zu Beginn des Liebemachens überzustreifen, lange bevor du eine Erektion hast. Es ist durchaus möglich, ein Kondom auf einen weichen oder halberigierten Penis zu ziehen, das kann vom Mann oder der Frau gemacht werden, oder von beiden! Schiebt die Vorhaut zurück und zieht alle Hautfalten nach unten zur Peniswurzel hin, so daß die Eichel sichtbar wird. Schiebt das Kondom darüber und zieht es langsam ganz hinunter. Durch diese Ausgangssituation kann der Penis allmählich in dem Kondom steif werden, und wenn der richtige Moment zum Eindringen gekommen ist, es tun!

Oft wird die Frage gestellt, ob man durch das Gummi des Kondoms weniger fühlt. Ja, das ist ganz sicher so, da ja unleugbar eine Schicht zwischen dem Penis und seiner hochempfindlichen Umgebung ist. Die angeborene Gefühlsfähigkeit des Penis wird davon jedoch nicht beeinträchtigt, da die Männer von der gleichen zauberhaften magnetischen Reaktion des Penis in der Vagina berichten, auch wenn ein echter körperlicher Kontakt fehlt. Das ist ein unbestreitbarer Beweis für die Finesse und Intelligenz des Penis.

Gleitmittel

Kondome sollten nur mit speziellen pharmazeutischen Gleitmitteln auf Wassergrundlage, wie etwa *KY Jelly,* oder mit

Markengleitmitteln benutzt werden. Kondome dürfen nicht zusammen mit Pflanzenölen oder Vaseline benutzt werden, da diese das Gummi auflösen, so daß kein Schutz mehr besteht. (Natürlich können Kondome auch ohne ersichtlichen Grund reißen oder kaputtgehen.) Viele Gleitmittel sind auf dem Markt, finde eins, das dir zusagt. Die chinesischen Taoisten benutzten vor vielen Hundert Jahren Öl, das soll den Bakterienbestand niedrig gehalten haben. Ein reines, unparfümiertes Pflanzen- oder Nußöl (wie zum Beispiel Mandelöl) ist sehr angenehm, aber natürlich dürft ihr es nicht zusammen mit einem Kondom benutzen. Speichel tut es im Notfall auch, und er fühlt sich am angenehmsten an, ist aber nicht immer rein. Der Speichel kann also das natürliche Säure-Alkali-Gleichgewicht in der Vagina stören und Irritationen verursachen.

Seid während der Menstruation sensibel

Das Einsetzen der Menstruation löst im Mann eine andere Reaktion aus als in der Frau. Es gibt keine allgemeine Regeln. Beide Partner müssen in diesen Tagen sehr sensibel in Bezug auf die Bedürfnisse des andern sein und ihr Verhalten auf die Situation einstellen. Meist ist die Frau zu dieser Zeit außerordentlich empfindlich und neigt zu der Angst, im Stich gelassen zu werden, während der Mann eher Angst vor dem Blut und der „Schweinerei“ hat. Geht sehr liebevoll miteinander um, teilt euch mit und tauscht eure Energie durch Umarmungen aus oder dadurch, daß ihr still zusammenliegt und in Bewußtheit miteinander ruht. Auch solche Augenblicke können sehr tief gehen.

Während der Menstruation ist es empfehlenswert, daß die Frau die Position über dem Mann einnimmt, also in Fließrichtung des Menstruationsbluts, und nicht in umgekehrter Richtung, was eine anstauende Wirkung haben könnte. Heftiges Stoßen ist in diesen Tagen nicht angebracht. Ein konventioneller Orgasmus vertreibt bekanntlich die Spannungen von Menstruationsschmerzen, aber er wirkt nur kurzfristig, da der Schmerz sehr oft ein Zeichen für lang aufgestaute sexuelle Spannungen ist. Laßt euch also zu einem sanften, entspannten Orgasmus kommen, so daß ihr die bereits vorhandenen Spannungen nicht noch verstärkt. Wenn die Frau beim Liebemachen langsam entspannt, wird sie wahrscheinlich ein entsprechendes Nachlassen der Probleme mit Menstruationsschmerzen feststellen – mit all ihren prämenstruellen und menstruellen Syndromen. Ihr allgemeines Lebensgefühl wird sich verbessern, und sie wird feststellen, daß sie viel leichter Liebe geben und empfangen kann.

Im Laufe des Liebemachens werdet ihr vielleicht bemerken, daß das Interesse oder die Intensität dabei kommen und gehen. Es scheint Zyklen extremer Intensität zu geben, gefolgt von plötzlichen Talsohlen. Das ist der Rhythmus der Natur, bei dem Ruhe auf Aktivität folgt, was kein Grund zur Beunruhigung oder gar Ablehnung ist. Dennoch ist es gut, das Liebemachen zu probieren, selbst wenn wir uns anscheinend nicht danach fühlen. Laßt eure Körper zusammensein und schaut, was passiert. Oft ist es der Verstand, der nicht bereit ist, präsent und entspannt zu sein, wohingegen der Körper durchaus dazu bereit ist. Vergeßt nicht, ihr könnt jederzeit innehalten. Ich machte sehr viele überraschende Erfahrungen, wenn ich anscheinend gar keine Lust zum Liebemachen hatte. Oft ist es viel wohltuender, Liebe zu machen, als eine Ausrede zu gebrauchen.

An den Tagen vor oder während der Menstruation fühlt die Frau sich oft bedrückt oder emotional aufgewühlt. In der Tat erscheint ihr das Leben oft als Hölle, und sie ist voller Zweifel und Unsicherheiten. Bei diesem Stand der Dinge hält sie Liebemachen schlicht für unmöglich, denn in der Tiefe ihres Herzens fühlt sie sich der Liebe nicht würdig. Wenn der Mann sie dazu ermutigen kann, bewußt zu lieben, werden sich viele ihrer Spannungen und Unsicherheiten durch den sexuellen Austausch in Luft auflösen. Ausgeglichenheit und Zufriedenheit überwiegen dann, und die Menstruation wird weniger peinigend. Es ist sehr wichtig, daß der Mann mit der Frau ganz direkt ist, wenn sie während ihrer prämenstruellen oder menstruellen Periode eine emotionale Krise hat. Der Mann darf auf keinen Fall auch emotional werden, indem er unbewußt reagiert, sondern er muß die Frau liebevoll darauf hinweisen, was gerade mit ihr geschieht, und sie dabei unterstützen, indem er zum Beispiel fragt: „Was brauchst du gerade?“ „Was kann ich für dich tun?“ Körperkontakt ist allheilend, denn im tiefsten Grund vermißt die Frau einfach Liebe – die Ursache, die aller Emotionalität zugrunde liegt.

Macht Liebe, wenn ihr könnt, denn Liebe ist die größte Therapie, die es gibt, sie wirkt Wunder. Unterstütze deine Frau während ihrer Krise, steh ihr bei und sei lieb zu ihr, laß sie nicht allein und mache ihr keine Vorwürfe. Aufgrund seiner Sucht nach sexueller Erregung trägt der Mann einen Großteil der Verantwortung. Das hat die essentiellen Qualitäten der Frau untergraben, und dadurch ist sie wiederum so unstabil und unberechenbar geworden. Seine Aufgabe ist es nun, diesen Prozeß wieder rückgängig zu machen. Mit einer neuen Sichtweise können die alten Wunden durch Kommunikation und Bewußtheit geheilt werden, und Mann und Frau sollten so offen wie nur eben möglich sein und ausdrücken, was sie fühlen.

Während die hormonellen Zyklen der Frau wohlbekannt sind und öffentlich diskutiert werden, finden die weniger bekannten hormonellen Zyklen der Männer kaum Beachtung. Allmählich setzt sich das Wissen durch, daß es bei den Männern auch subtile Zyklen gibt, die sie auf einer sehr tiefen Ebene beeinflussen. Auch Männer haben ihre Tage! Kein Wunder, wo die Liebe doch so durcheinander geraten ist. Die hormonellen Zyklen seiner Partnerin sind es, die einen solch versteckten Einfluß auf ihn ausüben. Und in seiner Unwissenheit darüber, verstärkt er es auch noch. Wenn sie sich mitten in ihrer hormonellen Verstrickung befindet und er sie als Mann nicht erreichen kann, leidet er körperlich und seelisch zutiefst darunter. Andrerseits wird seine Partnerin darauf reagieren, daß er im Sex bewußter geworden ist, indem sie liebevoller wird und sich ihm sexuell bereitwilliger hingibt. Dieser Ausdruck seiner Männlichkeit bestärkt ihn, und ohne gewohnheitsmäßige Ejakulation werden die durch sexuelle Aktivität stimulierten hormonellen Faktoren wieder in sein System aufgenommen und in körperliche Vitalität und ein liebendes Herz verwandelt. Sex ist eine erhebende und lebenspendende Kraft.

Krankheitszyklen

Obwohl es auf den ersten Blick nicht ganz hierher zu passen scheint, ist es wichtig, auch die Zyklen genitaler Krankheiten zu erwähnen. Viele Paare, die damit experimentiert haben, Erregung und Spannungen beim Sex zu verringern, stellten fest, daß sich bisher immer wiederkehrende genitale Infektionen reduzierten.

Männer wie Frauen können an ständigen genitalen Störungen leiden wie Candida, Herpes, Zystitis, Blaseninfektionen, Ausfluß und sonderbaren Sekretabsonderungen oder Entzündungen. Viele Paare haben einen deutlichen Unterschied im Ablauf dieser Vorkommnisse festgestellt, nachdem sie Bewußtsein in ihr Liebemachen gebracht hatten. Es scheint, daß Störungen der sexuellen Organe abnehmen, wenn die Genitalgewebe polarisiert, relaxt und gesünder werden. Eine Freundin, die jahrelang von solchen Leiden geplagt war, sagte zu mir: „Meine Vagina ist jetzt völlig gesund. Früher hatte ich ständig gegen Herpes und Candida zu kämpfen. Es ist wie ein kleines Wunder. Es macht mich richtig glücklich, denn es war eine große Belastung für mich, unser sexuelles Leben und die Beziehung."

Ähnlich erging es einem Freund, der an Herpes litt. Der hing ihm an wie sein Schatten, war eine ständige Quelle der Qual, und er fühlte sich in seiner Männlichkeit bedroht, da er sexuell fast nie verfügbar war. Als er aber begonnen hatte, bewußter Liebe zu machen und eine liebe- und achtungsvollere Haltung sich selbst und seiner Partnerin gegenüber angenommen hatte, stellte er fest, daß er immer weniger Herpesausbrüche hatte. Er begann wahrzunehmen, daß ein Herpesausbruch fast immer unmittelbar dann folgte, wenn er in seine Konditionierung zurückgefallen war und ohne Bewußtheit Liebe gemacht hatte. Als sich der Prozeß des bewußt und präsent Bleibens in ihm vertiefte, blieben die gewohnten Ausbrüche ganz aus. Und wenn sie unerwartet doch wieder auftraten, konnte er sie jedesmal auf eine unausgedrückte Emotion zurückführen, auf etwas, das zu fühlen er sich nicht erlaubt hatte.

Blaseninfektionen bei Frauen sind oft das Resultat von zu rauhem Sex. Durch die Reibung wird der Ausgang der Harnröhre gleich unterhalb der Klitoris gereizt, und so entsteht ein Entzündungsherd. Blaseninfektionen treten des öfteren auf, wenn ein Paar eine Weile getrennt war und sie dann beim Wiedersehen voller Energie und Begeisterung, statt mit entspannter Feinfühligkeit Liebe machen. Die Reibung erzeugt in Mann und Frau eine solche Spannung, daß schließlich das Genitalgewebe angegriffen wird. Die so entstandene Ladung findet keinen Auslaß aus dem Energiesystem, also baut sie sich auf und äußert sich als körperliche Reizung oder Störung.

Entspannung ist und bleibt das heilende Element. Wenn sich das Liebemachen verfeinert und die sexuellen Spannungen auflösen, findet eine Neuordnung der sexuellen Energie statt, die sie dazu befähigt, inneren Wegen der Ekstase zu folgen. Das hat einen tiefgreifenden Einfluß auf die Psyche und Körper und Geist kommen in Harmonie. Wir werden fähig, den biologischen Lebenszyklus der Fortpflanzung zu transzendieren und in den spirituellen Fruchtbarkeitszyklus sexueller Energie zu expandieren, wodurch wir unser menschliches Potential erfüllen. Das ist der größte Lebenszyklus überhaupt, wenn durch Sex Bewußtheit über den Körper hinaus und über das Leben an sich passiert.

Schlüsselpunkte

- Sexuelle Energie und sexuelles Interesse unterliegen natürlichen Zyklen.
- Probiert Liebemachen aus, auch wenn ihr euch nicht danach fühlt.
- Empfängnisverhütung und Safe Sex müssen vor dem Liebemachen besprochen werden.
- Nichtejakulieren ist kein Ersatz für Verhütung oder Safe Sex.
- Während der Menstruation sind liebevolle Feinfühligkeit und Kommunikation erforderlich.

Ohne Partner

Wenn wir uns in einer Situation befinden, in der wir alleine oder ohne einen Partner sind, werden wir uns wohl fragen: Was soll ich jetzt mit meiner sexuellen Energie machen? Wie kann ich sexuell lebendig und sinnlich bleiben? Wie kann ich Liebe in mein Leben bringen? Tantra lehrt uns, daß jeder Mann und jede Frau eine komplette Einheit in sich ist. Wenn wir uns das Thema „Polarität" ins Gedächtnis zurückrufen, wissen wir, daß der Körper des Mannes einen positiven Pol im Penis und einen negativen Pol im Herzen hat, während der Körper der Frau negativ in der Vagina und positiv in der Brust und im Herzen ist. Diese entgegengesetzten Pole formen einen magnetischen Stab, was bedeutet, daß die Energie zwischen dem Positiven und dem Negativen zirkulieren kann, und dieser Kreislauf geschieht unabhängig von einem Partner. Die Freude und Ekstase, die man während eines tiefen Orgasmus fühlt, geschieht im eigenen Körper und hängt einzig und allein von der eigenen inneren Empfindungsfähigkeit und Bewußtheit ab. Das erklärt zum Beispiel auch, warum eine Frau von einer orgasmischen Erfahrung berichten kann, während ihr Partner fast eingeschlafen und völlig unbeteiligt war. Einfach nur die Tatsache, daß der Penis in der Vagina lag, löste die innere Energiebewegung aus. Wenn die Frau sehr stark mit sich selbst in Kontakt ist, reicht das völlig aus, sie in einen seligen Zustand zu versetzen.

Tantra lehrt uns, wenn wir auch nur eine einzige orgasmische Erfahrung im Sex gehabt haben, bei der die sexuelle Energie sich orgasmisch nach innen und oben bewegt, dann reicht diese Erfahrung aus, unser Bewußtsein zu erweitern. Eine lebendige zellulare Erfahrung kann immer wieder abgerufen und von neuem dadurch erlebt werden, daß wir sie in unserem Innern rekonstruieren, indem wir unsere bewußte Wahrnehmung innerhalb des Körpers kreisen lassen. Durch dieses bewußte Wiedererleben des orgasmischen Zustands, bei dem die orgasmische Energie in uns fließt, ist eine große Transformation möglich. Daher ist es eine wundervolle Erkenntnis, daß wir die wohltuenden Wirkungen des Liebemachens durch unsere Vorstellungskraft verlängern können.

Wenn ihr eine Zeitlang von eurem Geliebten getrennt sein müßt, könnt ihr eine bestimmte Tageszeit ausmachen, zu der ihr euch beide hinlegt und euch auf euch selbst und eure innere Elektrizität einstellt. Benutzt eure Vorstellungskraft, um das Fließen der Energie durch den Körper zu verstärken. Schon sehr bald werdet ihr ein Strömen im Körper wahrnehmen, das dem beim Liebemachen nicht unähnlich ist. Es hat die gleichen Eigenschaften. Dies ist auch eine sehr gute Art der Kommunikation, besser als das Telefon, auf das wir uns so oft verlassen, um dann verzweifelt nach den richtigen Worten zu suchen. Trefft stattdessen eine Verabredung, wann ihr euch zum gleichen Zeitpunkt hinlegt und entspannt. So seid ihr zwar körperlich getrennt, aber geistig verbunden. Fünfzehn bis zwanzig Minuten reichen aus, aber natürlich kann es auch länger sein. Ihr werdet euch wundern, wie erfrischt und liebevoll ihr euch danach fühlt. Durch diese Übungen verstärkt ihr die euch innewohnende Liebe, die ein Ausdruck eures Seins ist.

In Bewußtheit ruhen

Auch wenn man allein und ohne Partner ist, ist diese Zirkulation der Lebensenergie im Körper möglich. Es empfiehlt sich sehr, sie zu praktizieren, denn dadurch richtet man sein Bewußtsein nach innen und betrachtet sich selbst. Das allein ist eine ungeheure Kraftquelle, aus der man sehr viel Liebe und Zufriedenheit gewinnen kann. Um Tantra in deinem Leben zu haben, auch wenn du allein bist, brauchst du dir nur jeden Tag eine Zeit freizuhalten, in der du Ruhe hast und dich ungestört hinlegen kannst. Diese Zeit ist für dich da, um nach innen und mit deinem Bewußtsein in deinen Körper zu gehen. Wenn wir diese Vereinigung mit den feinstofflichen Energien im Körper erlangen, verlieren wir alles Zeitgefühl und fühlen uns innerlich wohl und zufrieden. Wir verspüren Erfüllung und nicht den leeren Platz im Bett neben uns. Das setzt jedoch voraus, daß wir bewußt bleiben.

Die meisten von uns benutzen die Zeit, wenn wir abends schlafen gehen oder tagsüber ein Nickerchen machen, als Flucht vor dem Druck der Realität, um sich ihm für einen Moment zu entziehen. Wenn man nach dieser Art des Ausruhens erwacht, fühlt man sich oft ein wenig benommen und eigentlich schlechter als vorher – wir haben uns nicht so erholt, wie wir gedacht hatten. Wir alle kennen es auch, daß man morgens aufwacht und sich ganz mitgenommen und erschöpft fühlt, so als ob man gar nicht geschlafen hätte. All das kann dadurch beseitigt werden, daß man Bewußtsein in den Körper bringt.

In Bewußtheit ruhen (siehe Zeichnung 16) ist vielleicht das Angenehmste und Wohltuendste, was ein Mensch regelmäßig und täglich für sich selbst tun kann. Dazu braucht man nicht mehr als zwanzig Minuten. Und es ist ganz einfach: Du legst dich hin, schließt die Augen und lenkst dein Bewußtsein in deinen Körper. Liege so, daß die Wirbelsäule, der Kopf und der Hals eine gerade Linie bilden. Diese gerade Ausrichtung ist äußerst wichtig, denn sie trägt ungemein zu deiner Präsenz bei. Lege ein Kissen als Stütze unter die Knie, so daß sie leicht nachgeben und etwas gekrümmt sind. Das verstärkt die Entspannung und ermöglicht deinem Bewußtsein, über die physischen Grenzen des Körpers hinauszugehen.

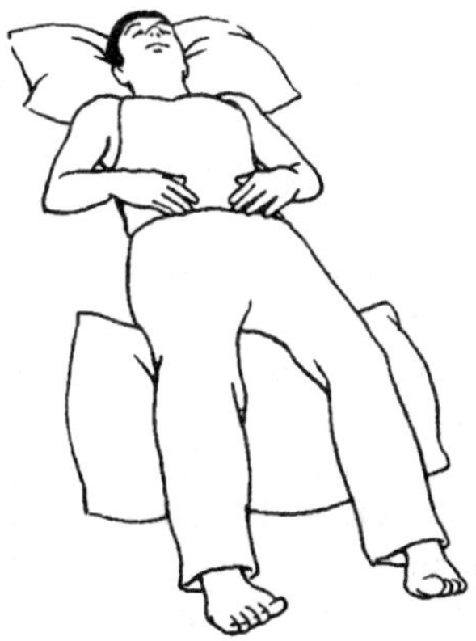

- Kissen unter dem Kopf
- Kissen unter den Knien
- Hände auf Leisten, Brüsten oder Bauch
- Füße fallen leicht nach innen
- Kopf in einer Linie mit der Wirbelsäule

Zeichnung 16
In Bewußtheit ruhen

Wenn du bequem liegst, dann bringe deine Aufmerksamkeit von außen nach innen und lasse alle Gedanken des Tages beiseite. Laß dein Bewußtsein durch den ganzen Körper gehen und alle Spannungen, die du vielleicht findest, auflösen und entspannen. Dabei hilft es, den Körper zuerst anzuspannen und die Spannungen zu übertreiben. Laß dich das einige Male wiederholen, spanne den Körper an und laß dann locker. Laß dich erst den Oberkörper spüren und dann den Unterkörper, und dann vereinige sie mit deiner Bewußtheit in der Gegend oberhalb des Nabels. Versinke in die Empfindungen deines Körpers und schaue gleichzeitig mit deinen inneren Augen nach innen und unten. Verteile dein Bewußtsein gleichmäßig im ganzen Körper. Halte Kopf und Hals gerade. Atme tief und langsam und „sei". Mache das zwanzig Minuten lang. Vielleicht schlüpfst du an einem gewissen Punkt in dich selbst, in die Zeitlosigkeit. Du wirst beobachten können, wie unglaublich verjüngt du dich nach einer solchen Ruhepause fühlst! Es ist wie ein Wunder. Wenn du es abends vor dem Schlafengehen machst und die ersten zwanzig Minuten in Bewußtheit ruhst, wirst du feststellen, daß sich die Qualität deines Schlafs verändert, er wird erfrischender. In der Tat wirst du wahrscheinlich weniger Schlaf brauchen. Ruhen an sich kann zu einer verjüngenden Meditation werden, wenn du in der Horizontalen bist, in dieser herrlich bequemen Lage. Diese Wendung nach innen wird immer einfacher, je mehr man sie praktiziert, und in Bewußtheit ruhen wird zu einer wahren Lebensstütze, da es eine solch wohltuende Wirkung hat. Wenn Entspannung durch Bewußtheit geschieht, wird sie zu einer heilenden und stärkenden Kraft.

Wie man sich mit seinem inneren entgegengesetzten Pol verbindet

Bringe, um diese Meditation zu vertiefen und weiterzuführen, deinen positiven Pol in dein Bewußtsein und stell dir vor, daß seine Umgebung von goldenem Licht erfüllt ist. Als Frau solltest du dich auf deine beiden Brustwarzen gleichzeitig konzentrieren, und als Mann solltest du dich auf das Perineum an der Wurzel des Penis konzentrieren. Wenn du ein Gefühl von Licht oder wachsender Energie verspürst, kannst du dir vorstellen, daß sich dieses Licht verstärkt, überfließt und weiter ausbreitet bis zu seinem entgegengesetzten negativen Pol. Die Frau wird es als ein allmähliches Ausbreiten und Anwachsen der Energie empfinden, während der Mann es wohl eher wie Sprünge oder Vorstöße von Licht oder Energie empfindet, die sich aufwärts bewegen. Wenn wir uns so mit unserem inneren entgegengesetzten Pol verbinden, unserem eigenen magnetischen Stab, entsteht in uns ein immer ekstatischerer Energiekreis. Es dauert vielleicht ein wenig, bis er sich dahingehend aufbaut, und wenn du je in der glücklichen Lage gewesen bist, eine ekstatische sexuelle Erfahrung gemacht zu haben, bei der die Energie sich orgasmisch nach innen gewandt hat, dann gebrauche deine Bewußtheit, um diese Erinnerung in den Zellen deines Körpers wieder wachzurufen. Du kannst diese Meditation über den positiven Pol mit deinem Atem begleiten: Als Frau kannst du dir vorstellen, durch die Vagina ein- und durch das Herz auszuatmen. Und als Mann kannst du dir vorstellen, durch das Herz ein- und durch den Penis auszuatmen.

Besonders Frauen sollten über ihren positiven Pol, die Brüste und Brustwarzen, meditieren. Das aktiviert die femininen Energien, die den Brüsten innewohnen, und dadurch wird die Polarität allmählich wieder ins Gleichgewicht gebracht. Wenn die Brüste langsam wieder aufgeladen werden, beginnt das Herzzentrum zu vibrieren und größer zu werden, was die Frau mit großer Freundlichkeit umgibt. Es empfiehlt sich jedoch, daß die Frau ihre Bewußtheit in ihre Brustwarzen bringt (in beide gleichzeitig), und nicht direkt ins Herzzentrum. Die Vorstellung dabei ist, daß das Herz durch die Brüste geöffnet wird, was einen großen Einfluß auf das weibliche Energiesystem hat und sich im ganzen Körper ausbreitet. Wenn die Frau alleine ist und die Liebe sehr vermißt, kann diese Meditation über die Brüste ein starker Halt sein. Sie hält die feminine Energie wach und vital, und dadurch daß die Frau mit ihrer Energie nach innen geht, wird die Energie positiv umgelenkt, die sich sonst vielleicht in Sehnsucht nach Liebe ausdrücken würde. Und so beginnt die Frau gerade dadurch zu leuchten und attraktiv zu werden. Viele Frauen haben die Erfahrung gemacht, daß die Liebe genau in dem Augenblick zu ihnen kam, in dem sie aufgehört hatten danach zu suchen. Sobald sie die Situation akzeptiert hatten und Liebe für sich selbst empfanden, klopfte die Liebe an ihre Tür und spazierte herein, um zu bleiben.

Das weist uns alle, Männer wie Frauen, darauf hin, daß Selbstliebe der springende Punkt ist. Wir können nicht erwarten, daß jemand anders uns liebt, wenn wir uns nicht zuerst selbst lieben und auch nicht willens sind, Liebe zu geben, was ja auch heißt, daß wir genug Liebe in uns tragen, um sie mit andern zu teilen. Wenn man Bewußtsein in den Körper bringt, bekommt man das Gefühl, liebenswert zu sein. Zärtlichkeit sich selbst gegenüber entsteht, man ist präsenter und anmutiger. Alles, was du genießt, sei es Gymnastik, Massage, Körpertherapien oder Tanzen, ist bei regelmäßiger Anwendung gesund und unterstützt und verstärkt ganz enorm die Empfindungsfähigkeit und Bewußtheit des Körpers.

Sei offen für die wachsende Bewußtheit in deinem Körper

Wende die Schlüssel zur Liebe an, um die wachsende Bewußtheit in deinem Körper zu unterstützen. Vieles davon kann auch außerhalb vom Sex benutzt werden und sehr wirksam sein, wie zum Beispiel langsamer essen, sich beim Zähneputzen entspannen, langsam gehen. Wenn wir allein sind, ist es nützlich, uns daran zu erinnern, den Beckenboden zu entspannen, zu atmen und den Blick gleichzeitig nach innen und außen zu wenden. Wenn wir Bewußtheit anwenden, können viele der „Schlüssel zur Liebe“ in unser tägliches Leben integriert werden, und dieses Entspannen wird eine veränderte Qualität in unser alltägliches Einerlei bringen. Wahrscheinlich wirst du feststellen, daß du dich weniger anstrengst und mehr leisten kannst. Versuche zum Beispiel beim Geschirrspülen mit dem Gewicht gleichmäßig auf beiden Beinen verteilt und mit leicht gebeugten Knien zu stehen. Das verschafft dir eine unmittelbare körperliche Präsenz und erdet dich, so daß das warme Seifenwasser an deinen Händen zu einer unerwarteten sinnlichen Freude wird. Der Körper richtet sich nach dem Gesetz der Schwerkraft auf, und die lästige Pflicht erscheint plötzlich mühelos.

Wenn wir mit all unserem Körpergewicht auf einem Bein stehen, schief und mit durchgedrücktem Knie, sind wir unwillig, tun uns schwer und das, was gerade geschieht, scheint sich dahinzuschleppen. Genau so kann man immer wieder üben, gleichmäßig auf beiden Beinen zu stehen, die Knie dabei locker zu lassen und das Körpergewicht in das Becken, die Beine und Füße hinein zu entspannen, wenn man auf einer Party plaudert oder in einer

Schlange am Flughafen, im Theater oder in der Bank warten mußt. Vielleicht fällt dir auf, daß du dich plötzlich achtsamer, gegenwärtiger und empfänglicher fühlst. Deine Ungeduld und Unzufriedenheit vergehen, du kannst anfangen, auf die kleinen, vergnüglichen, bunten Einzelheiten zu achten, die in jeder Situation vorhanden sind. Nimm deine Umgebung wirklich wahr, laß, was dich umgibt, an dich heran, ohne dabei die Bewußtheit deiner selbst zu verlieren. Dann ist es, als würdest du das Äußere durch das Innere wahrnehmen. Das erhöht deine Empfindungs- und Wahrnehmungsfähigkeit, und du fühlst dich in dir selbst zu Hause.

Wenn wir die innere Zirkulation unserer vitalen Energie in die Praxis umsetzen, wird die sexuelle Energie und die Lebensenergie wahrscheinlich entsprechend steigen. Genieße es, diese Lebendigkeit in deinem Körper zu spüren. Habe keine Angst, dich sexuell zu fühlen, das ist deine Lebenskraft, und glaube nicht, daß du irgend etwas mit dieser Energie tun mußt, um dich davon zu befreien. Behalte sie und konzentriere sie in dir und warte darauf, daß die Liebe ihren Einzug in dein Leben hält. Suche die Liebe nicht und halte nicht Ausschau nach ihr, sondern lade sie ein. Und dann schau noch einmal genau hin, und du wirst die Liebe auch in den kleinsten Dingen finden.

Es kann vorkommen, daß du das Bedürfnis oder den Drang nach Selbstbefriedigung oder Masturbation empfindest, und das kommt daher, daß unsere sexuelle Energie unentwegt nach Ausdruck verlangt. Der Drang kann auch aufgrund eines gewissen Grades an sexueller Spannung oder Erregung entstehen, die im System enthalten ist. Trotzdem ist es wichtig sich daran zu erinnern, daß Masturbation ein fruchtbarer Boden für die Fantasie ist, wenig mit der „wahren Sache“ zu tun hat und ein Hindernis für das Bewußtsein bilden kann. Beim Liebemachen geht es uns um Entspannung, und darum sollte es uns auch bei der Selbstbefriedigung gehen. Wende die „Schlüssel zur Liebe“ an, um dich leiten zu lassen. Vermeide es, sexuelle Spannung oder Dringlichkeit in dir aufkommen zu lassen, wenn du dich berührst und streichelst. Streichle dich stattdessen ganz ohne Eile, und streichle auch dein Gesäß, die Beine und Füße. Laß dich jede dieser bedachtsamen Berührungen in dich aufnehmen. Fasse dich an und sei dir gleichzeitig der Berührung bewußt – das intensiviert deine Präsenz und dein Erleben. Atme tief und gleichmäßig, laß die Energie sich im ganzen Körper ausbreiten, rolle herum und zelebriere deine Sinnlichkeit. Wenn das Bedürfnis nach einem Orgasmus anhält, dann verlängere die Selbstberührung. Laß dir Zeit, um zum Schluß zu gelangen. Wenn du einen Orgasmus oder eine Ejakulation hast, dann sei dir dessen bewußt, was gerade passiert, und laß dich entspannt in die Erfahrung fallen. Lege dabei, wenn du kannst, eine Hand auf dein Herz. Benutze keine sexuellen Bilder, aber wenn es gar nicht anders geht, dann stelle dir als Mann nur die Vagina vor, und als Frau nur den Penis. Das hält die Aufmerksamkeit auf den Ort gerichtet, wo zwischen Penis und Vagina wirklich Liebe gemacht wird, statt dich in lebhaften sexuellen Vorstellungen zu ergehen, die nur erregend und provozierend wirken.

Viele Männer berichten, daß sehr zu ihrer Überraschung ihr Interesse an der Masturbation erlosch, nachdem sie eine Zeitlang bewußt Liebe gemacht hatten. Nachdem sie den Penis als Erzeuger von Energie und die sexuelle Energie als eine leuchtende Kraft erlebt hatten, verlor die Masturbation ihre Bedeutung.

Beginne eine neue Beziehung in Bewußtheit

Wenn du jemanden triffst und mit ihm oder ihr Liebe machen möchtest, dann erkläre ihm oder ihr, daß du etwas Neues ausprobieren möchtest. Das scheint eine etwas beängstigende Aussicht, aber es ist gut, die Sache nicht aufzuschieben. Wenn du in der Lage bist, dein Sexleben mit einem Element von Bewußtheit zu beginnen, sind die Chancen viel größer, daß es sich zur Liebe auswächst. Auch ist es sehr wichtig, daß die Frau sich für Bewußtsein entscheidet und aufhört, sich für den Mann auf Kompromisse einzulassen, denn das geschieht auf ihre Kosten. Dein Verstand wird dich natürlich trotzdem davon zu überzeugen versuchen, es doch anfangs auf die altbewährte Tour zu machen und erst später darüber zu sprechen. Die emotionalen Reaktionen, die durch unbewußten Sex hervorgebracht werden, sind jedoch oft so unmittelbar, unvorhergesehen und überwältigend, daß wir uns häufig, bevor wir es überhaupt mitkriegen, schon wieder getrennt haben! Die Liebe hat keine Chance Wurzeln zu schlagen, geschweige denn zu wachsen, denn die sexuelle Energie wurde mißverstanden, und das hatte Folgen.

Habe keine Angst, das Thema Sex anzusprechen, denn tief im Innern ist jeder verletzlich. Wir sind alle ziemlich unklar damit. Zumeist ist es eine Erleichterung, eine Entspannung, wenn man über seine Gefühle sprechen kann und auch den Sex ans Tageslicht bringt. Teile deinem Partner mit, was du bisher verstanden hast, und mache Vorschläge, wie ihr auf neue Art weitergehen wollt. Sprich über die Schlüssel zur Liebe und schau, was ihr davon sofort anwenden könnt. Beginnt damit, alles sehr langsam zu machen, euch Zeit zu lassen und Erregung und Hinarbeiten auf einen Orgasmus zu vermeiden. Ich finde die Reaktion auf diese Art der Entspannung immer wieder erstaunlich.

Einer meiner Freunde, der früher häufig die Partnerinnen wechselte, erklärte einer neuen Freundin, wie er mit ihr Liebe machen wollte, ganz langsam und indem sie sich in die Augen schauten und ohne Erregung oder Orgasmus. Das Resultat war unglaublich! Die Frau erlebte jedesmal, daß sich ihr Körper und Herz ungeheuer öffneten und sie sich unmittelbar in ihn verliebte. Die Liebe, die ein bewußter Penis erzeugt, ist augenblicklich, und die Frau ist außergewöhnlich empfänglich für seine wahnsinnige Kraft. Und so selten erlebt sie es in Bewußtheit, daß sie es, wenn es doch einmal geschieht, sofort erkennt und mehr davon will! Zum ersten mal fühlt sie sich erkannt und erfüllt, und schon das erste Eindringen kann dazu ausreichen. Ganz genauso wird ein Mann nie wieder von etwas anderem befriedigt sein, wenn er erst einmal seine eigene sexuelle Energie als eine göttliche bewegende Kraft erlebt hat.

Manchmal fühlt der eine Partner eines Paares den starken Wunsch, eine Zeitlang allein zu sein und „Platz" für sich zu haben, denn der Austausch mit dem andern wird als Pflicht oder dessen Bedürfnisse als ermüdend empfunden. Die Paare berichten jedoch, daß dieses Ungleichgewicht aufgehoben wird, wenn sie die Blickrichtung beim Liebemachen vom gewohnten Orgasmus abwenden und nach innen richten, und daß eine Zufriedenheit mit Stille und ruhigen Momenten zwischen ihnen entsteht, bei denen beide mehr in ihrer Mitte ruhen und bei sich sind, fast so, als wären sie zusammen allein.

Schlüsselpunkte

- Man kann, auch wenn man allein ist, vitale Energie im Körper zirkulieren lassen.
- In Bewußtheit ruhen ist tief entspannend und lohnend.
- Bringe durch Bewußtheit Energie zu deinem positiven Pol.
- Die meisten Schlüssel zur Liebe können im täglichen Leben sehr wirkungsvoll angewendet werden.
- Beginne, wenn du einen neuen Partner hast, sofort mit den neuen Methoden.

Der Liebestempel

Die Atmosphäre eines Zimmers, sein Duft und sein Aroma, können dir die Heiligkeit des Liebemachens vergegenwärtigen. Sie kann so beschaffen sein, daß sie Liebe erweckt und Ehrfurcht einflößt. Sie kann dich daran erinnern, daß du hier bist in Liebe, für die Liebe und um zu lieben. Wenn du dein Schlafzimmer rund ums Liebemachen mit dem Bett als Mittelpunkt gestaltest, wirst du bald beim Betreten einen heiligen Schauer und eine Welle von Sinnlichkeit durch dich hindurchlaufen spüren. Wenn du ein Date hast, um Liebe zu machen, dann reinige und säubere den Raum einige Stunden vorher und gib ihm die dir eigene liebevolle Note. So wird er zum Tempel, und ihr habt die perfekte Atmosphäre zum Feiern der Liebe.

Falls du dir den Luxus eines Extrazimmers leisten kannst, dann mach es zu deinem Liebestempel und benutze es nur für diese ganz besonderen Anlässe. Habe so wenig Möbel darin wie möglich, auch keine Bilder, Photos oder Schnickschnack aus der Vergangenheit. Es geht darum, einen stillen, weiten Raum zu kreieren, der dich dazu inspiriert, dich in die Klarheit des gegenwärtigen Moments zu begeben. Falls du kein Zimmer dafür hast, dann entferne alles Unnötige aus deinem Schlafzimmer. Schaffe den Eindruck von leerem Raum. Dekorationen und Familienphotos sind nur Staubfänger, man sieht sie bald gar nicht mehr, aber sie lassen ein Zimmer vollgestopft, muffig oder chaotisch erscheinen. Weniger Sachen im Zimmer machen es größer und vermitteln dir den Eindruck, daß du dich ausdehnen kannst. Ein italienisches Ehepaar, das seit fünfundzwanzig Jahren verheiratet war, nahm an einem meiner Kurse teil. Als sie wieder zu Hause waren, stellten sie fest, daß sie ihr bisheriges Möbelarrangement im Haus verändern mußten, so daß auch eine neu gestaltete

Umgebung ihr frisches Engagement für die Liebe mittrug. Dadurch daß sie den überflüssigen Wirrwarr der Familienandenken ausräumten, erhielten sie die Fähigkeit zurück, einander mit neuen Augen zu sehen.

Erschafft zum Liebemachen eine ganz besondere Atmosphäre

Die Beleuchtung kann einen Raum total verändern, und es ist wunderbar, wenn man viele verschiedene Möglichkeiten hat. Versucht es mit vier oder fünf verschiedenen Lichtquellen, mit verschiedenen Farben, die einen weichen, warmen Effekt erzielen, euch jedoch gleichzeitig genügend Licht lassen, um dem Partner in die Augen schauen zu können. Obwohl es auch ganz herrlich sein kann, in der Intimität von Dunkelheit Liebe zu machen, ist es anfangs doch leichter, präsent zu bleiben, wenn man sich gegenseitig gut sehen kann. Das flackernde Licht von Kerzen bringt immer eine besondere Qualität in die Atmosphäre, sogar wenn gleichzeitig andere Lichter brennen. Wenn ihr nur Kerzen benutzt, was auch wunderschön ist, dann nehmt viele, so daß das Zimmer von tanzenden Flammen erfüllt ist.

Leise Musik schafft eine wohltuende Umgebung und wärmt das Herz vor und während dem Liebemachen. An dieser Stelle empfiehlt sich ein Autoreverse-Kassettenrekorder oder ein CD-Spieler; legt etwas auf, was ihr beide mögt und laßt es spielen, bis ihr mit dem Liebemachen fertig seid. In Stille Liebe machen hat aber auch seine Vorzüge. Für mich ist die Musik manchmal fast wie eine Trennwand oder wie etwas, worin ich mich verlieren kann. Obwohl es am Anfang ein wenig scheu macht, so ohne Töne zu sein, die euch begleiten und inspirieren, ist es doch gut in Stille Liebe zu machen, so daß die Bewußtheit dem Körper geradezu aufgezwungen wird.

Es ist wunderbar, ein großes Bett oder eine riesige Matratze auf dem Fußboden zu haben, je größer desto besser, damit ihr keine Angst habt, herumzutoben und spielerisch zu sein. Niedrige, breite Betten sind perfekt für halbaufrechte Stellungen, sie geben einem das ausgesprochen katzenartige Gefühl, sich halb auf und halb neben dem Bett zu rekeln. Viel Platz auf dem Bett erlaubt es euch auch in rotierenden Stellungen herumzurollen und dadurch die genitale Vereinigung und die Tiefe des Eindringens zu verbessern. Eine feste Matratze ist eine gute Idee, sie soll einen soliden Untergrund für eure Körper schaffen. Wenn die Matratze zu weich ist, biegt sie sich in der Mitte durch, was es schwierig macht, die verschiedenen Stellungen aufrechtzuerhalten.

Ihr müßt beide gut gestützt und bequem liegen; laßt also euer Bett zu einer ständigen Einladung werden, der ihr kaum widerstehen könnt. Wunderschöne Bettwäsche in herrlichen Farben und von feinster Qualität können das Ins-Bett-Schlüpfen zu einem sinnlichen Erlebnis machen. Und viele, viele Kissen sind kuschelig und helfen, die verschiedenen Körperteile abzustützen, während ihr Liebe macht. Wenn die Frau zum Beispiel auf dem Rücken liegt, kann sie ein Kissen unter ihre Hüften plazieren, um ihr Becken für ein tieferes Eindringen anzuheben. Wenn ihr im Sitzen Liebe macht, die Frau im Schoß ihres Partners mit den Beinen um seine Hüften (die Yab-Yum-Stellung), kann ein Kissen unter ihrem Gesäß es sehr viel bequemer machen und den genitalen Kontakt vertiefen. Genauso brauchen die Beine, Knie, der Kopf und der Hals manchmal eine Extrastütze.

Pflanzen und Blumen tragen auch durch ihre Farben und Schönheit zur angenehmen Gestaltung bei. Wenn ihr eine besondere Nacht miteinander plant, wie zum Beispiel einen Geburtstag oder eine andere Feier, so füllt das ganze Zimmer mit großen Mengen bunter Blumen, besonders mit Rosen, denn sie gehen zu Herzen. Der Duft hilft euch, in euren Sinnen zu sein, während er euch gleichzeitig dabei unterstützt, leichter und voller zu atmen. Manchmal setzt man den Duft, der den Körper umfängt, fast mit dem Raum gleich, so daß Räucherstäbchen und Aromalampen oder -kerzen eine ganz besondere Qualität hinzufügen. Ich habe immer den Eindruck, daß ich von der Atmosphäre umarmt werde, wenn die Luft von angenehmen Düften erfüllt ist. Nach einigen Versuchen wird sich wahrscheinlich ein ganz bestimmter Duft herauskristallisieren, den ihr mit dem Liebemachen assoziiert. Und wenn ihr dann das Zimmer betretet, fühlt ihr sogleich, wie sich in euch etwas öffnet, wir ihr auf wundervolle Weise für die Liebe bereit werdet.

Ich habe schon immer Spiegel im Zimmer geliebt, die die Umgebung widergeben und erweitern. Und es ist auch nicht falsch, wenn ihr das Spiegelbild des eigenen Körpers und des

Körpers des Geliebten genießt, wie ihr zwei zusammen entspannt. Tatsächlich ist es schön. Seid euch nur bewußt, daß die Spiegel auch eure sexuellen Fantasien anregen können. Man sollte die Spiegel besser dazu benutzen, das Äußere nach innen zu holen. Wenn man einen Spiegel gegenüber einem Fenster mit Aussicht plaziert, erhält man die Aussicht gleich zweimal oder sogar mehrmals. Es ist mir einmal gelungen, die Spiegel in meinem Zimmer so anzuordnen, daß ich die Illusion von achtundachtzig Kerzenflammen schuf, obwohl nur elf Kerzen im Raum waren. Statt einem ganzen Spiegel, der schwer und schwierig zu handhaben ist, kann man auch Streifen von Spiegeln benutzen, zwischen fünf bis fünfzehn Zentimeter breit, mit einer bleistiftbreiten Lücke dazwischen. Das hat die grandiose Wirkung, daß die Spiegelung mehrfach gebrochen und dadurch verstärkt ist und eine ganz neue visuelle Welt in eurem Schlafzimmer ersteht. Mach einfach, was dir einfällt und gefällt, was sich magisch und sinnlich anfühlt, so daß du, jedesmal wenn du den Raum betrittst, durch das flackernde Kerzenlicht und die leise Musik an einen Tempel erinnert wirst: heilig und heiter, voller Stille und Duft und voll von Blumen.

Wenn du deine Umgebung so vorbereitest, dann bereite auch deinen Körper darauf vor, in Bewußtheit Liebe zu machen, was den Schritt vom Denken in die Sinne bedeutet. Laß alle Tätigkeiten und Angelegenheiten des Tages hinter dir. Eine warme Dusche oder ein heißes Entspannungsbad ist wirklich das Beste, was man sich vor dem Liebemachen antun kann, und wenn du tapfer bist, wirst du es mit einem erfrischenden kalten Guß beenden. Wasser ist einfach großartig, denn es wäscht abgestandene, aufgestaute Energie einfach weg, und du gehst erfrischt und mit gereinigter Energie daraus hervor und bist mit Körper und Seele präsent. Ein bißchen Bewegung hilft auch, ebenso wie atmen oder eine stille Meditation. Das alles hilft, Bewußtsein in den Körper zu bringen.

Eine wundervolle Art, das Liebemachen zu beginnen und zu beenden, ist das Namasté. Das ist die klassische Grußgeste in Indien, bei der beide Hände, die Handflächen wie beim Gebet aneinandergelegt, senkrecht vor dem Herzen gehalten werden. Diese Geste wird von einem leichten Neigen des Kopfes begleitet. Die traditionelle Bedeutung dieser Geste ist: „Ich grüße den

Buddha in dir." Sie ist auch als „Herzmudra" bekannt und aktiviert das Herzzentrum. Setzt euch einander gegenüber, schaut euch in die Augen und verneigt euch voreinander, bevor ihr mit dem Liebemachen beginnt. Zolle dir selbst und deinem Partner Anerkennung, und verneigt euch in Achtung vor den Segnungen, die durch diese Präsenz entstehen. Das erschafft eine Bewußtheit für das, was dann geschehen wird. Nach einer außergewöhnlich schönen sexuellen Vereinigung wird es dir oft passieren, daß du spontan die Hände im Herzmudra aneinanderlegst aus schierer Dankbarkeit für deinen Geliebten und für die herzerwärmende Erfahrung. Es ist fast schon eine instinktive Reaktion. Vervollständige das Liebemachen auf anmutige Weise mit einer Verneigung, während du die Freude und den Frieden fühlst, die dich durchfluten, wenn es wirklich Liebe war, was ihr gemacht habt, einen Frieden, der höher ist als alle Vernunft.

Einige Menschen nehmen gern Rituale zur Hilfe, um eine neue und verschiedenartige Atmosphäre für das Liebemachen zu kreieren. Ein Ritual ist wie eine Pforte, die zu besonderen Schritten führt, die dich zu einem Erleben des gegenwärtigen Moments durch den Körper und die Sinne ermutigen. Nicht jeder ist offen dafür, aber für einige Menschen können Rituale oder besondere Praktiken sehr kraftvoll sein und ein Energiefeld schaffen, das ihre Präsenz verstärkt. Vielleicht möchtet ihr ja euren eigenen, ganz persönlichen Weg der Vorbereitung für die Liebe erschaffen. Wenn ihr dabei immer wieder die gleichen Schritte vollzieht, wird die Wirkung des Rituals oder der Methode sehr bald einen Widerhall in eurem Körper hervorrufen und euch für die innere Reise bereitmachen.

Zum Abschluß sei nur gesagt: Laßt eure kostbare Präsenz überall, wo ihr seid, Schönheit und Anmut in eure Umgebung bringen. Laßt euren Körper als Zeichen dazu dienen, euch immer wieder an das Bewußtsein zu erinnern, daß ihr in die Liebe und den Sex hineinbringen könnt. Der Körper ist der herrlichste und schönste Tempel auf Erden, und Gott durch Sex in sich selbst zu finden, ist das großartigste Geschenk des Lebens.

Schlüsselpunkte

- Eine Umgebung voller Schönheit und Düfte regt die Sinne an und schenkt Inspiration.
- Erschaffe dein eigenes Traumbett, so daß es zu einer ständigen Einladung zum Liebemachen wird.
- Schaffe eine ganz besondere Atmosphäre durch Beleuchtung, Musik, Blumen und Düfte.
- Ein vor Präsenz leuchtender Körper ist der großartigste Tempel.

Die folgende Meditation kann als Vorbereitung zum Liebemachen benutzt werden oder um die Liebenden wieder enger zusammenzubringen, wenn sie sich voneinander entfernt fühlen.

Im Lichtkreis atmen – eine Meditation über Licht

Die Meditation über Licht ist eine der ältesten tantrischen Meditationen. Sie hat eine so starke Beachtung gefunden, weil in dem Augenblick, wo man über Licht meditiert, etwas im Innern aufzublühen beginnt, was bisher noch eine geschlossene Knospe war. Die Meditation über das Licht schafft den Raum, in dem sich diese Knospe öffnen kann.

- Bereite dein Zimmer wie einen Tempel mit Blumen, Musik und Räucherstäbchen vor.
- Stelle überall im Zimmer Kerzen auf, so daß du Licht genug hast, die Augen deines Geliebten zu sehen.
- Lege in der Mitte des Zimmers eine Matratze auf den Boden und Kissen auf die beiden Enden der Matratze, so daß ihr euch einander gegenübersetzen könnt.
- Stelle eine Kerze zwischen die beiden Kissen.
- Laß genug Platz zwischen den zwei Kissen, so daß ihr beide mit der Kerze zwischen euch bequem sitzen könnt.
- Wähle eine Musik aus (45 Minuten), durch die sich eure Energie öffnet und expandiert.
- Lege zwei weitere Kissen oder stelle zwei Stühle an die gegenüberliegenden Enden des Zimmers, weit genug von der Mitte entfernt.
- Bereite den Raum frühzeitig vor und verlasse ihn dann für eine halbe Stunde; laß während dieser Zeit im Zimmer Musik laufen.
- Dusch dich und triff dann deinen Geliebten vor der Tür des Tempels, wobei ihr Stillschweigen bewahrt. Ihr tragt lose, bequeme Kleidung, die ihr später ablegen könnt, wenn ihr wollt.
- Laß jetzt die ausgewählte Musik auf Band oder CD laufen, oder laß die Musik weiterlaufen, falls du sie schon vorher gespielt hast.

- Geht nun langsam zu den zwei Kissen oder Stühlen an den entgegengesetzten Enden des Zimmers, und sitzt etwa zehn bis fünfzehn Minuten in Meditation.
- Schließe die Augen und erlaube, daß eine Qualität von Stille sich in dir ausbreitet.
- Vergiß deinen Geliebten und richte deine Aufmerksamkeit ganz auf dich selbst.
- Geh mit deinem Bewußtsein die Wirbelsäule entlang und hinunter in den Bauch.
- Atme in den Punkt etwa sieben Zentimeter unterhalb des Nabels.
- Atme aus, während du bis drei zählst.
- Atme ein, während du bis drei zählst.
- Bleib mit deinem Bewußtsein im Bauch.
- Atme einige Minuten lang auf diese Weise.
- Wenn du das Gefühl hast, in deinem Körper „angekommen" zu sein, kannst du die Augen wieder öffnen.
- Laß deinen Blick weich und nach innen gekehrt sein, als würde der Tempel in dein Inneres schauen.
- Stell dich langsam hin, und fühle deine Beine und Füße wie Wurzeln im Boden.
- Bringe eine intensive Bewußtheit zu deinem Penis (Mann) oder deinen Brüsten (Frau), so daß die Energie in deinem Innern erweckt wird.
- Beginne langsam auf den Ort der Verehrung zuzugehen.
- Je langsamer du gehst, desto besser, du erlebst dich mehr als Energie als Körper.
- Setzt euch einander gegenüber auf die Matratze und schaut in die Flamme der Kerze zwischen euch.
- Stell dir beim Einatmen vor, daß du das Licht einatmest.
- Die Frau atmet durch die Vagina ein und durch das Herz aus.
- Der Mann atmet durch den Penis aus und durch das Herz ein.
- Laß das Licht durch deinen Körper zirkulieren und atme synchron mit deinem Geliebten, als würde dein Atem mit ihm sprechen.
- Wenn du fühlst, daß du von Licht erfüllt bist, dann schaue auf und in die Augen deines Geliebten. Tauscht eure Energie durch die Augen aus.

- Nach einigen Augenblicken entfernt der Mann die Kerze zwischen euch.
- Die Frau bewegt sich zu ihm hin und sitzt in der Yab-Yum-Stellung.
- Atmet weiter in Synchronizität, die Frau durch die Vagina ein und durch das Herz aus, der Mann durch das Herz ein und durch den Penis aus, so daß das Licht zirkuliert.
- Atmet weiter und visualisiert das zirkulierende Licht weiter, bis die Musik zu Ende ist.
- Wenn der richtige Zeitpunkt gekommen ist, könnt ihr euch langsam voneinander lösen und euren Geliebten verehren und ihm durch ein Namasté (Verneigung) danken.
- Legt euch zusammen hin und entspannt oder macht Liebe.

Sex ist eine der Aktivitäten, die euch von der Natur und Gott gegeben wurden, bei der ihr immer und immer wieder in den gegenwärtigen Moment geschleudert werdet. Normalerweise seid ihr niemals in der Gegenwart – außer wenn ihr Liebe macht, und auch dann nur für ein paar Sekunden. Tantra sagt, daß man den Sex verstehen muß, daß man den Sex dechiffrieren muß. Wenn der Sex so wichtig ist, daß Leben daraus entsteht, dann muß er etwas Besonderes an sich haben. Dieses Besondere ist der Schlüssel zum Göttlichen, zu Gott.

Osho, Die Tantrische Vision

Nachwort

Als ich zum ersten Mal Lust bekam ein Buch zu schreiben, schwor ich mir, daß es kurz werden würde. Schon gleich zu Anfang und dann in zunehmenden Maße spürte ich, daß alles Wesentliche beim Sex simpel und elementar, wenn auch sehr komplex in seinen Auswirkungen ist. Das meiste, was ich über Sex gelesen hatte, schien aber keineswegs simpel zu sein. Es schien, daß ich keine Mühe scheuen durfte, um mehr zu finden. In Wahrheit entdeckte ich aber, daß ich umso mehr fand, je weniger ich tat. Sex ist erstaunlich einfach, denn der männliche und der weibliche menschliche Körper sind auf wunderbare und geniale Art dafür geschaffen sich miteinander zu verbinden, indem der eine in den andern schlüpft, und zwar mit einer Kraft, die eine göttliche biologische Ekstase erzeugt und uns völlig natürlich in die Dimensionen von Liebe und Meditation erhebt, was wesentlich zur Regeneration des Geistes beiträgt. Wir brauchen Sex genauso, wie wir Luft und Wasser brauchen. Wenn uns diese vitale Energie nicht durchströmt, fühlen wir uns innerlich hohl und leer und schleppen, im Geist erlahmt, im Herzen verzweifelt, einen steifen Körper mit uns herum. Sex ist unsere Verbindung mit dem Göttlichen, unser Schlüssel zur Alchimie der Energie und den Mysterien des Lebens.

Es ist unser Privileg als Menschen, daß wir diese ekstatische Energie mit Bewußtsein hervorbringen können, und eben dieses Bewußtsein unterscheidet uns vom Tierreich. Obwohl wir eine Menge durch das Beobachten des Liebesspiels der Tiere lernen können, so fehlt ihnen doch das „Bewußtsein" von sich selbst, und sie sind in der Herrlichkeit des Augenblicks nur rein instinktiv ekstatisch gegenwärtig. Vielleicht hat das dazu geführt, daß wir den Sex als eine rein instinktive, animalische, geistlose Funktion abtun.

Und doch verkörpern wir beides: Der tierische Aspekt wird durch die Fortpflanzung erfüllt, der absteigenden Hälfte des Kreises der sexuellen Energie, und wenn wir dieselbe Energie umkehren, ersteht die aufsteigende spirituelle Phase, bei der eine ekstatische sexuelle Energie erzeugt wird.

Die weitverbreitete Konditionierung hat den Sex herabgewürdigt, und der ekstatische spirituelle Teil ist uns vorenthalten worden. Sex wird oberflächlich als ein körperliches oder emotionales Bedürfnis betrachtet, und so täuschen wir Desinteresse vor, während unsere Herzen verwirrt sind und wir Angst haben, es offen zu zeigen. Wir ignorieren den Sex und kompensieren ihn durch andere Süchte und Zwänge. Und doch werden wir von unbewußten sexuellen Kräften angetrieben. Von Zeit zu Zeit müssen wir „es einfach tun", und dann halten wir es verborgen und im Dunkeln. Der unmittelbare Zweck ist erfüllt, der Stau hat sich aufgelöst, aber das ist bei weitem keine echte sexuelle Erfahrung der Liebe.

Viele Männer haben mir erzählt, daß sie, als sie ganz jung waren und ihre ersten sexuellen Erfahrungen machten, den Impuls hatten, ganz entspannt in der Vagina zu liegen. Das war es, was sie eigentlich wollten. Und dann sahen sie zu ihrer Bestürzung gewisse Filme, hörten den Tratsch, schauten sich Zeitschriften an und zwangen sich schließlich zu einer konzertierten Anstrengung im Sex, womit sie sich schmerzhaft von ihrer eigenen beglückenden Natur abwandten. Ich habe beobachtet, daß ein Mensch, je jünger er ist, umso leichter unserer sexuellen Konditionierung entkommen oder ihren Einflüssen ausweichen kann, um wieder in Kontakt mit seiner Unschuld zu kommen. Im Laufe der Jahre verdichtet sich jedoch der Panzer der Konditionierung, der um uns geschmiedet wurde, die Ängste nehmen zu, die Spannungen werden stärker und nehmen körperliche Formen an, Resignation setzt ein, wir halten an unseren Eigenarten fest, und durch unsere Selbstgefälligkeit verfestigen sich viele unbewußte Muster. Doch das Wunderbare dabei ist, daß dieses sexuelle Mißverständnis durch Bewußtheit aufgehoben werden kann; mehr braucht man dazu nicht, es funktioniert. Und je eher wir damit anfangen, desto besser. Es gibt einige wenige unverwüstliche Menschen, die so etwas wie „natürliche Tantriker" sind und das große Glück haben, ihre gottgegebene sexuelle Unschuld das ganze Leben lang zu wahren. Andere wiederum brauchen nur eine einzige tiefgehende tantrische Erfahrung, damit ihr gesamtes Leben revolutioniert wird. Für wieder andere kann man diesen Weg zurück zu ihrer sexuellen Einfachheit nur als langsame Erosion beschreiben, als allmähliche Hinwendung vom Dunkel zum Licht, eine wonnevolle Reise durch all die Formen und Schattierungen, die dazwischen liegen.

Nur dadurch, daß ich Liebe machte, war ich fähig, die Mißverständnisse über das Liebemachen aufzulösen. Es geschah nicht, indem ich darüber sprach oder nachdachte. Nur indem ich es wirklich tat, geschah die Veränderung. Darüber zu sprechen, wie man Liebe machen möchte, und dann beim Liebemachen auch daran festzuhalten, sind zwei verschiedene Dinge. Sobald sich die Körper vereinigen, beginnen die unbewußten Muster zu greifen, und wir können nur feststellen, daß es nicht so leicht ist, an unseren Idealen festzuhalten. Anfangs sind die unbewußten Mächte im Körper viel stärker als unsere Präsenz und Bewußtheit, und sie sind hartnäckig. Wir sind da, wo wir sind. Es ist ein Prozeß, bei dem wir uns die sexuellen Erfahrungen langsam aber sicher bewußt machen müssen und bei dem wir lernen, uns im sexuellen Hier und Jetzt zu beziehen. Früher entstand in mir kurz nach der Penetration, wenn nicht schon vorher, der Drang „fürs Kommen zu gehen". Mein Körper und meine Psyche waren so sehr daran gewöhnt, diesem Drang nachzugeben, daß ich eine Weile brauchte, um mein Denken neu einzustellen und mich von den körperlichen Reaktionen zu lösen, die mich automatisch auf einen bestimmten Weg führten. Als ich mich von meinem Interesse am Orgasmus befreit hatte, wurde mein Körper allmählich wieder fähig, in jedem Moment natürlich zu reagieren und herauszufinden, daß jedes Mal einzigartig ist.

Um diese Bewußtseinsveränderungen ins Spiel zu bringen und die Qualität der Liebeserlebnisse zu verändern, muß man immer wieder mit derselben Person Liebe machen. Es ist ein allmähliches Einstimmen zweier göttlicher Instrumente aufeinander, die langsam eine sehr feine Harmonie miteinander erreichen. Mit der Zeit findet man immer mehr übereinander heraus, die magnetischen Stäbe passen sich einander an und verschmelzen ekstatisch miteinander. Das bedeutet natürlich auch, daß sich beide Partner aufeinander einlassen müssen, und das geschieht nicht durch Zufall, außer man hat ganz großes Glück. Es ist, als müßte man einen Schalter betätigen, was eigentlich die einfachste Sache der Welt wäre. Nur haben wir leider vergessen, wie es geht, also müssen wir es üben. Als allererstes ist man dem Jetzt verpflichtet, diesem Mal und nicht dem nächsten. Als ich zu experimentieren begann, fing es als eine Affäre an, die von einem Tag zum andern aufhören konnte, also gab es für mich keine andere Möglichkeit als jetzt, dieses Mal, Liebe zu machen. Es zwang mich in die Gegenwart, ich fühlte eine Dringlichkeit und durfte keine Gelegenheit verpassen. Und ich muß sagen, das stärkte mein Bewußtsein. Ich mußte so schön und bewußt wie nur möglich Liebe machen, heute und nicht morgen. Es ist ja nie morgen. Bereitwilligkeit, Flexibilität, die Bereitschaft herumzuspielen und viel Humor sind erforderlich, um immer wieder neu anzufangen. Ihr müßt bereit sein, euch selbst auf erfrischende neue Weise zu erleben. Damit sich das im Innern entfalten kann und ihr als Paar lernen könnt, braucht ihr den Mut zu experimentieren und euch eure Erfahrungen während des Liebemachens und auch danach mitzuteilen. Vielleicht sogar in bildlichen Einzelheiten. Jeder Grad an Intimität, den du mit deinem Partner erreichst, spiegelt sich als erhöhte Sensibilität und Lust beim Liebemachen wider.

Vergeßt nicht zu beobachten, was nach dem Liebemachen mit euch geschieht, wie euer Körper sich anfühlt, wie euer emotionales Befinden ist und wie nah ihr euch dem oder der Geliebten fühlt. Die Antworten auf diese inneren Fragen werden euch Hinweise und Aufschluß über den essentiellen Geist des Liebemachens geben und auch darüber, wie ihr Liebe und Harmonie in eurem Leben aufrechterhalten könnt. Vielleicht bekommst du zum ersten Mal eine Ahnung davon, was es bedeutet zu lieben.

Wahres Lernen kommt immer aus Erfahrung. Das eine Mal bist du vielleicht vollkommen selig, das nächste Mal meckerst du herum und bist unglücklich. Warum? Was ist beim Liebemachen passiert, das dich so unzufrieden werden ließ? Was habt ihr getan und wie habt ihr es getan? Das gibt euch Richtlinien, und langsam werdet ihr beginnen, mehr Bewußtsein in den Sex zu bringen. Die

Folgen unserer sexuellen Interaktion zu beobachten, ist eine gute Methode, Licht ins Dunkel zu bringen. Wenn wir in der Lage sind, das Resultat unserer unbewußten Aspekte beim Sex zu betrachten, so spornt uns das an, ihn nun durch Bewußtheit zu transformieren. Langsam beleuchten wir etwas, das bisher von Geheimnissen umhüllt war, indem wir das Licht unserer Intelligenz darauf richten.

Wir finden diese Transformation durch eine Übergangszeit, ein Hineinwachsen in unsere individuelle sexuelle Ausdrucksform, indem wir unseren eigenen Weg finden und durch unsere eigenen Erfahrungen eine Basis schaffen. Dabei ist es nutzlos, das alte System durch ein neues ersetzen zu wollen; große Ideale, Ungeduld oder Spannungen helfen nicht. Eine Gefahr besteht auch darin, daß man die durch das Entdecken körperlicher Erfahrungen entstehende kindliche Freude und Sinnlichkeit dadurch zerstört, daß man seine Verlegenheit und sein Unwissen hinter starren Beschränkungen verbirgt. Scheu und Unsicherheit sind echt und enthalten die Möglichkeit zu wachsen. Wenn ihr die „Schlüssel zu Liebe" als Richtlinien benutzt, werdet ihr zu einer Erfahrung der Liebe angeregt, die einfach, aufbauend und liebevoll ist. Es sind praktische Vorschläge, die es euch ermöglichen, in eurem Körper Bewußtheit und die Erfahrung von Unmittelbarkeit anzusiedeln. Das macht den Sex zu einer neuen und erhebenden Erfahrung.

Ich habe bemerkt, daß viele Paare in ihrer Einstellung zu ihren sexuellen Erforschungen folgendem Mißverständnis unterlagen: Sie machten einen Unterschied zwischen dem konventionellen und dem tantrischen Ansatz beim Sex. Oberflächlich betrachtet besteht der Unterschied zwischen den beiden darin, daß der erste sich auf Bewegung und Orgasmus konzentriert, während der zweite Langsamkeit und Stille umfaßt. Die Paare denken also, daß es entweder um das eine oder um das andere geht, und so entscheiden sie, bevor sie Liebe machen, welche Methode sie anwenden wollen. Werden wir heute still und ruhig sein, wie Tantra es vorschreibt, oder sollen wir es auf die alte Tour mit Bewegung und Erregung machen? Wenn man auch keinesfalls den Wert einiger in Stille und Schweigen verbrachter Minuten einfach abtun sollte, so schafft diese Einstellung im Endeffekt doch nur einen Bruch und infolgedessen einen Mangel an Integration im Körper und in der Psychologie der beteiligten Personen. Sie untermauert unsere Dualität durch einen weichen und einen harten Teil. Auch auf der energetischen Ebene entsteht Verwirrung bei den Polen, und die Entwicklung ihrer magnetischen Eigenschaften wird stark behindert. Einerseits sollen die Genitalien ganz sensitiv und empfänglich sein, andrerseits aber hart und fordernd. Dieser Zwiespalt ist eine Spannung an sich, und es kann kein wahres Fundament für das Bewußtsein gelegt werden, weil ein Schritt nach vorne zwei nach hinten mit sich bringt. Das führt zu der Frage, auf welche Art und Weise man Liebe machen soll – auf diese oder jene? –, statt einfach der Intelligenz des Körpers die Führung zu überlassen und durch Versuch und Irrtum zu lernen.

Tantra fordert kein Entweder-Oder von dir, sondern es fordert dich in deiner Totalität. Es will deine Bewegungen, deine Erregung, deine Orgasmen, deine Stille, deinen inneren Fokus – alles zusammen plus Bewußtsein. Es bietet eine komplette Umerziehung im Sex an, die die sexuelle Energie dauerhaft transformiert. Das gilt sowohl für das Paar, als auch für das Individuum. Die erhöhte Feinfühligkeit, die durch das individuelle Bewußtsein entsteht, bleibt als persönliches Wachstum bestehen. Selbst wenn ein Paar sich trennt, hat der Einzelne durch den gemeinsamen Prozeß für sich persönlich viel gewonnen. Das Bewußtsein im Penis oder in der Vagina bleibt auch dann bestehen, wenn die Beziehung oder Liebesaffäre beendet wird. Bewußtsein ist Bewußtsein und hängt nicht von äußeren Umständen ab. Dein nächster Partner wird deine Präsenz sofort spüren. Und dann wird es unmöglich, anders als in Bewußtheit Liebe zu machen, denn darin ist alles enthalten und es ist unendlich erfüllender. Bewegung in Meditation wird zu einer köstlichen Realität. In der Vereinigung von Sex und Geist geschieht die Integration auf einer fundamentalen Ebene. Aber das ist keine Transformation, die durch Unterscheidungen hervorgerufen wird oder durch die Entscheidung, auf welche Art und Weise man denn heute mal Liebe machen soll, oder, wie man mir erzählt hat, morgens so und nachmittags so! Wenn man vom Kopf her im voraus entscheidet, auf welche Art man mit dem Körper Liebe machen will, mißachtet man die sexuelle Integrität der Körper, und die Genitalien entwickeln nur langsam ihre magnetische Finesse.

Tantra ist eine Einladung, jedes Mal mit Wachheit und Bewußtheit Liebe zu machen. Laß dabei die Absicht, immer so präsent und bewußt wie möglich zu sein, zum Ausgangspunkt werden. Das ist alles. Es ist ein guter Start. Wohin das führt oder wie es ausgeht, ist nicht so wichtig, sondern wo du bist, wo dein Bewußtsein ist, ist das Entscheidende. Was du machst, ist unwichtig für Tantra, aber wie du es machst, das ist wichtig. Und das Wie dient dazu, Bewußtheit in den Sex zu bringen, indem du in jeder einzelnen Sekunde alles fühlst, was gerade passiert, indem du dir alles im Körper Geschehende vergegenwärtigst. Und da der Körper unsere Vergangenheit enthält, unsere gesamte persönliche und kollektive Konditionierung, müssen wir unseren alten Gewohnheiten, Fantasien und Trieben gegenübertreten. Wir begegnen unseren Begierden und erkennen sie mit Bewußtsein, aber gleichzeitig beobachten wir, was sich auf einer tieferen Ebene abspielt. Es ist, als wärest du ein Zeuge hinter der Linse einer Kamera und würdest einen Film beobachten, in dem du selbst die Hauptrolle spielst. Du erlebst alle Einzelheiten bewußt mit, den kürzeren Atem, wie die Sexenergie absichtlich bis zum Gipfel aufgebaut und dann freigesetzt wird. Dieses Bewußtsein wird dich automatisch langsamer werden lassen, dich auf den Pfad der Wachsamkeit bringen und dir in seiner Großzügigkeit erhöhte Lust schenken. Fang einfach an, auf spielerische Art und Weise aufmerksam den Ablauf des Geschehens zu verfolgen, in das du gerade verwickelt bist. Nur dadurch, daß du Wachheit und Bewußtheit in all deine Handlungen bringst, kann sich die Sexenergie allmählich umwandeln und spontan ein wahrer Ausdruck deines Körpers sein.

Ein weiterer Haken an dem „Ersatzsystem" ist das Risiko, daß man nicht mehr authentisch ist, weil man seine Konditionierung unterdrückt, was sowohl Auswirkungen auf das Paar als auch auf die Einzelperson hat. Solange man das „Wie" nicht durch Wachheit und Bewußtheit transformiert hat, hilft es einem vielleicht für kurze Zeit weiter, bewegungslos, mit weit offenen Augen und tief atmend dazuliegen und alle Erregung zu vermeiden, aber über kurz oder lang wird einen ein großes Gähnen überkommen und das dringende Bedürfnis, die Augen zu schließen und ein

Schläfchen zu machen. Dabei mag sich die Verbindung von Penis und Vagina sogar gut anfühlen, aber eurem Erleben wird es an Herausforderung fehlen, und es wird euch nicht in eure sexuelle Energie hineinwachsen und euch ihrer größeren Intelligenz anvertrauen lassen, die euch weiter und lebendiger werden läßt. Wahrscheinlich werdet ihr die Erregung vermissen, und das wird in euch den Drang wachrufen, zur Unbewußtheit zurückzukehren, was sich in einer Ruhelosigkeit beim Liebemachen äußert, weil ihr all das Neue aufgeben und zu den alten Methoden, das heißt *action*, zurückkommen wollt. Das ist zu erwarten.

Euer Unbewußtes klopft an die Hintertür, weil ihr es außen vor gelassen habt. Ihr habt verleugnet, wo ihr gerade steht, eurer sexuellen Energie eine Idee übergestülpt und versucht, da zu sein, wo ihr glaubt, sein zu sollen. Das Unbewußte braucht aber bewußte Ausdrucksformen und kein verleugnendes Verdrängen. Das Unbewußte braucht, daß ihr euch auf einen Tanz mit ihm einlaßt, daß ihr euch auf einen Transit mit ihm begebt und es allmählich in Bewußtsein umformt.

Die Zielsetzung eines Paares, ihr Engagement, die Mysterien des Sex zu erforschen, erfordern einen bewußten Tanz zwischen dem Alten und dem Neuen, wobei die Begegnung mit den unbewußten inneren Elementen zum Abenteuer wird. Bei diesem Vorgang muß man, wenn man sich im Unbewußten verloren hat oder schon zu weit aus dem Bereich der Gegenwart heraus und in die Zukunft gegangen ist, immer wieder zum Bewußtsein zurückkehren und in den gegenwärtigen Moment zurückkommen. Der zentrale Strang wird von dem Bewußtseinsfaden gebildet, der sich von der Bewußtheit bis dahin erstreckt, daß man sich bewußt ist, die Bewußtheit gerade verloren zu haben. Der sich also hin und herwebt, wodurch das Bewußtsein gestärkt wird und die Gegenwart erscheint. Sei dir einfach bewußt, wo du bist, wenn du es bist. Wenn wir die angesammelten Spannungen im Sex verlieren und ihn dadurch aus seinen eingeengten Bahnen befreien, entwickelt er sich zu einer veränderbaren, kreativen, dynamischen Kraft. Der Schlüssel dazu ist, das Feuer der Bewußtheit zu entfachen, immer zu beobachten und Zeuge zu sein, und so wird man mit der Zeit Ausgewogenheit und Harmonie in sich wachsen fühlen.

Normalerweise geht die Energie nach außen und unten. Wir müssen sie nach innen bringen, so daß sie nach oben fließen kann. Mit dieser Umkehrung der sexuellen Energie bekommt die Lust eine neue Dimension, sie wird zu einer ekstatischen Erfahrung des ganzen Körpers. Im Mittelpunkt des Körpers verspürt man ein Strömen, daß bei den Genitalien beginnt und dann nach oben zum Herzen und zum Kopf fließt. Zuerst ist es vielleicht kaum spürbar, oder man fühlt es nur an bestimmten Stellen als eine glühende oder kribbelnde orgasmische Vibration in den Zellen. Dann wird dieses Strömen stärker und zu einer goldenen Schnellstraße, die sich ihren Weg im Körper aufwärts bahnt. Das Nach-innen-Gehen wird durch Üben leichter, die durch die Polarität von Penis und Vagina erzeugte elektromagnetische Ekstase steigt nach oben. Durch die „Schlüssel zur Liebe" könnt ihr euch kraftvoll in die Gegenwart bringen. Das bedeutet, daß ihr überzeugt und absolut entschlossen sein müßt, unbedingt Bewußtsein in euren Körper zu bringen. Das ist ein gewaltiger Ruck in eurer Bewußtheit. Diese Intensität, diese Gegenwärtigkeit, dieses Im-jetzigen-Moment-Sein, diese Offenheit euch selbst und eurem Partner gegenüber sind Elemente, die zu den Bewegungen eurer zentralen Energien beitragen. Sobald Entspannung im Sexualzentrum eingekehrt ist, geht die sexuelle Energie nach oben und steigt mit ungeheurer Vitalität aufwärts.

Das ist das Recycling, oder Wieder-in-Umlauf-Bringen der sexuellen Energie, die durch das Zentrum des Körpers geht und leuchtend zu ihrem Ursprung im Gehirn zurückkehrt. Der Körper verwandelt sich in ein Instrument mit einer musikalischen inneren Flöte, die sich auf immer feinere Rhythmen reagierend aufwärts windet, so daß die Energie einen ekstatischen Flug unternimmt, um in die höheren Zentren einzudringen. Diese Erfahrung intensiviert sich, während sich die Polarität vertieft und die Liebesorgane ekstatische sexuelle Energie produzieren.

Das Gefühl vom Sex als einer göttlichen Erfahrung wächst und wächst. Es ist die Feinabstimmung auf ein in seiner Intensität mitreißendes und in seiner Stille erhabenes inneres Phänomen. Wenn der Mann und die Frau in der Liebe expandieren und zu neuen Höhen aufsteigen, schwingt der innere entgegengesetzte Pol in ihrem Körper mit und stärkt dadurch den inneren magnetischen

Stab, die Stille bricht den Damm, und ein geheimnisvolles Verschmelzen beginnt – der äußere Mann vereinigt sich mit seiner inneren Frau, und die äußere Frau verschmilzt mit ihrem inneren Mann. Diese orgasmische Fusion des Männlichen mit dem Weiblichen ist ekstatische Liebe und erweckt den Mechanismus unserer inneren Feier.

Inspiration

Laß alle Masken fallen. Sei echt. Offenbare dein ganzes Herz; sei nackt. Zwischen zwei Liebenden darf es keine Geheimnisse geben, sonst gibt es keine Liebe. Gib alle Heimlichkeit auf.
Es ist nur Politik, Heimlichkeit ist Politik, und die sollte es in der Liebe nicht geben. Du solltest nichts verstecken.
Was auch immer sich in deinem Herzen abspielt, sollte deiner Geliebten offenkundig sein, und alles, was in ihrem Herzen vor sich geht, sollte für dich offen daliegen. Ihr müßt durchsichtig füreinander werden. Allmählich werdet ihr erkennen, daß ihr durch- und miteinander zu einer höheren Einheit verschmelzt.
Indem du der Frau im Außen begegnest, indem du sie wirklich triffst und liebst, indem du dich ihrem Sein anvertraust, dich in ihr auflöst und mit ihr verschmilzt, wirst du nach und nach anfangen, der Frau in deinem Innern zu begegnen; du wirst anfangen, dem Mann in deinem Innern zu begegnen.
Die äußere Frau ist nur der Weg zu deiner inneren Frau, und der äußere Mann ist nur der Weg zu deinem inneren Mann.
Der wahre Orgasmus geschieht in dir, wenn dein innerer Mann und deine innere Frau sich vereinigen.
Das ist die Bedeutung des hinduistischen Symbols des Ardhanarishwar. Ihr müßt es gesehen haben, es ist Shiva halb als Mann und halb als Frau. Jeder Mann ist halb Mann und halb Frau; jede Frau ist halb Frau und halb Mann. Das muß so sein, denn eine Hälfte von dir stammt von deinem Vater und die andere von deiner Mutter. Du bist beides.
Ein innerer Orgasmus, eine innere Begegnung, eine innere Vereinigung ist notwendig. Aber um diese innere Vereinigung zu erlangen, mußt du eine äußere Frau finden, die mit deiner inneren Frau übereinstimmt und dein inneres Sein zum Schwingen bringt. Und dann erwacht deine innere Frau, die noch in tiefem Schlaf liegt. Du mußt der inneren Frau durch die äußere Frau begegnen; und das gleiche gilt für den Mann.

Osho: Yoga, The Alpha and Omega, Vol. 10

Bibliographie

Barry Long, Making Love 1+2, (audiotape) Barry Long Foundation International, P.O. Box 574, Mullimbimby, NSW 2482 Australia
Barry Long, Love Brings all to Life, (audiotape)
Barry Long, Stillness is the way, Barry Long Foundation, 1989
Osho:
Das Buch der Geheimnisse, Diskurse zum Vigyan Bhairav Tantra, Bd1
Die Welt des Tantra, Diskurse zum Vigyan Bhairav Tantra, Bd 2
Das Mysterium der Liebe, Diskurse zum Vigyan Bhairav Tantra, Bd 3
Das Licht der Bewußtheit, Diskurse zum Vigyan Bhairav Tantra, Bd 4
Das Potential der Leere, Diskurse zum Vigyan Bhairav Tantra, Bd 5
Osho Verlag, Köln
Osho, Tantra, die höchste Einsicht, Osho Verlag, Köln
Osho, Tantrische Vision, Osho Verlag, Köln
Osho, Tantrische Transformation, Osho Verlag, Köln
Osho, Vom Sex zum kosmischen Bewußtsein, Osho Verlag, Köln
Osho, Esoterische Psychologie, Osho Verlag, Köln

Osho, Dimension beyond the known, The Rebel Publishing House
Osho, Dimension beyond the known, The Rebel Publishing House

Generelle Literatur
Margo Anand, Tantra oder die Kunst der sexuellen Ekstase
Jolan Chang, The Tao of Love and Sex: The ancient chinese way to ecstasy, Wildwood House
Mantak und Manaween Chia, Healing Love trough the Tao, Cultivating female sexual Energy, Healing Tao Books
Mantak Chia and Michael Winn, Toaist Secrets of Love, Cultivating Male Sexual Energy, Healing Tao Books
David and Ellen Ramsdale, Sexual Energy Ecstasy, A practical Guide to lovemaking Secrets of the East and West, Bantam Books
Nik Douglas and Penny Slinger, Sexual Secrets: The Alchemy of Ecstasy, Destiny Books
Charles and Caroline Muir, Tantra: The Art of Conscious Loving, Mercury House

Tantra Seminare mit Diana Richardson

Die Autorin, auch unter dem Namen
Satya Puja bekannt, und ihr Partner Raja,
bieten in Europa siebentägige Kurse an,
in denen sie Paare anleiten,
die Kunst des Tantra zu erforschen.

Eine einzigartige sexuelle Neuorientierung
mit Hilfe der „Schlüssel zur Liebe“
ermöglicht es Paaren, Sex als heilende
und stärkende Kraft zu erfahren.

Neue Reihe im Osho Verlag: Edition Innenwelt

Die **Edition Innenwelt** publiziert Autoren, die sich mit Themen des inneren Wachstums auseinandersetzen. Der Fokus richtet sich dabei weniger auf das schnellebige Handbuch, das morgen schon vom nächsten Ratgeber abgelöst wird, sondern vielmehr auf Themen, die den Menschen als ganzes, lebendiges Wesen in den Mittelpunkt der Forschung stellen. Der Blick nach innen soll die Vielfalt des Seins in allen Schattierungen zum Vorschein bringen.

Edition Innenwelt steht für: Transformation des Bewußtseins, erlebte Wahrhaftigkeit, Lebensfreude, die Verschmelzung von Ost und West, Wissenschaft und Meditation.

Edition Innenwelt im Osho Verlag

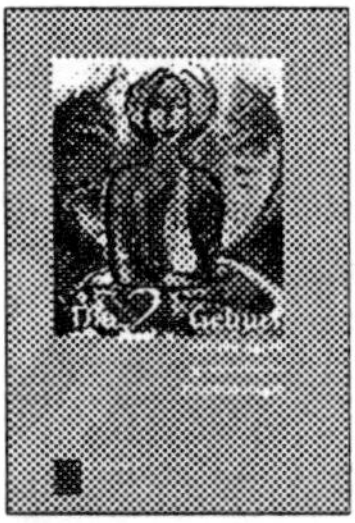

Premartha & Svarup

Die zweite Geburt

Heilung durch ganzheitliche Primärtherapie

In zehn Kapiteln führen die Autoren den Leser auf eine Reise in die Vergangenheit – vom Schulalter zurück zur Empfängnis. Jede Entwicklungsphase wird durch eine einzigartige Kombination verschiedener Therapietechniken, wie Hypnose, Gestalt, Atem- und Körperarbeit, genau untersucht. Die Autoren schlagen dabei eine Brücke zwischen dem östlichen Ansatz der Spiritualität, in der der Buddha in uns schon immer da ist, und dem westlichen psychologischen Ansatz, bei dem das innere Kind integriert werden will.
Ein Übungs- und Arbeitsbuch, das durch die schonungslose Ehrlichkeit der Autoren über ihre eigene Geschichte berührt.

358 S., Broschur,
ISBN 3-933556-03-1
DM 37,80

Weitere Titel im Osho Verlag (Eine Auswahl)

Meditation

Das Feuer der Meditation –
Eine Anleitung zur inneren
Brandstiftung
DM 24,80 · SFr 23,00 · ÖS 181,-

Meditation -
erste und letzte Freiheit
DM 39,80 · ISBN 3-925205-37-3

Das Orangene Buch
DM 16,80 · ISBN 3-925205-36-5

Meditationen auf CD

Dynamische Meditation
Kundalini Meditation
Nataraj Meditation
und viele mehr ...
je DM 38,00

Buddha

Das Herz Sutra
DM 36,oo · SFr 33,00 · ÖS 263,-
Der Weg des Buddha
DM 29,80 · SFr 27,50 · ÖS 218,-

Zen

Auf der Suche
DM 34,80 · SFr 32,50 · ÖS 254,-
Kein Wasser, kein Mond
DM 34,80 · SFr 32,50 · ÖS 254,-

Lebensfreude

Aus purer Lust am Leben
DM 37,80 · SFr 35,00 · ÖS 276,-
Intelligenz des Herzens
DM 19,80 · SFr 19,00 · ÖS 145,-
Leben, Lieben, Lachen
DM 19,80 · SFr 19,00 · ÖS 145,-

Visit us at:

www.oshoverlag.de

Osho Verlag
Lütticher Straße 40
D-50674 Köln

Tel. 0221/ 27 80 40
Fax 0221/ 27 80 466
info@oshoverlag.de